历经风雨洗礼，巴蜀儿女更加坚强自信；

迈步新的征程，四川人民更加斗志昂扬！

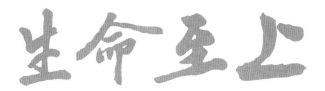

生命至上

SHENGMING ZHISHANG

四川战疫丛书·文艺卷

SICHUAN ZHANYI CONGSHU WENYI JUAN

中共四川省委宣传部 ◎ 编

四川人民出版社

图书在版编目（CIP）数据

四川战疫丛书·文艺卷/中共四川省委宣传部编.
—成都：四川人民出版社，2020.12
（生命至上）
ISBN 978-7-220-12005-3

Ⅰ．①四… Ⅱ．①中… Ⅲ．①日冕形病毒-病毒病-
肺炎-疫情管理-四川②文艺-作品综合集-四川-当代
Ⅳ．①R563.1②I218.71

中国版本图书馆 CIP 数据核字（2020）第 202054 号

SHENGMING ZHISHANG
SICHUAN ZHANYI CONGSHU WENYI JUAN

生命至上
四川战疫丛书·文艺卷

中共四川省委宣传部　编

出版统筹	刘周远　董　玲
责任编辑	董　玲　邓泽玲
装帧设计	戴雨虹　李其飞　李　敏
责任校对	舒晓利
责任印制	李　剑

出版发行	四川人民出版社（成都市槐树街 2 号）
网　址	http://www.scpph.com
E-mail	scrmcbs@sina.com
新浪微博	@四川人民出版社
微信公众号	四川人民出版社
发行部业务电话	（028）86259624　86259453
防盗版举报电话	（028）86259624
照　排	四川胜翔数码印务设计有限公司
印　刷	成都东江印务有限公司
成品尺寸	170mm×240mm
印　张	23.75
插　页	14
字　数	400 千
版　次	2020 年 12 月第 1 版
印　次	2020 年 12 月第 1 次印刷
书　号	ISBN 978-7-220-12005-3
定　价	60.00 元

大力弘扬伟大抗疫精神
奋力谱写新时代治蜀兴川事业发展新篇章

中共四川省委书记　彭清华

今年在共和国历史上是极不平凡的一年。新年伊始新冠肺炎疫情突如其来，这是新中国成立以来我国遭遇的传播速度最快、感染范围最广、防控难度最大的重大突发公共卫生事件。以习近平同志为核心的党中央团结带领全国各族人民，进行了一场惊心动魄的抗疫大战，经受了一场艰苦卓绝的历史大考，付出巨大努力，取得了抗疫斗争的重大战略成果！

9月8日，全国抗击新冠肺炎疫情表彰大会在北京隆重举行。习近平总书记在会上发表重要讲话，高度评价抗疫斗争重大战略成果，精辟概括中国人民和中华民族在这场严峻斗争中铸就的伟大抗疫精神，深刻总结抗疫斗争伟大实践的经验和启示，明确提出在历史交汇点上不断开创党和国家事业发展新局面的重要要求，具有很强的政治性、思想性、指导性，必将激励我们在新时代新征程上披荆斩棘、奋勇前行。

今天，我们在这里召开表彰大会，认真贯彻习近平总书记重要讲话精神，深切悼念在抗疫斗争中牺牲的烈士和逝世的同胞，隆重表彰先进典型，用最高礼遇致敬英雄，就是要弘扬伟大抗疫精神，进一步凝聚开启新征程、迈向新目标、续写新篇章的磅礴力量，为夺取全面建设社会主义现代化国家新胜利贡献四川力量。

新冠肺炎疫情暴发时正值春节前人流高峰，我省是人口大省和劳务输出大省，与湖北及武汉人员往来密切，春节前半个月从湖北来川人员155.6万、其中武汉38.9万，来势汹汹的疫情在较短时间内扩散至全省21个市（州），人流管控、病例排查等面临巨大挑战，人民生命安全和身体健康遭受严重威胁。面对这场特殊斗争，在以习近平同志为核心的党中央坚强领导下，全省上下万众一心、众志成城，集中力量打了一场气壮山河的攻坚战，取得了重大成果。我们用24天时间实现首个市（州）确诊病例"清零"，用33天时间实现全省疫情应急响应级别由一级降为二级，用55天时间实现全省中高风险区全部转为低风险区；截至目前，全省累计报告确诊病例792例（其中境外输入251例）、治愈出院741例、死亡3例，已连续8个多月没有发生本地病例，发病率和病亡率均处于全国较低水平。大战大考中，我们守住了一方平安，为全国大局作出了四川贡献，交出了一份不同寻常的四川答卷。

面对突如其来的特殊斗争和严峻考验，党中央指挥若定、果断决策，极大提振了我们战胜灾难夺取胜利的信心决心。在疫情暴发的危急时刻，党中央坚持把人民生命安全和身体健康放在第一位，习近平总书记亲自部署、亲自指挥，以非常之举应对非常之事，领导全党全国人民迅速打响了抗击新冠肺炎疫情的人民战争、总体战、阻击战。习近平总书记提出坚定信心、同舟共济、科学防治、精准施策的总要求，周密部署武汉保卫战、湖北保卫战，因时因势制定重大战略策略，推动防控工作由应急性超常规防控向常态化防控转变，我国在全球率先控制住了疫情。这些，都极大地鼓舞和激励全省各族人民和广大党员干部战胜一切困难，以坚定决心和顽强意志夺取斗争胜利。

面对突如其来的特殊斗争和严峻考验，我们始终坚持科学调度、精准施策，确保了抗击疫情工作有力有序推进。省委坚决贯彻习近平总书记重要指示精神和党中央决策部署，将疫情防控作为头等大事来抓。1月16日发现首例输入性观察病例后立即作出部署，19日省委常委会会议对疫情防控作出安排，20日省委、省政府召开市（州）和省直部门主要负责人专题会议进行部署，22日成立省应对新冠肺炎疫情工作领导小组并召开第一次全体会议，24日启动重大突发公共卫生事件一级响应，以超常举措推动疫情防控工作在全省迅速铺开。我们认真落实"四集中"原则科学救治感染患者，率先推行分区分级差异化防控，果断处置道孚县聚集性疫情，根据疫情发展变化不断完善外防输入、内防反弹各项举措，确保潜在风险源全链条可控受控。各级党委政府恪尽职守、勇于担当，基层党组织充分发挥战斗堡垒作用，广大党员干部豁得出来、冲得上去，我是党员我先上、越是艰险越向前成为最响亮的口号和自觉行动，鲜艳的党旗在巴蜀大地各个战场高高飘扬。

面对突如其来的特殊斗争和严峻考验，我们始终坚持人民至上、生命至上，最大限度保护人民生命安全和身体健康。在抗疫斗争中，我们把提高收治率和治愈率、降低感染率和病亡率作为重点任务，对人民生命高度负责，不遗漏一名感染者，不放弃每一位病患者，调集最优秀的医务人员、最先进的设备、最急需的资源，"一人一案"救治重症和危重症患者。成都市与省直部门和中央驻蓉机构密切配合，管控筛查中高风险地区来蓉人员9.7万余人，管控境外飞蓉航班1870架次，管理服务入境人员9.5万名，拦截确诊病例241例、无症状感染者172例，守住了四川疫情防控的大门。尤其感人的是，全省广大群众面对大疫识大体、顾大局，听指挥、守秩序，大家守望相助、共克时艰，共同筑起捍卫人民生命安全和身体健康的钢铁长城。

面对突如其来的特殊斗争和严峻考验，我们始终坚持统筹兼顾、协调推进，用最短时间恢复了正常生产生活秩序。我们抓住主要矛盾和矛盾的主要方面，在抗疫斗争中及时调整工作着力点。针对疫情初期防疫物资短缺状况，组织全省医用品生产企业开足马力加班加点，协调企业驻国外分支机构、国际友城、海外侨界团体等全球采购、组织捐赠，8天时间研制出"四川造"口罩样机，1个多月实现口罩日生产能力由疫情初期的42万只提升到2000多万只。成都市用10天时间建成"成都版雷神山"。从2月3日起在全国较早推动企业在做好疫情防控的前提下有序复工复产。扎实做好"六稳"工作、全面落实"六保"任务，制定出台一系列纾困惠企政策，开展"春风行动"解决农民工外出务工难题，4月1日起审慎推进中小学复学复课，让生产生活秩序逐步回归正常轨道、城市乡村重新焕发生机活力。无论抗疫任务多重，脱贫攻坚毫不放松，全省625万建档立卡贫困人口全部脱贫、11501个贫困村全部退出、88个贫困县全部摘帽。今年前三季度，全省地区生产总值34905亿元、增长2.4%，发展质量和效益进一步提升。

面对突如其来的特殊斗争和严峻考验，我们始终坚持风雨同舟、凝心聚力，广泛汇聚起攻坚克难的奋进力量。疫情就是命令、防疫就是责任。在党委政府统一组织领导下，全省上下、各个方面以各种方式投入战斗，携手织密病毒防控网。广大医务人员白衣为甲、逆行出征，舍生忘死奋战在抗疫一线。陆续选派1463名医疗卫生人员紧急驰援武汉，组织医疗专家远赴海外开展抗疫援助，以实际行动诠释医者仁心和无疆大爱。驻川解放军指战员、武警部队官兵、民兵预备役人员、公安民警等力量快速响应、奋勇争先，企业职工勇挑重担、紧急行动，基层干部和社区工作者坚守岗位、做耐心细致的群众工作，新闻工作者用新闻记录历史，环卫工人、出租车司机、快递小哥、街道大妈、返乡农民工和各方面志愿者夜以继日战斗在第一线。红旗连锁3100多家门店24小时开着门、亮着灯，不断货、不涨价、不打烊，群众说只要看见它心里好温暖、好踏实。川妹子刘仙逆行武汉为医护人员免费送盒饭一个多月，以雨衣当防护服，被亲切称为"雨衣妹妹"；红原县年仅30岁的青年民警阿真能周连续43天坚守疫情防控执勤检查卡点，劳累过度以身殉职……这一个个身边的人物、一件件感人的事迹，生动诠释了共产党人的初心使命，全景展示了普通劳动者的平凡伟大，充分体现了社会主义大家庭的无比温暖。

艰难困苦，玉汝于成。回顾这场波澜壮阔、荡气回肠的大战大考，我们更能深切体会到其中彰显的中国精神、中国力量、中国担当。

——这场大战大考，充分证明了中国共产党的坚强领导是我们战胜前进道路上一切风险挑战的定海神针。中国共产党来自人民、植根人民，始终坚持一切为了人民、一切依靠人民，始终坚持以人民为中心的发展思想，得到了最广大人民的衷心拥护和信赖，这是中国共产党领导地位和执政力量最广大而深厚的基础。面对来势凶猛的疫情，以习近平同志为核心的党中央统揽全局、运筹帷幄，以卓越的政治智慧、坚定的人民立场、非凡的领导能力带领全党全国人民战疫情、化危机、应变局，书写经济快速发展和社会长期稳定"两大奇迹"，"中国之治"与"西方之乱"形成鲜明对比。历史和现实再次雄辩证明，中国共产党的坚强领导，是惊涛骇浪中、风雨来袭时中国人民最可靠的主心骨。我们必须加强和改进党的建设，不断增强党自我净化、自我完善、自我革新、自我提高能力，切实把各级党组织建设得更加坚强有力，更好担负起开启新征程、迈向新目标、续写新篇章的时代重任。

——这场大战大考，有力彰显了我国国家制度和国家治理体系的巨大优越性。党政军民同心协力，社会各界共赴时艰，人力物力财力握指成拳，充分展现了我国社会主义制度强大的组织动员能力、统筹协调能力、贯彻执行能力和集中力量办大事、办难事、办急事的独特优势，展现了党的十八大以来我省全面从严治党、加强党的建设、完善治理体系、提高治理效能的成效，展现了我省各基层党组织的凝聚力、战斗力。我们必须坚持和完善中国特色社会主义制度，全面加强城乡基层治理，切实把制度优势转化为治理效能，更好运用制度力量应对各种风险挑战。

——这场大战大考，再次展现了四川人民在灾难和困难面前不屈不挠、敢于斗争、敢于胜利的顽强意志和坚韧毅力。四川人民经受过一次次严重自然灾害磨炼。无论是特大地震的摧残，还是严重疫情灾情的冲击，坚强的四川人民从来不被灾难所压垮、不为困难所屈服，团结一心、众志成城，展现出令人赞叹的革命乐观主义精神和大无畏英雄气概，是推动治蜀兴川再上新台阶的可靠力量。我们必须牢记全心全意为人民服务的根本宗旨，认真落实以人民为中心的发展思想，更好满足人民对美好生活的需要，紧紧依靠人民群众朝着既定目标奋勇前行，不断夺取新的胜利。

——这场大战大考，集中检验了改革开放形成的强大综合国力和保障能力。在抗击疫情斗争中，我国经济持续快速发展带来的充分物资保障、丰富资源储备、强大科技实力和雄厚财力支持，以及立体化的运输网络、现代化的救治力量，规模化的生产能力，信息化的传播手段，为赢得斗争胜利提供了强大物质力量。我们必须不断解放和发展社会生产力，不断深化改革扩大开放，让发展动能更加强劲、结构更加优化、效益更加提升，努力建设现代化经济强省。

——这场大战大考，生动诠释了社会主义核心价值观的强大精神力量。舍小家为大家、先国家后个人，是中华文化的优良基因和中华民族的精神内核，也是深深融入四川人民血脉之中的精神力量。在抗击疫情斗争中，有义无反顾共赴战场的父子兵，也有放下家中老小携手出征的夫妻档；有以感恩之心主动请缨参加援鄂医疗队的汶川地震灾区护士，也有为支持亲人在前线安心工作、默默承担家庭责任、无怨无悔的家属……全省9100万各族儿女展示出高度的责任担当、家国情怀、奉献精神和无疆大爱，有这样的英雄儿女，我们就没有翻不过的山、越不过的坎。我们必须不断培育和践行社会主义核心价值观，始终继承和弘扬中华优秀传统文化，建设好全省各族人民的精神家园，切实筑牢团结奋进、一往无前的思想基础。

伟大斗争淬炼伟大精神，伟大精神引领伟大斗争。在同严重疫情的殊死较量中，中国人民和中华民族铸就了"生命至上、举国同心、舍生忘死、尊重科学、命运与共"的伟大抗疫精神，这是爱国主义、集体主义、社会主义精神的传承和发展，是中国精神的生动诠释。伟大抗疫精神同伟大抗震救灾精神交相辉映，成为了四川人民夺取抗疫斗争重大胜利、豪情满怀创造幸福美好生活的不朽精神财富！

当今世界正经历百年未有之大变局，我国站在"两个一百年"奋斗目标的历史交汇点上，即将开启全面建设社会主义现代化国家新征程。面对新形势、肩负新使命，必须全面贯彻党的基本理论、基本路线、基本方略，坚持稳中求进工作总基调，坚持以推动高质量发展为主题，坚定不移贯彻新发展理念，积极融入新发展格局，统筹国内国际两个大局，办好发展安全两件大事，推进治理体系和治理能力现代化，把伟大斗争中孕育的伟大精神转化为干事创业、攻坚克难的不竭动力,奋力推动治蜀兴川再上新台阶。当前,要慎终如始抓好常态化疫情防控,始终绷紧疫情防控这根弦,持续抓好外防输入、内防反弹各项措施,扎实做好冬季疫情防控工作,深入开展爱国卫生运动,加强公共卫生设施建设,加大药品和疫苗科研攻关力度,倡导文明健康绿色环保生活方式,引导群众增强卫生意识、养成良好卫生习惯。要继续扎实做好"六稳""六保"工作。围绕实现全年目标任务加力加劲,办好民生实事,扎实推动成渝地区双城经济圈建设,确保高质量完成决胜全面建成小康社会、决战脱贫攻坚目标任务,奋力开创四川发展新局面。要进一步完善治理体系、提高治理能力。抓紧补短板、堵漏洞、强弱项,建立稳定的公共卫生事业投入机制,加大疾病预防控制体系改革力度,做好乡镇行政区划和村级建制调整改革"后半篇"文章,完善基层应急管理机制,提升社会治理总体效能。要有效防范化解各种风险挑战。持续用力打好防范化解重大风险攻坚战,坚决守住不发生系统性风险的底线,全面深入推进依法治省,深化平安四川建设,加强网格化管理,确保全省社会大局和谐稳定。要坚持和加强党的全面领导、动员各方力量共同团结奋斗。以党的政治建设为统领统筹推进党的各项建设,巩固深化"不忘初心、牢记使命"主题教育成果,增强"四个意识"、坚定"四个自信"、做到"两个维护",确保党中央决策部署有效落实。

历经风雨洗礼,巴蜀儿女更加坚强自信;迈步新的征程,四川人民更加斗志昂扬!让我们紧密团结在以习近平同志为核心的党中央周围,大力弘扬伟大抗疫精神,勠力同心、锐意进取,奋力谱写新时代新篇章,为全面建设社会主义现代化国家而不懈奋斗!

(本文原为 2020 年 11 月 17 日中共四川省委书记彭清华在四川省抗击新冠肺炎疫情和防汛救灾表彰大会上的讲话,编入本书时有删节)

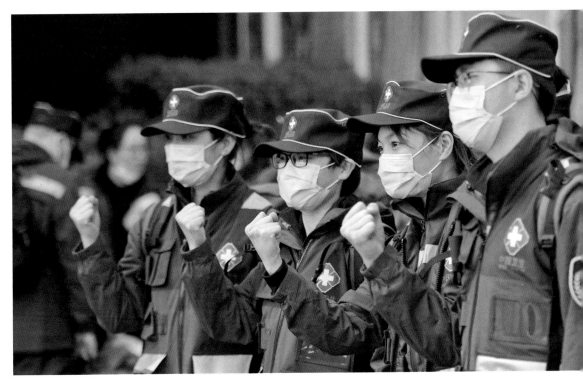

2020年1月25日，四川省第一批援助湖北医疗队的138位队员踏上征程。

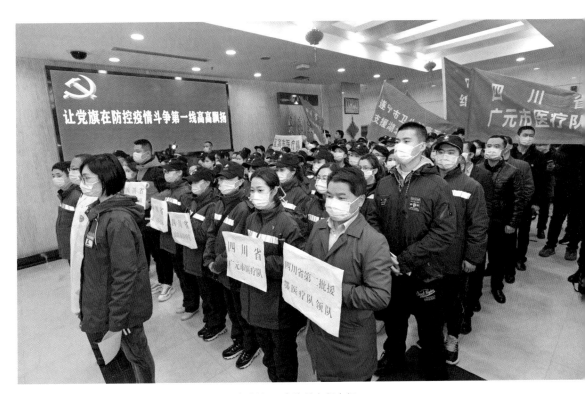

2020年1月28日，四川省第二批援助湖北医疗队的150名队员启程出征。

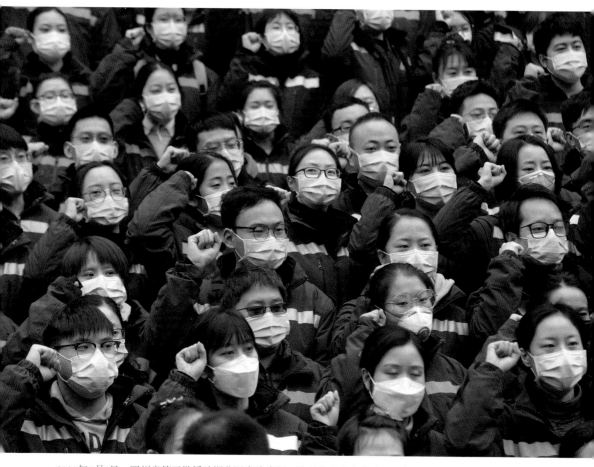

2020年2月7日，四川省第五批援助湖北医疗队出征，队员们在出征仪式上宣誓。

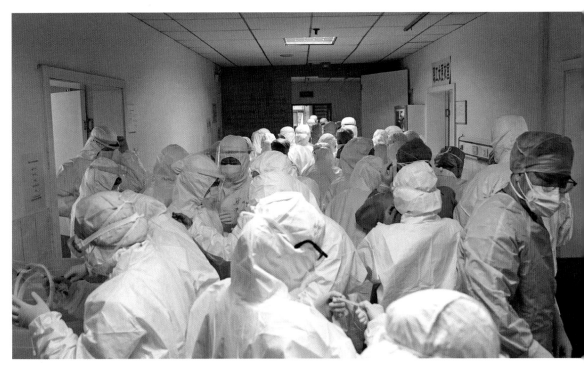

2020年1月31日，在武汉市红十字会医院内，四川援助湖北医疗队队员在穿隔离衣。

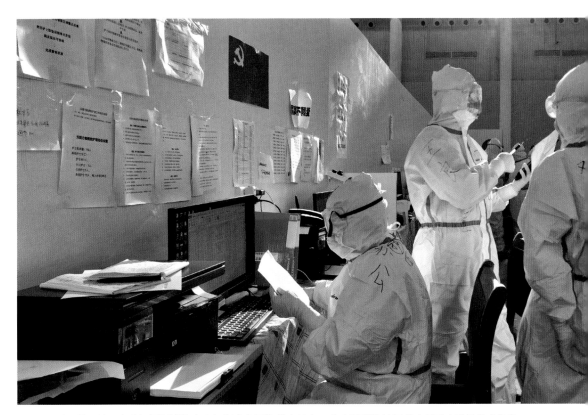

2020年2月21日，在武汉国际博览中心汉阳方舱医院护士站内，来自四川省的医护人员正在登记患者信息。

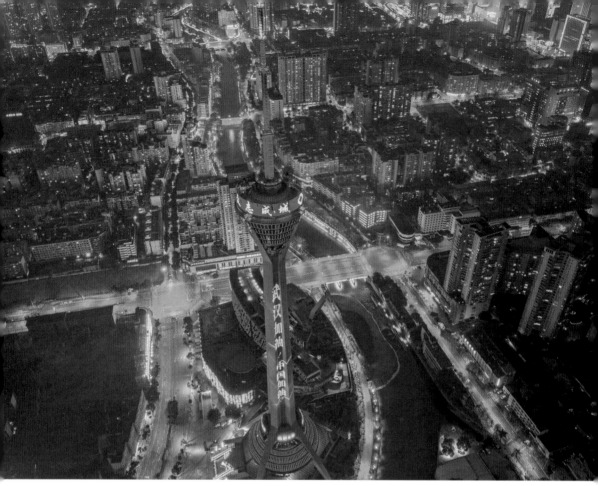

　　2020年2月8日晚，元宵夜。位于成都市成华区的天府熊猫塔塔顶再度亮起，"防范疫情从你我做起""众志成城共渡难关"，两句话在塔上最显眼的位置一直循环播放；下方塔身则显出八个大字："武汉加油！中国加油！"

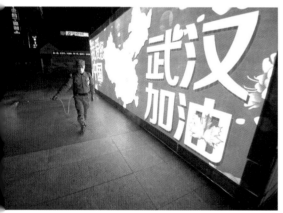

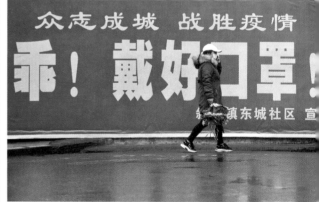

　　2020年2月8日，巴中市志愿者们元宵节也未休息，为巴人广场消毒。

　　2020年2月8日，泸州市叙永县东城社区，"乖！戴好口罩！"的防疫标语让市民倍感温馨。

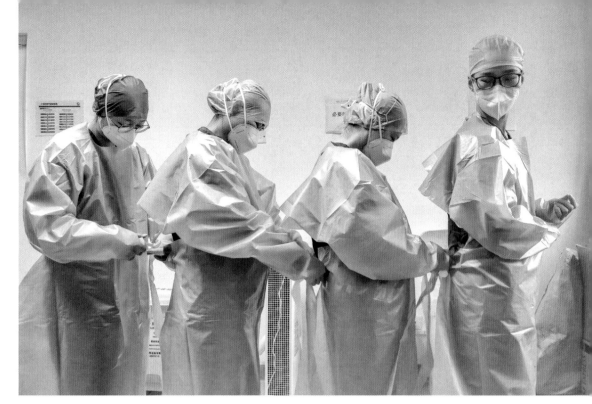

2020年2月26日，四川援助湖北医疗队的护士们在进入武汉大学人民医院东院隔离病房前互相帮助穿隔离衣。

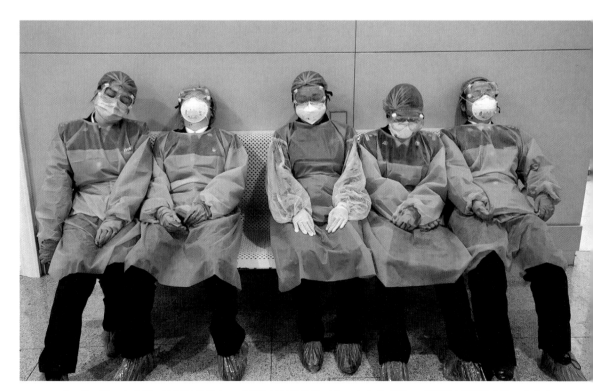

2020年2月31日，在成都双流国际机场内，成都海关关员连续工作20多个小时后，正利用航班间隙小憩。他们中不少人是中共党员，在抗疫中冲在工作最前线。

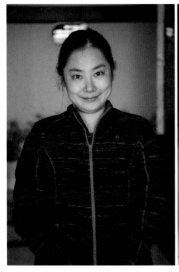
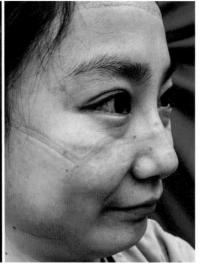

2020年2月10日，国家（四川）紧急医学救援队队员、四川省人民医院老年心血管科室主治医师孙颖，在方舱医院工作了7个小时后，脸上被口罩勒出了道道痕迹。

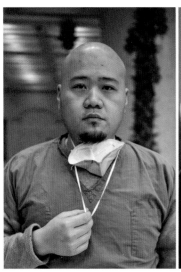
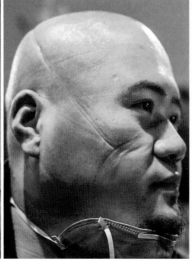

2020年2月10日，四川援助湖北医疗队队员、四川省人民医院药剂科药师苏玓在"武汉客厅"东西湖方舱医院工作12小时后，脸上被口罩勒出了道道痕迹。

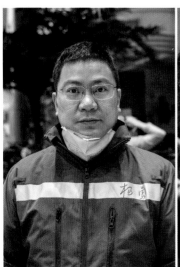
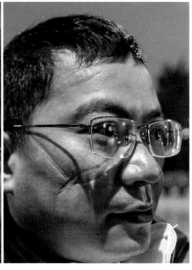

2020年2月10日，四川援助湖北医疗队队员、四川省人民医院药剂科药师杨勇，在长时间工作后，脸上被口罩勒出了道道痕迹。

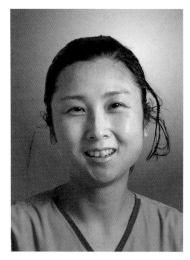

2020年3月5日，遂宁市中心医院传染病院区隔离病房的护士们坚守一线，黄静杰的最美"战痕"。

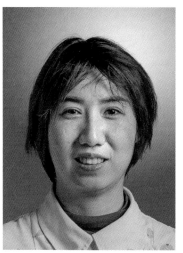

2020年3月5日，遂宁市中心医院传染病院区隔离病房的护士们坚守一线，卢雅琴的最美"战痕"。

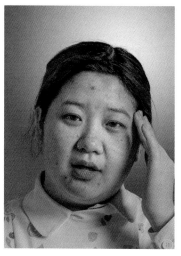

2020年3月5日，遂宁市中心医院传染病院区隔离病房的护士们坚守一线，王沁的最美"战痕"。

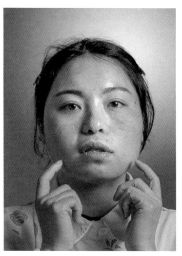

2020年3月5日，遂宁市中心医院传染病院区隔离病房的护士们坚守一线，吴寒梅的最美"战痕"。

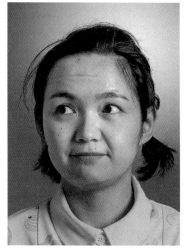

2020年3月5日，遂宁市中心医院传染病院区隔离病房的护士们坚守一线，章婧宇的最美"战痕"。

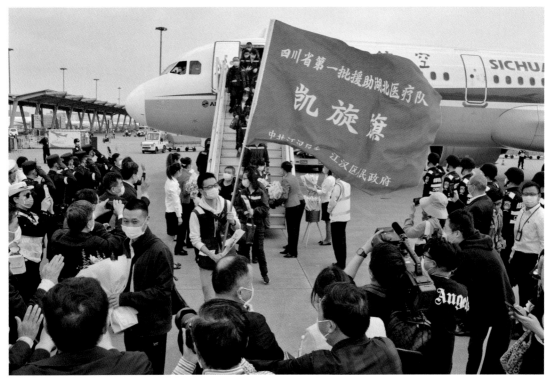

2020年3月21日，四川省第一批援助湖北医疗队凯旋，抵达成都双流国际机场。

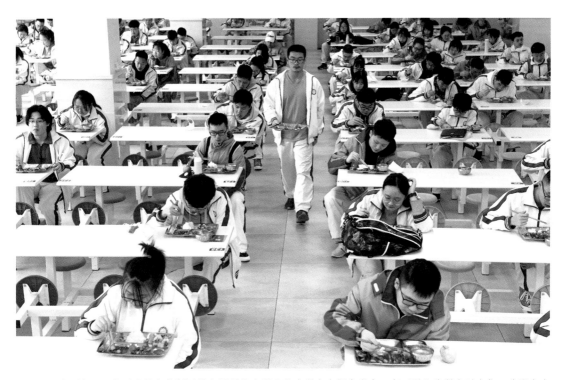

2020年4月1日，位于成都市高新区的电子科技大学实验中学高中部食堂内，高三学生分段定时定位、分班定点定线、错时错峰就餐。

目录

CONTENTS

战疫文艺的川派书写与生命情怀 …………………………………… 李明泉 /001

文学篇

一、诗歌

战疫前线的诗歌之花绽放 ……………………………………………… /025

你就是我 ………………………………………………………… 木 斧 /028

庚子年正月初五，阳光灿烂 ………………………… 张新泉 /029

世界总是睁大着眼睛 ………………………………… 何 芷 /030

武汉病了 ………………………………………………… 梁 平 /031

这个春天恍若一生 ……………………………………… 曹纪祖 /032

我的中国，我的英雄 …………………………………… 李自国 /034

这个凝重春天里最亮的暖色 ………………………… 黎均平 /037

2020，农历庚子年纪事 ……………………………… 马培松 /038

这一天 …………………………………………………… 黎 阳 /039

指 印 …………………………………………………… 逸 西 /040

写给父亲的一封信 ……………………………………… 鲁 娟 /042

立 春 ………………………………………………… 熊 焱 /043

在除夕的灯光里等你 ……………………………… 蓝 晓 /044

世界的两侧和中间地带（节选） ………………… 羊 子 /045

让他们安静地睡一会儿 …………………………… 赵晓梦 /047

为春天加油 ………………………………………… 吕 历 /048

这个春天不孤独 …………………………………… 罗国雄 /050

逆行的爱 …………………………………………… 瘦西鸿 /051

赞白衣天使 ………………………………………… 李永才 /052

疫中记（节选） …………………………………… 麦 笛 /054

英雄墙 ……………………………………………… 熊游坤 /055

中华无恙

——写在全国人民抗击新冠肺炎疫情之际 ………… 王国平 /056

心 愿

——写给抗疫的一线医务人员 ………………… 蒲小林 /057

透进疫区的阳光 …………………………………… 邓太忠 /059

四川雄起 …………………………………………… 彭 毅 /060

二、报告文学

战疫，四川作家没有缺席 ……………………………………… /063

你们是最美的白衣天使 …………………………… 谭 楷 /065

愿化春风

——四川大学华西医院护士周娴的武汉战疫故事 ………… 刘裕国 /084

温暖的光 …………………………………………… 曾 散 /101

报 答 ……………………………………………… 李锡荣 /113

归 航 ……………………………………………… 邹安音 /117

川军赴考 …………………………………………… 罗大佺 /121

一天的脚步 ……………………………………………… 曹永胜 /125

何敏：为织一方防控网，身怀六甲走山崖 ……………… 刁觉民 /127

郭孃孃的生死 32 天

　　——来自泸州市抗击新冠肺炎疫情一线的报告 ………… 张　合 /130

君问归期未有期

　　——记医援武汉的古蔺中医院护士杨莉 ……………… 高　雁 /141

三、散文

冲在战疫前线的文学轻骑兵 ……………………………………… /145

我在成都祝福你 ………………………………………… 罗伟章 /147

青羊宫到浣花溪

　　——成都新冠肺炎时期的民间生活文本 ………………… 熊　莺 /152

捐　菜 …………………………………………………… 何盛龙 /161

一个村支书的战疫笔记 ………………………………… 廖兴友 /164

疫情面前，尽心、健康、平安 ………………………… 袁　进 /176

春到羊角村 ……………………………………………… 罗瑜权 /179

春天，会如期而来 ……………………………………… 李咏瑾 /182

封不住的春光 …………………………………………… 杨俊富 /185

静待春暖，繁花与共 …………………………………… 杨　燕 /188

寂静中的热烈 …………………………………………… 若　若 /191

搬晋的春天 ……………………………………………… 席文波 /194

隔离的春节 ……………………………………………… 杜阳林 /196

缝口罩 …………………………………………………… 海清涓 /201

江城武汉与雪域甘孜的约定

　　—— 一封来自华西甘孜医院武汉出院患者的感谢信

　　…………………………………………… 新冠肺炎患者杨某某 /204

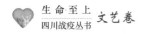

四、小说

四川战疫小说饱含真情 ·· /207

温暖的雪花 ····································· 欧阳明 /209
逆　行 ······································· 侯文秀 213
给狗倒碗饭 ····································· 骆　驼 /216
寻找幺妹儿 ····································· 税清静 /219
拿不出的手 ····································· 醉　猫 /222
喂，安贤 ··························· 曾训骐　周晓霞 /224
谎　言 ·· 黎　凡 /229
重　逢 ·· 廖伯逊 /233
失踪的病人 ····································· 张向前 /236
丈母娘来了 ····································· 杨俊富 /238
咖啡师在武汉 ··································· 佟掌柜 /241

艺术篇

一、戏剧

"剧"力齐心战疫情 ··· /247

疫战中的婚约（节选） ····························· 李　珂 /249

二、美术

以艺抗疫，笔墨传情 ·· /266

三、书法

众志成城祛疫鬼　银钩铁画写深情 ················· /300

四、音乐

"音"为有你，"疫"不容辞 ······················· /315

我们在一起　音乐传递爱
　　——四川省优秀战疫歌曲集 ···················· /318

五、民间文艺

民间文艺用最接地气的方式宣传抗疫 ··············· /331

互相关爱 ·································· 胡光葵 /333
龙虎拒疫　护生保安 ······················· 黄　英 /334
曙光里的天使 ····························· 着　着 /335
万众一心　共抗疫情 ······················· 游琴舒 /336
中华好儿郎，战胜世间瘟魔狂 ················· 叶牧天 /337
不破楼兰终不还 ··························· 陈世云 /338

六、曲艺

曲艺"大爱"　说唱心声 ························ /339

口罩风波（相声） ····················· 姜顺然　田海龙 /342
站好自己这班岗（四川金钱板） ·············· 李　多 /351

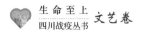

义无反顾（四川清音）·························· 秦　渊　刘培蓉 /355

劝告（方言诗朗诵）················· 张旭东（叮当）　袁国虎 /357

七、杂技

情感真挚有温度　鼓舞士气有力量 ··························· /359

把最坚硬的鳞给你（杂技）············· 李　轶　李　航　潘　凌 /360

八、文艺评论

文艺评论暖人心、鼓士气 ······························ /361

后疫情时代文艺创作呼唤浪漫现实主义 ··········· 曹峻冰 /363

音韵铿锵　情意和雅
　　——评蔡长宜先生《送瘟神赋》············· 韩　刚 /368

后　记 ································ /372

战疫文艺的川派书写与生命情怀

李明泉

一、战疫文艺的时代内涵

你就是我/我就是你//你有一个家/我有一个家//不是孤零零的一家/中国总体是一个家//从来没有见过/家和国靠得如此紧密//一家人伸出一个拳头/可以击碎任何灾难

这是 89 岁诗人木斧在他去世前几天专门为湖北疫区人民写的诗《你就是我》（《星星》诗刊上旬刊 2020 年 4 月）。诗中真切表达了面对新冠肺炎病毒肆虐，只要你我团结如一人，具有试看天下谁能敌的家国情怀，就可以击碎任何灾难。这首诗，是木斧一生体悟的直白表达，也是他留给世人战胜疫情的殷切希冀。

新冠肺炎疫情暴发后，四川文学艺术工作者积极投入文艺创作，诗歌、报告文学、散文、小说、戏剧、美术、书法、音乐、民间文艺、曲艺、杂技、评论等以及时迅捷的创作呈现井喷之势，掀起了反映和表现坚决打赢疫情防控阻击战的文艺热潮，形成了特殊时期的"战疫文艺"现象。所谓战疫文艺，特指我国专业和业余文学艺术创作者发表的以抗击新冠肺炎为题材的各类文艺作品，借以反映和表达中国人民在非常时期与疫情展开殊死搏斗的过程和气概，以此记录这场没有硝烟的战争，激励斗志，祈愿家国安好，发挥文学艺术独特的社会功能。

新冠肺炎疫情发生后，党中央将疫情防控作为头等大事来抓，习近平总书记亲自指挥、亲自部署，坚持把人民生命安全和身体健康放在第一位。在党中央领导下，中央应对疫情工作领导小组及时研究部署，中央指导组加强指导督导，国务院联防联控机制统筹协调，各地区各部门履职尽责，社会各方面全力支持，开展了疫情防控的人民战争、总体战、阻击战。广大医务人员英勇奋战，人民解放军指战员勇挑重担，科技工作者协同攻关，社区工作者、公安干警、基层干部、新闻工作者、志愿者坚守岗位，快递员、环卫工人、抗疫物资生产运输人员等不辞劳苦，亿万普通劳动者默默奉献，武汉人民、湖北人民坚韧不拔，社会各界和港澳台同胞、海外侨胞捐款捐物。经过艰苦努力，疫情形势出现积极变化，我国新冠肺炎疫情防控阻击战取得重大战略成果。正在常态化疫情防控中加快推进生产生活秩序全面恢复，抓紧解决复工、复产、复学、复商、复市面临的困难和问题，力争把疫情造成的损失降到最低，确保实现决胜全面建成小康社会、决战脱贫攻坚目标任务。我国疫情防控工作得到国际社会普遍支持，展现负责任大国形象。

在中共四川省委宣传部指导下，四川文艺工作者积极参与所在单位或市州安排的各项应对疫情的工作，同时关注战疫一线涌现出的先进典型和感人事迹，用心、用情唱响主旋律、汇聚正能量。

在防控新冠肺炎疫情中，四川围绕主题作品创作推广、居家文化套餐供给、防控知识宣传普及，组织发动全省文艺工作者严肃创作、积极引导、热心服务，营造全民参与疫情防控的浓厚氛围。一是实施万众一心抗击疫情特定写作计划，面向全国征集确定 10 个重大选题创作扶持对象，重点扶持诗歌、散文、中短篇小说、报告文学创作出版。开展作品线上征集活动，引导文艺工作者创作诗歌、歌曲、曲艺、戏曲、广播剧、书画、摄影作品等共计 2.5 万余件。开展作品二度创作，遴选 25 首诗歌，组织文艺频道频率主持人配乐朗诵。二是在"学习强国"全国平台率先推出"凝聚力量　传递真情"原创诗歌展播专辑和四川优秀战疫歌曲展播专辑，展播诗歌 9 首、歌曲 52 首，其中 12 首歌曲入选"学习强国"全国优秀战疫公益歌曲。截至 2020 年 4 月底，在人民网"人民战疫"专区展播作品

200余件；在《人民日报》客户端、央视新闻移动端等推出文艺作品100余件；封面新闻"四川文艺在行动"专题总传播量超过5000万次；"熊猫听听"展播歌曲、曲艺、广播剧作品160余件，广播剧50部；咪咕音乐展播歌曲400余首，累计播放量超3100万次。四川交响乐团开展"宠爱你的耳朵"经典交响乐线上聆听活动，四川省川剧院推出"云观剧"活动。三是联合抖音发起"艺起来战疫"话题，开展"艺播云天"抖音直播活动。截至2020年4月底，发布"艺起来战疫"视频2200余条，播放量超2亿次，居同类话题播放量之首；"艺播云天"抖音直播观看人数超400万人，曲艺家直播科学防控疫情深受群众喜爱。组织开展"家庭战疫VLOG大赛"，征集全国投稿2500余件，遴选发布400余条。微博话题"家庭战疫一起来"阅读量超过1.5亿次。四是开设灾疫伦理影视专题，针对居民长期居家心理变化，截至2020年4月底，协调省内9家影视制作机构免费提供40部影视剧播出版权，帮助居民疏导情绪；组织广电网络、IPTV开设"宅在家里看好剧""致敬美好新生活"等影视专区，提供3000多部影视剧、动画片、纪录片免费观看，日点播量超1000万次；组织各级广播电视、传输译制机构、网络视听机构，精心编排综艺节目500余部，日均点播量超12万次。

收入《生命至上：四川战疫丛书·文艺卷》的作品就是反映中国抗击新冠肺炎疫情的阶段性成果，由四川省文化和旅游厅、省广播电视局（简称省广电局）、省文学艺术界联合会（简称省文联）和省作家协会（简称省作协）推荐选编，上篇为"文学篇"，主要选编诗歌、散文、报告文学和小说四个门类的优秀文学作品；下篇为"艺术篇"，主要以直观反映抗疫的歌曲、绘画、书法等作品为主，同时选录部分戏剧、曲艺、杂技、民间文艺、文艺评论等优秀文艺作品。本书是四川作家、艺术家关注疫情现实、记录举国战疫、表达时代意志的真实反映，为战疫文艺如何书写提供了美学范式的四川样本。

习近平总书记在《在文艺工作座谈会上的讲话》中指出："衡量一个时代的文艺成就最终要看作品。推动文艺繁荣发展，最根本的是要创作生产出无愧于我们这个伟大民族、伟大时代的优秀作品。""优秀文艺作品反映着一个国家、一个民族的文化创造能力和水平。吸引、引导、启迪人们必须有好的作品，推动中华文化走出去也必须有好的作品。所以，我们必须把创作生产优秀作品作为文艺工作的中心环节，努力创作生产更多传播当代中国价值观念、体现中华文化精神、反映中国人审美追求，思想性、艺术性、观赏性有机统一的优秀作品，形成'龙文百斛鼎，笔力可独扛'之势。优秀作品并不拘于一格、不形于一态、不定于一尊，既要有阳春白雪、也要有下里巴人，既要顶天立地、也要铺天盖地。只要有正能量、有感染力，能够温润心灵、启迪心智，传得开、留得下，为人民群众所喜爱，这就是优秀作品。""文艺深深融入人民生活，事业和生活、顺境和逆境、梦想和期望、爱和恨、存在和死亡，人类生活的一切方面，都可以在文艺作品中找到启迪。"四川战疫文艺虽属激情创作、及时书写，但在艺术质量上尽可能用思想性、艺术性、观赏性有机统一的优秀作品标准来要求，涌现出不少触动心灵、讴歌英雄、弘扬民族精神的可圈可点的佳作。

二、举国战疫的客观记录

2020 年初，新冠肺炎疫情牵动着全国人民的心，加之春节临近，人们更加担忧。1 月 23 日 10 时起，武汉市封城。1 月 25 日正月初一，习近平总书记主持召开中共中央政治局常务委员会会议，研究新冠肺炎疫情防控工作。他强调，生命重于泰山，疫情就是命令，防控就是责任，把疫情防控工作作为当前最重要的工作来抓。习近平指出，新冠肺炎疫情发生以来，我们始终坚持把人民群众生命安全和身体健康放在第一位，按照坚定信心、同舟共济、科学防治、精准施策的总要求，全面开展疫情防控工作，坚信我们一定能打赢疫情防控阻击战。在党中央集中统一领导下，各地区各部门积极履职尽责，广大医务人员冲锋在前、无私奉献，全国各族人民众志成城、团结奋战。

"文变染乎世情，兴废系乎时序。"四川战疫文艺在向纵深推进中，始终遵循习近平总书记关于新冠肺炎疫情防控工作的系列重要讲话精神，坚持国家立场，在观察感悟和艺术反映防控阻击新冠肺炎疫情现实时，自觉摒弃轻信谣言、恶意抹黑等歪风邪气，在《宪法》允许范围内开展文艺创作活动，正确处理"歌颂与暴露"问题，自觉成为时代风气的先觉者、先行者、先倡者，书写和记录这场举国上下、同仇敌忾的疫情防控阻击的人民战争，彰显中国人民"坚定信心、同舟共济、科学防治、精准施策"，"同时间赛跑、与病魔较量，坚决遏制疫情蔓延势头，坚决打赢疫情防控阻击战"的中国精神，鼓舞全国各族人民紧急行动、全力奋战，无私奉献、英勇奋战，众志成城、团结奋战的斗志和气概，为新中国的战疫保卫战奉献了特殊的艺术力量。

我们看到，战疫文艺作品在主题上集中一致，在形式上多种多样，注重新媒介与互联网的及时性和传播力，强调观赏性、连续性和互动性。在表达上，不仅止于歌颂赞扬，而且有深度思考。这使得战疫文艺在美学特质上升华了中国美学的崇高精神，强调了中国美学的自强不息内涵。

注重将重大题材巧化为诗行的梁平深情写道："庚子年正月初一，没有人说拜年，/没有人还能够笑容满面。/所有的表情被牵挂拧成一股力量/——保卫武汉，保卫家园。/长江一级响应，黄河一级响应，长城一级响应，/众志可以成城，在中国就是王牌。……没有降不了的妖、过不去的坎，/我已经备了一壶上好的酒，/为人世间的福寿安康，满上，/等门上的封条撕了，一二三，干！"正当万千家庭准备团圆时却突遇疫情蔓延，尽管人们没有笑容、大门封锁，但"所有的表情被牵挂拧成一股力量"，坚信中国的"王牌"是众志可以成城，有了这张"王牌"就"没有降不了的妖、过不去的坎"。到那时，诗人备上的好酒为人世间的福寿安康而斟满。这里，把举国抗疫意志与人们的期待用中国特有的"酒"联系起来了，使诗情散发出独特的鼓舞人心、消除忧愁的意味。

李自国的《我的中国，我的英雄》掷地有声："凭栏杆，肠思断，一双双救援者的手/托举生命从疫情的灾难深处重返人间/浩浩荡荡的逆行者跨越万水千山/他们，来自祖国的四面八方、大江南北/他们，来自子弟兵队伍、海陆空医院/来自30个省市自治区重大突发公共卫生事件一级响应的勇敢与决断//抬眼望，问苍天，是他们用生命诠释着生命/为我们阻击疫情，疗救心灵的无尽伤害/是他们用人间温暖着人间的大爱/哦，是新年的暖风拂动隔离病区的回廊/是希望的彩虹涌动出白衣天使的岁月流光/是救援者出征的形象让我们豪情万千"。王国平的《中华无恙——写在全国人民抗击新冠肺炎疫情之际》情真意切、祈福愿好："针尖凝聚力量/点滴传递坚强/万顷大爱汇长江/愿我的亲人无恙//愿你无恙，愿他无恙/我们心手相牵/真诚守望//万水隔着千山/病房连着心房/十亿脊背挺成梁/愿我的祖国无恙"。

在抗疫战争中，中国人民解放军是守家国、卫人民的重要力量。《待发》《来了亲人解放军》等美术作品，着力刻画军人的战疫风采。这些作品中威武的士兵队伍、坚毅果敢的军人风貌，给人以强烈的安定感，强化了观者抗击疫情的信念。同时，国家战胜疫情的决心与力量，也在对人民军队的描绘中得以展现。

饶进的《抗击疫情》以宣传画形式，给人以强烈的视觉冲击。作品人物造型是一名戴着口罩和护目镜的女性医务人员，作者将长城的符号元素融入人物头像中，寓意众志成城抵御病毒。这幅作品异常鲜明地表达了全民战疫、医务人员冲锋在前的感人形象。钱磊的《庚子鼠年的这个春节》在构图上结合传统中国画卷轴形制的方式，将一众人物、多个镜头展现在画面中，多角度、全方位地展现了医护人员忙中有序的抗疫工作。

中国民间文艺"山花奖"获得者着着（藏族）采用藏族唐卡的天然矿物质颜料和传统工艺手法与国画形式来表现《曙光里的天使》，象征光明与希望的酥油灯所发出的光亮照亮人心，照亮未来。作品除了向所有奋战在一线的白衣天使致敬外，还表达了抗疫必胜、中国必胜的坚强决心。绵阳剪纸艺人黄英的《龙虎拒疫　护生保安》构思巧妙，龙和虎都是民间的降魔之王，鸡吃疫虫，龙虎鸡众兽神除五毒，中间寿桃与花瓶寓意健康幸福平安。整个剪纸画面有机组合，寓意祖国平安康宁。陈世云的剪纸《不破楼兰终不还》、叶牧天的《中华好儿郎，战胜世间瘟魔狂》、游琴舒的

《万众一心 共抗疫情》等，从不同的角度对奋战在一线的医护人员进行了热情的讴歌，表达了全国人民共抗疫情的必胜信心。

四川省曲艺家协会主席、著名谐剧表演艺术家张旭东（叮当）创作了大量全民防疫宣传的曲艺节目，将谐剧的表演性、市民生活的日常性、防疫工作的科普性巧妙结合，有效地实现了通俗艺术手段对抗疫工作的支持、推广和传播，使科学防疫变得更为贴近生活、鼓舞人心。

四川省音乐家协会（简称省音协）向中国文联、中国音乐家协会（简称中国音协）报送的优秀战疫公益歌曲《@亲爱的》《我相信》等，在"学习强国"平台展播后引起广泛共鸣和强烈反响。

自贡市杂技团推出抗疫作品《把最坚硬的鳞给你》，歌颂"逆行者——建设者"，以情景剧的形式表达众志成城的抗疫精神，以杂技技巧展示气势如虹的"中国力量"。

我国遭遇这场疫情蔓延是史无前例的。四川通过多种形式的战疫文艺作品舒缓人们的心理压力，激发全民抗疫的斗志和信心，凸显中国特色社会主义制度的优越性，为中华儿女风雨同舟、守望相助，筑起抗击疫情的巍峨长城发挥了文学艺术的社会功能。

三、生命至上的人文表达

疫情发生以来，习近平总书记一开始就明确要求把人民群众生命安全和身体健康放在第一位，党中央采取的所有防控措施都首先考虑尽最大努力防止更多群众被感染，尽最大可能挽救更多患者生命。中国抗疫斗争伟大实践，有力彰显了人民至上的执政理念。坚定的人民立场，深厚的人民情怀，为我们赢得这场疫情防控斗争注入了强大信心和力量。当人民群众生命安全和身体健康受到威胁，广大党员干部挺身而出、英勇奋斗、扎实工作，以必胜之心、责任之心、仁爱之心、谨慎之心，践行服务人民的铮铮誓言，擦亮了新时代共产党人的政治本色。

生命重于泰山，人民利益高于一切。这次疫情来势凶猛、波及面广，直接影响到家家户户每个人的生命安全和生活秩序。艺术触须与生命关怀、人性善美融入，才可能发现患者、医护人员、志愿者以及隔离在家中千千万万普通老百姓的生存状态和思想情绪，尤其是对逝者及其家庭成员的情感抚慰和精神激励，是文艺搭建安抚疏通渠道和体现人道情怀的特殊价值所在。"天视自我民视，天听自我民听。"战疫文艺创作以人民群众利益为重、以人民群众期盼为念，真诚倾听群众呼声，真实反映群众愿望，真情关心群众疾苦，通过战疫文艺特有的感染力、影响力，做到知民情、解民忧、纾民怨、暖民心，凝聚起全民族众志成城抗疫情的磅礴力量，书写了中国人民与重大传染性疾病作斗争的伟大篇章。

　　"人民至上"始终是文艺创作的主题。当代军人和医护人员是人民生命的守护者，战疫文艺多以他们为题材，反映紧急关头，逆行冲锋的平凡而伟大的英雄们。陈建新的油画《鲲鹏出征——逆行的光辉》将我国的大型运输机运-20（绰号"鲲鹏"）置于画面正中，一群军队医护人员在机舱外列队前行，画面逆光的设置将人民军队一往无前的精神展现得淋漓尽致。同时，背景中的朝阳冉冉升起，象征着在军民的共同奋战中，战疫胜利的曙光即将到来。作品的两侧，作者还结合了中国书法讲述画面故事，既是油画语言的补充，也是传统文化的体现。邝明惠的《待发》，以出发前检查医药用品的解放军医护人员为表现对象，用机翼、装载车、人物的不同姿态来分割画面。画面中，迷彩服、机翼的重色和药品用具包装箱的灰色形成有机对比，营造一种稳定感，在有序的形象展现与墨色表达中，抗疫必胜的决心得以彰显。袁泉在《来了亲人解放军》中描绘了一群空军军医刚刚走下飞机，连夜急速奔赴抗疫前线的场景。画面采用写实手法，前景是几位军医拎着医用包，目光坚定、大步流星走来，远处绘有众多军医的身影和军用飞机。为了表现夜晚情景，画面远景墨色深暗，前景人物光亮，这一表现手法也暗喻了解放军战士必将驱散黑暗，带来光明。整个画面充满视觉张力，展现了解放军护佑人民生命安全的形象。

　　赵晓梦的《让他们安静地睡一会儿》以独特视角描写与病毒厮杀的最美逆行者在岗位上的凌乱睡姿，讴歌守护抢救生命的大爱情怀："这是一天中难得的中场休息/与病毒厮杀，耗尽了他们的体能/时间再伟大，有时候也不作为/既然死亡动了恻隐之心，悄悄/按下了暂停键，就让他们安静地/睡一会儿吧。尽管睡姿狼狈/却足以刺痛任何一双眼睛/即使作为对手的病毒，此时都不/忍心打扰他们//只有睡着了，他们的眼神才不会/拐弯。这些疫情中的最美逆行者/他们在岗位上的凌乱睡姿，纠正着/我们眼泪的偏差，也纠正着我们/对生命的认知。骤然收缩的心房/不只是疼，还有某种卑微/与温暖"。李永才在《赞白衣天使》中写道："一种疫疬，像寒风一样/穿过一个又一个城市的窗口/让中国每一个窗口的小船/在风中摇晃/谁能为他们鼓起风帆？只有你/——白衣天使，像如约而至的春风/为他们鼓起生命之帆/我在城市的漫游里，看见了窗口的白云/她春光一样闪现，那么饱满而轻盈/像我的亲人"。白衣天使像春风鼓起生命之帆，更像亲人使风中摇晃的小船平平安安。这种生命依赖依靠，更觉医护战士的英勇而坚毅。彭程的《最美的面孔》将 16 张神情各异的医护人员肖像展现在同一画幅中，着力表现他们摘掉口罩后满脸勒痕的模样。在人物脸庞的刻画上，作品刻意描绘人物的疲态和脸上的勒痕，并用偏写意的形式描绘人物的精神状态。画作展现了医护人员奋战后疲惫不堪，却又坚定乐观的职业操守，讴歌了抗疫战士们的奉献精神。吴英的画作《妈妈，等您回来》以独特的视角展现了医护工作者的艰辛与付出。画中，孩子望着电视机里的妈妈，似乎在唤着母亲的归来。画作聚焦于"逆行者"们的家庭，令观者体会到勇赴战场的医护人员，同样是父母、儿女和亲人的牵挂。作品所展现的孩童翘盼之姿格外令人动容，其对于医护工作者的深切关怀自是不言而喻。

围绕传播大爱、弘扬真爱、歌颂友爱，王巍创作的《白衣天使的心声》、周思源创作的《感恩有您》、成都音乐家协会·（简称成都音协）创作的《我相信》等，都生动地诠释和展示了社会主义"一方有难，八方支援"，同心协力、众志成城的动人大爱，受到了社会各界的广泛好评。

关注生命，不仅是对生命的救护，也包含对自我生命的体认。著名诗人张新泉的《庚子年正月初五，阳光灿烂》从小猫对口罩的好奇、斑鸠天籁般的鸣叫延伸到口罩封嘴却不能失去居家隔离生活中的笛音:"小区园内除了我和我的影子/只有一只小猫,好奇地/把我的 N95 口罩打量/斑鸠扔来天籁般的咕噜/真好听!即使夹带着飞沫/我也不在乎落到脸上//对面三楼有人喊——/张大爷,把笛子吹起来哟/今天我们合唱《怀念战友》/让老太阳也学会热泪盈眶"。

四、忠于事实的艺术呈现

我国抗击新冠肺炎疫情出现许多超出我们想象的事实,比如如何想方设法上战疫一线,如何采取各种有效措施确保社区安全,如何千方百计提供保证人们生活的必需物资,如何齐心协力、中西医结合医治患者等事实,反映出中国人民借鉴古代抗疫经验智慧,充分发挥社会主义制度优势,创造性开展防控疫情蔓延的独特做法和有力措施。这些鲜活的事实,既是战疫的过程化呈现,又是文学艺术创作的真实材料。

创作应以客观事实为本,真实反映这次史无前例的新冠肺炎疫情防控阻击战。此次疫情影响之广前所未有。艺术的深度书写需要广泛采信、明白就里,尤其是创作者在这次疫情没有解除之前是不可能深入疫情暴发现场的,只能从各自居住地通过铺天盖地的网络信息间接了解和感受全国防控阻击的情况,而自家所在地情况也只能是局部的,也不能以偏概全、一叶障目。金末元初著名文学家、历史学家元好问在《论诗三十首》中写道:"眼处心生句自神,暗中摸索总非真。画图临出秦川景,亲到长安有几人?"战疫文艺创作需要宏大的真理叙事与细微的客观描述完美结合,以一部部具体战疫作品反映整个国家和全体中华儿女在疫情防控阻击战中团结一心、同舟共济的民族精神风貌。离开或曲解甚至为了所谓艺术虚构性而挑战艺术反映真实的底线,这不是战疫文艺的内涵规定性和美学基本要求,是难以做到"酌奇而不失其真,玩华而不坠其实"。

值得肯定的是,四川作家、艺术家始终坚持生活真实与艺术真实相结合原则,力图从身边所见所感入手,增强艺术真实的感染力和穿透力。

　　李锡荣的报告文学《报答》记叙四川汉源与湖北人的特殊感情，读来令人动容。在四川汉源人的心目中，他们的先辈都是从湖北省麻城县（现麻城市）孝感乡迁来的，这"在湖广填四川"的史实里可以找到线索。汉源与湖北的血脉再一次接通则是在 2008 年。"5·12"汶川特大地震后，湖北积极支援汉源，不光捐款 21.15 亿元人民币，还组织成千上万的建设者和工程技术人员奔赴汉源，与汉源人民一起重建家园。116 个公路、学校、医院、住房援建项目，遍布汉源的每一个乡镇，崭新的汉源城在萝卜岗上拔地而起。武汉大道、江汉大道、鄂州路、黄冈路……汉源的山山水水，镌刻下难以磨灭的湖北印记。从那时起，在汉源人眼中，湖北人就是自家人。湖北武汉疫情发生后的 2 月 9 日，汉源县首批援助湖北医疗队 5 名成员启程。她们来自汉源县人民医院和汉源县中医医院，她们的医院，当年都由湖北人民援建。曹梦诗是县中医医院最先报名的一个，汶川地震时她还是初中生，目睹了家乡的学校、医院、体育馆重建全过程，她说，知恩图报，要用行动来回报。截至 2 月 25 日，汉源县累计向湖北捐助 1076 万元。更值得人们记住的数字则是：33 万人口的汉源县，有 22 万人参与了捐款。作者讲述了几个感人的故事：清溪镇水果种植专业户李建和妻弟南沂向湖北襄阳捐赠 25 吨蔬菜水果。受他们委托，徐路林、申玮夫妇 2 月 11 日深夜两点从汉源出发，经过 24 小时、1300 公里长途跋涉，将闪耀着川西阳光色泽的果蔬送抵襄阳。返程前，襄阳民政部门给了他们一箱方便面，以供路上充饥，但一上高速，他们就把这箱方便面送给了卡点上值勤的工作人员。县城居民文志成收购 25 吨莲花白并雇车运往鄂州，农场主肖丁菱用 9 天时间凑集 1.6 万枚鸡蛋，汉源县经果林联盟 400 多名成员捐出 5 吨大米……据不完全统计，汉源各界捐往湖北的蔬菜、水果等生活物资达 299.88 吨。向着湖北，汉源人一次次出发。这种知恩图报、携手抗疫的人间大爱情怀，真切反映了中华民族血浓于水、共渡难关的互帮互助品格。

　　如果说《报答》主要记述汉源对湖北的集体感恩，那么曾散的报告文学《温暖的光》则讲述了几位当年经历"5·12"汶川特大地震的医护人员的故事，把医护人员崇高的救死扶伤职责和知恩图报情感融为一体，为读者真实描写了医护人员的内心世界。"5·12"汶川特大地震与新冠肺炎疫情相隔 12 年，中国经历着多灾多难的磨砺。作者将身处两次灾难的人们联系起来，以独特的视角、独特的两地、独特的情感书写共同抵御灾难的精神气质，使作品散发出"温暖的光"。这是人性至美之光，民族大爱之光，能够驱散一切阴霾和病毒的华夏之光。

"因为我和其他的护士不一样，我是汶川人！"2008 年 5 月 12 日的经历，佘沙永远都不会忘记。那一年她 12 岁，在汶川县漩口镇逸夫楼小学读五年级。那个下午，他们在教学楼五楼上音乐课，老师的手指飞舞在电子琴上，突然，教室摇摆起来，琴声戛然而止。他们几十个孩子也随着教室的摇摆翻滚在地，哭声、叫喊声、轰隆声、垮塌声……幸存下来的家人聚在一起，临时搭个棚子，远远地守着那个已经被夷为平地的"家"。第二天，解放军来了，医生来了，志愿者来了。再后来，灾后重建的队伍也来了，满目疮痍的漩口镇一天天康复。初中毕业那年，佘沙选择了学医，入读四川护理职业学院。父亲头破血流的场景时常在她脑海闪现，废墟中那些白衣战士的身影深深地镌刻在她心里，那是他们冒着生命危险在拯救生命。"感觉救死扶伤的他们很神圣。那时我就在想，如果能成为他们中的一员就好了。"12 年的光阴，改变了当年的灾区，也改变了许多人的人生轨迹。佘沙长大了，成长为一名护士，也成为一名有如当年逆行的白衣战士。这是佘沙人生中第一次远行，带着亲人的牵挂，也背负着医护人员的责任与担当。载着一群逆行英雄，四川航空 3U8101 航班划破长空，准时起飞。一道浑厚的嗓音在机舱广播中响起："我是执行本次航班飞行任务的机长刘传健，首先向你们致敬，你们是最美的逆行者。我们的身边总有那么一群人，在面对困难，在祖国和人民最需要的时候，奋不顾身，勇往直前。你们就是这样一群人，是我们的英雄，希望大家平安回川。"英雄机长刘传健还来到客舱，为出征的医务人员助威壮行，"中国加油""武汉加油"的声音此起彼伏。英雄送英雄，英雄惜英雄。飞机稳稳降落在武汉天河国际机场，广播再次响起："离别之际，非常不舍，期待你们早日平安凯旋，到时候我们再完完整整地接你们回家！"英雄机长的声声祝福敲击着佘沙柔软的心，称她们为逆行的英雄，而在她的内心深处其实早就铭刻着一群逆行英雄的身影。

除了佘沙，还有一位汶川女孩，她叫邓小丽。她是一位羌族女孩，准"90后"，出生在汶川县刻枯乡，是来自四川省人民医院骨二科的一名护士。跟佘沙一样，邓小丽报名后也不敢告诉父母，她跟丈夫商量好要瞒着家人。"你还不跟我们讲实话？我们已经猜到你是去了武汉。"到武汉的第三天，母亲就在微信视频中责怪邓小丽。疫情暴发以来，她时刻准备战斗。她说，即使不来武汉，也会在本医院前线战斗，所以提前把刚满两岁的女儿送回老家。

邓小丽说，平时可能连续工作 12 个小时都没问题，但是穿上防护服之后，不到一会儿就感到难受，胸闷、气短、呼吸不畅、大汗淋漓，人都是虚脱的。护目镜也是一道难关，模糊且不说，邓小丽本就戴着近视眼镜，再加上护目镜和 N95 口罩压着，鼻梁上第一天就被压出了伤，她说幸好隐形眼镜带过来了。工作中虽然辛苦，但是看到病人逐步好转，陆续有一些病人出院，那是邓小丽感到最高兴的事。

这篇发表在《人民日报》的报告文学《温暖的光》的作者曾散是湖南宜章人，他记述的几位女医护工作者都与汶川地震有关系，其选材独到，细节捕捉到位，人物形象鲜活，把什么是"温暖"讲述得淋漓尽致，感人至深。

书法篆刻作品如何参与战疫？它以各具风格的笔墨刻写，表达四川书法艺术家"众志成城祛疫鬼，银钩铁画写深情"的创作责任。戴跃的行书《庚子感怀》是他居家避疫、辗转难寐时真情流淌的日记，其小行草笔健韵流、深情激荡、清气奔涌、小中见大，反映了作者以文记事、以书见品的创作格制。何应辉的隶书自撰联"六百里驱战甘如意，万千人动情赞楚荆"，是作者有感于辗转四天三夜搭车、骑行 300 公里，急返武汉参加抗疫的女医生甘如意的动人事迹而撰，并以笔力沉雄、意趣朴厚、略参大篆笔意的摩崖刻石隶书作书写，气格沉雄，宏博清超。何开鑫的草书"江城

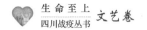
有疫火雷镇，华夏无虞云海宽"，笔墨刚柔并济。林峤的行书自撰十五言联"聚力八方，医者慈心，千里整装驰武汉；成城众志，国人同忾，九州燃烛送瘟神"。格清调雅，端厚峻健。这些作品反映了四川书坛以全民抗疫为契机，饱蘸浓墨、饱含深情的翰墨情怀。

五、立足精品的审美追求

目前战疫文艺出现激情有余而审美不足、表象叙事多于沉淀表达的问题，主要因为创作者在疫情暴发特别是居家隔离之后，急于通过艺术创作尽快进入防控阻击战之中，表达创作者们情系疫区、为之加油鼓劲的强烈愿望和关切之情。这种激情澎湃的创作现象，一般来看，在灾难到来之初都会经历这么一个阶段。这就为战疫文艺创作带来了前期的时空局限，其文本的分量和美学价值就难免有所削弱。一场灾难对人民生命财产、经济社会发展的破坏及其给人们心理造成的负面影响是极其深重的。灾难题材的特殊性，内在隐含着书写方式的独特性。需要艺术家对灾难本身的突发性、破坏性、震荡性等展开综合性、系统性观察，对人类抗击灾难不可更移的信心和意志予以思考，对人类在与灾难的抗争中所体现出的自救互救、防控阻击的伟力和精神进行表现，把笔触深入生命生存生活状态之中，深入人性的各种表现情势之中，深入家国关系与民族命运之中，才会创作出能够触及人的灵魂、引起人们思想共鸣的，能够温润心灵、启迪心智，传得开、留得下，为人民群众所喜爱的优秀作品。战疫文艺在经过"操千曲而后晓声，观千剑而后识器"之后，生动讲述防疫抗疫一线感人事迹，讲好中国抗击疫情故事，必将奉献"深文隐蔚，余味曲包"的独特文本。

对举国疫情防控过程和事实的真切认知和审美把握，是检验作家、艺术家创作水平的基本准绳。这既需要整体认识全国抗疫形势和走势，又需要洞隐烛微、见微知著，在选择细节铺陈时予以生发和写意。

期盼平安、祝福每一个人，是战疫文艺所表达的最普通而又最真诚的情感。当灾难降临大地的时候，每个人最渴求的就是平安健康。这种特定语境内在规定了创作题材与心性表达的基本逻辑，给创作者带来突破主题集聚和情感泛化的难题。欲在众多同类书写中与众不同、另辟蹊径，见他人之未见、言他人之未言，需要的是创作者独特体验、思考深度和语言表达魅力。罗伟章的散文《我在成都祝福你》记叙身处新冠肺炎疫情之中的真实感受和思考。大家都处在共时同境状态下，许多抗疫过程人皆感知。如何表达这种特殊状态和社会情绪？罗伟章以简洁而细腻、跳跃而流畅、纪实而空灵的笔触，为读者提供了具有抗疫社会价值和审美意味的文本。他叙述道："记得是 1 月 22 号，我去单位，出门前儿子递上口罩，说是他网购的，刚到货，非让我戴上。我虽接了，却嫌小题大做。那时候，成都戴口罩的还不多。……然而，武汉封城的消息很快传来。封，就是密闭，就是隔绝，进不去，也出不来。当能自由进出的时候，进不进去，出不出来，都无所谓，可不让你进，特别是不让你出时，即使里面鲜花铺地，也会生出窒息般的压抑感。何况那是高发区。我立刻想到武汉的师友，发去信息安慰，叮嘱注意安全，多加保重。这样的话实在苍白，但此外我还能做什么呢？就像过后几天看到各地医务人员驰援湖北，集结武汉，恨自己当初没学医，否则在这关键时刻，也能出手相助。作为一个写作者，其实是多么无力，多么脆弱，大敌当前国家有难的时候，往往沦落为旁观者。"封城给人们带来的巨大影响和作家自己无能为力的感叹，寥寥数笔，直戳心里。罗伟章这篇散文发表于 2020 年 1 月 30 日的《文学报》，是对当时抗疫过程的记录和感知，其现实生活情形已成为过往记忆而留存于世，转化为这场罕见的抗疫史实的文学资料，丰富着中国战疫文艺的品格样式。

刘裕国的报告文学《愿化春风——四川大学华西医院护士周娴的武汉战疫故事》以真实传神、细腻温婉的描写，刻画了"90 后"护士周娴平凡而超凡的英雄形象，为读者了解武汉抗疫细节和艰难过程提供了特殊文本。作者满怀深情地在开篇写道："都说没有从天而降的英雄，只有挺身而出的凡人。在这场对新冠肺炎的阻击战中，一批成长起来的'90 后'，面对来势汹汹的疫情，毅然接令，英勇无畏，舍小家，为大家，纷纷奔赴抗疫第一线。他们用信念点燃自己，用青春诠释壮丽，如春风抚慰着那片受伤的土地。他们肩负起了国家重担，成了不可或缺的战疫力量。他们有的刚参加工作、还没结婚；有的成家有了几个月或几岁的孩子。他们给世人一个大大的惊讶：这群昨天还备受长辈呵护的孩子，仿佛一夜之间长大了！2020年战疫，祖国放心地把接力棒交到了他们手中。四川大学华西医院胸外科护士周娴，就是他们当中最普通的一员。"接下来对周娴的抗疫事迹做了详细记录。

周娴出生在青城山脚下一个小山村。2008年"5·12"汶川特大地震发生后，四面八方的白衣战士爱洒都江堰，一份感动铸就理想。她2010年进入华西医院实习，2011年参加规范化培训，2013年定科于华西医院胸外科，2018年参加中国国际救援队。2020年1月20日，各地新闻都开始陆续报道疫情，一场没有硝烟的鏖战即将开始。四川大学华西医院也开始在网上发自愿报名登记表。周娴一共三次报名。她是铁了心要去武汉。从接到通知到出发，周娴一直收到来自同事、朋友、亲戚发来的信息，为她加油、打气。她很感动，只是觉得这真的是一件很平常的事，一件自己义不容辞的事情，就像当年"5·12"汶川特大地震大家都来帮她们一样。

2020年2月7日17:05，华西第三批医疗队抵达武汉。2月8日吃完早饭，开始了紧张的培训，华西医院感染管理部主管技师给他们进行新型冠状病毒肺炎的相关防治知识的培训。让周娴打怵的是传染病尸体护理，学习过理论知识，但上班这么几年还从来没有实际操作过。培训老师让他们保持心态稳定、自我开导、自我减压，不要去想明天病房将会是怎么样。接下来，穿脱隔离衣的训练又开始了。2月9日，分组后，组长高慧组织全组5个成员再次练习穿脱隔离衣。让周娴没想到的是，自己居然做错了一个步骤：还没取下护目镜，就先把手套给脱掉了。要是在病区现场，这样的失误，就等于在谋杀自己！这事让周娴想着就后怕，也深深地自责。她问自己，若不能战胜自我，到了现场还怎么战胜病毒？当晚8点，周娴穿上隔离服，全副武装，走进病区……在救治一位老年病人的时候，老人呼吸不畅，期待地望着周娴，突然伸出枯瘦的手抓住她的手，抓得很紧。老爷爷的动作吓得周娴哆嗦了一下，但她很快镇定了下来，她知道他比她更恐惧。周娴拍着他的手，安慰道："爷爷别怕，戴上面罩舒服一点。"

28 号床是位 70 多岁的老爷爷。输完液，周娴为他取留置针，老爷爷突然问："你们有没有指甲刀？"指甲刀哪有随身带着？但周娴还是说："有呀，您等一下。"老人说："你看，我这手根本不是手了，像鸡爪爪了。"说着，他举起手，笑着。老人还挺幽默的。周娴到护理台找来指甲刀，正要递给老人，看着他伸出的手颤颤巍巍，便说："爷爷，我来帮您剪。"老人一听非常感动，说："谢谢你啊，姑娘。我活了 70 多岁，第一次享受这样的待遇。你们这么辛苦地从四川跑来救我们，真是活菩萨。"看着周娴，老人觉得一股和煦的春风，轻拂着焦渴的心田，一滴滴热泪从眼角滚落出来。老人不由得抬起另一只手，向周娴敬了一个礼。周娴心中一颤，鼻子一酸，眼睛热热的。她转过头：她不能哭，护目镜花了影响干活，她硬生生把眼泪给憋了回去。临走时，周娴鼓励老人："爷爷，您要好好配合治疗，争取早点出去和家人团聚，欢迎将来到四川看大熊猫哦。"老爷爷点着头，说不出话来。他还不知道，眼前这位笑眯眯的护士姑娘，正忍受牙痛的折磨，已经好几天了。

半个月后，所有的工作都得心应手了，心里的恐惧也逐步战胜了。周娴一边在任劳任怨地付出，一边在向心中的一个伟大目标靠近。这个目标就是入党。周娴默默地在心里埋下了三个期许：早日结束这场没有硝烟的战争，早日回到四川与亲人团聚，早日在党旗下举起右手宣誓。

我之所以引用刘裕国报告文学的详细内容，是认为他通过对周娴的采访，记述战疫过程非常细致生动，战疫医院的不少情节不为外人所知，使作品具有叙事现场感和语言雕塑力，是一篇难得的战疫报告文学作品。

《人民文学》2020 年第 6 期发表谭楷的报告文学《你们是最美的白衣天使》。作者在名为《找一把打开心灵的钥匙》的创作谈中写道："苟慎菊医生在电话中说到她四岁的儿子，因为想念妈妈，画了一只大乌龟，驮着红十字药箱，比兔子跑得更快，我觉得太有趣了。转念一想，我曾是《科幻世界》总编，也是全国少儿科幻画的评委，便请苟医生了解一下，同行的医护人员的娃娃，是否有类似的表现。一打听，不得了，十几个娃娃都用绘画表现抗疫，以及对爸爸妈妈的思念。他们画得非常精彩！为抗疫，白衣天使与子女分离了两三个月。这一分离，竟让孩子们在一夜之间变成画家、诗人。经我提议，省科协决定举办抗疫题材的儿童画展，包括华西医疗队队员的子女在内，一下子收集到五千多张作品。由此，我找到了一把打开心灵的钥匙——医疗队成员，一多半是年轻的妈妈或爸爸。每天，等到他们回宾馆后，从聊娃娃的科幻画入手，个个话语滔滔，自然而然就讲起了许多发生在病房的动人故事。"作者通过采访华西在读博士基鹏、护理师张耀之，以朱医生之口描述华西医疗队队长罗凤鸣、ICU的护士后来成了"小卖部"专职"老板娘"的冯燕、康焰最得力的搭档田永明护士长、华西同窗夫妇苟慎菊与路遥等人物，以第一人称讲述武汉战疫经历和独特感受，极为真实地再现医护人员投身抗击疫情蔓延的悲壮而无畏的奉献精神。

比如，作者笔下的护理师张耀之。她柳眉杏眼，年轻靓丽，一身川妹子的灵秀之气。农历腊月二十九日一家人欢天喜地回老家达州宣汉县过春节。一切在电话铃响之后改变了。刚下高速公路，她接到办公室电话，说她被选为第一批赴鄂医疗队成员，明天必须回成都，大年初一出发去武汉。老公说："初一出发——不晓得疫情有好严重！"张耀之说："初一出发——不晓得武汉的医院好缺人手！"他们决定到外婆家，提前吃一顿年饭，住一夜就返回成都。外婆一愣："刚刚来，又要走？"她爸爸解释说："武汉暴发了疫情，国家组织了医疗队，要派我们娇娇去武汉，抢救那些病人。"告别时，外婆要为她唱一支歌："雄赳赳，气昂昂，跨过鸭绿江。保和平，卫祖国，就是保家乡……"她的外婆90岁，沉浸在回忆中。宣汉是川陕革命老区，曾走出多少英勇的红军、解放军、志愿军。黄毛丫头时，她就唱过《送郎当红军》；当上乡妇联主任时，送别本乡那些光荣参军的小伙子，她唱过《中国人民志愿军战歌》。那是她"激情燃烧的岁月"。她大声唱，张耀之在给她打拍子。因为年代久远，她唱得有些跑调，但歌词完全唱对了。"雄赳赳，气昂昂"，大年初一，张耀之跟着以罗凤鸣教授为首的医疗队来到武汉。

在新冠肺炎疫情面前，四川战疫小说生动讲述这场没有硝烟的战争，描写抗疫前线和全民抗疫中的最美人物和感人事迹。作品选材广泛，表现形式灵活多样，或中篇或短篇，或小小说等，多角度、多层面反映抗疫过程。这些作品针对医护救治、城市现状、百姓生活等方面聚焦人们的生活状态，凸显医护人员救死扶伤的人性光辉，讴歌人间大爱，引导大众正确认识新冠肺炎，提振鼓舞人们战胜新冠肺炎的信心，为打赢疫情防控阻击战注入强大的正能量。

六、战疫文艺创新无穷期

观察已涌现的战疫文艺作品，主题集中在医护救治、千里驰援、志愿服务、隔离生活等方面，凸显医护人员和当代军人救死扶伤、舍身救人的举国大爱和人性光辉，表现特殊时期全民支援武汉、支援湖北，采取各种严管措施控制疫情蔓延的现实处境与生活状态，充分反映了中华民族不屈不挠、共御巨灾的智慧和坚毅，彰显了社会制度的优越和家国情怀的力量。但是，由于战疫文艺创作之初处在复杂艰难的过程之中，文艺创作与实际情况胶着，许多现实生活素材还来不及消化和深思，难免会出现艺术质量不一、空洞干涩，缺乏人文温度和哲学深度的问题。

对此，我认为战疫文艺创作应向中国美学精神礼敬，继承和弘扬中华民族深厚的直面灾难的大智大勇、顽强抗争的人文情怀；向战疫现实靠拢，深入观察和把握国家坚决打赢疫情防控阻击战的决策部署和显著成效，了解战疫第一线和身边的可歌可泣的战疫事迹和普通老百姓的悲欢离合故事；向灾难书写的纵深掘进，努力探寻战疫文艺独特的内在美学意味和特定表达形式，在艺术追求中凸显当代中国战疫文艺的风格特征和艺术气派。

作为哺育中华文明的华夏大地频发各种灾难。文艺是人类心灵与社会良知的书写与记录。书写灾难也成为很多民族的文艺传统之一。中国灾难文学自先秦以来，就一直保持"诗言志""兴观群怨""实录直书"的现实主义传统。这一美学传统，在中国当代文艺发展历程中体现得异常突出。进入新世纪以来，我们经历了 2003 年 SARS 病毒，2008 年初"拉尼娜"严重冰雪冻雨灾害，2008 年"5·12"汶川特大地震，2010 年甘南舟曲"8·8"特大泥石流灾害等灾难。在一次次灾难面前，四川文艺工作都发挥了关注现实、凝聚民心、鼓舞士气、拓展思想深度与提升美学品格的独特社会功能。

为了以文艺理论和评论引领战疫文艺开展富有深度和力度的创作，四川省文艺评论家协会（简称省评协）动员会员撰写有关战疫文艺研究文章，力图从国家立场、生命关怀、审美价值等方面阐述战疫文艺和发挥社会时评的特殊功能。在疫情暴发不久，省评协在全国率先向全省文艺评论工作者发出倡议：提高政治站位，执行相关规定；加强正面宣传，做好舆论引导；发挥专业精神，深入研究思考展现评论优势，强化社会担当，以鼓励四川文艺评论家拿起手中的笔，书写心中的情，用文艺评论的特有方式激发和激励广大文艺工作者抗击疫情的斗志与活力，帮助人们更好地理解抗疫文艺作品的思想内涵，坚定战胜疫情的决心和信心，更好地展现中国精神，凸显中国力量。

当下的战疫文艺作品向我们提出了一个必须回答的"天问"：人类该如何与大自然和谐相处。哪里有灾难，哪里就有反思；哪里有反思，哪里就有拯救。一个善于从各种灾害中总结和汲取经验教训的民族，必定是日益坚强和不可战胜的。新冠肺炎疫情所引发的关于举国体制阻击、社会力量救助、医护人员保护、科研攻关效能、人文关怀、人与自然关系、人与城乡环境、人口流动管控、人与居家隔离、群体恐慌心理、各类媒介信息等问题，都需要纳入文艺创作思维视野，予以真实准确的洞悉与形象表达。这种战疫文艺书写中的反思与追问的出发点或目的则是希望通过对疫情的反思与追问来探寻疫情灾难发生的根源，通过战疫文艺来提醒人们吸取经验教训，避免重蹈覆辙，助推国泰民安而可持续发展。

从目前战疫文艺来看，需要着力凸显崇高美学与生命精神的艺术特征。18世纪英国美学家博克在《论崇高与美》中认为："任何适于激发产生痛苦与危险的观念，也就是说，任何令人敬畏的东西，或者涉及令人敬畏的事物，或者以类似恐惧的方式起作用，都是崇高的本源，即它产生于人心能感觉的最强有力的情感。"康德认为："自然界当它在审美判断中被看作强力，而又对我们没有强制力时，就是力学的崇高。"力学的崇高来自主体采取的审美态度，当我们面对恐惧时，能够从自身心性中产生一种强大意志力，即对恐惧与困难的克服；来自对恐惧与困难客体的认知，客观对象可能真的有力量，也可能没有力量，仅以某种形态显现于人的感官或理智面前，但不管客体是否真的有力量，在审美判断中都被主体看作是有力量。这样，对恐惧与困难的克服就显示出主体力量对象化的投射，从而克服自身的局限与缺陷、弱小与无助，展现出无比的顽强、坚毅与勇敢，在超越其自身的局限时表现出一种崇高的伟大精神。中国当代灾难文艺是对人与灾难的各种关系的书写，尤其是书写着人战胜灾难、克服自我局限性的一面，因而中国当代灾难文艺表现出浓厚的崇高美学特质。这正是当下战疫文艺需要植入的美学"硬核"。

恩格斯说："没有哪一次巨大的历史灾难，不是以历史的进步为补偿的。"灾难是负效应负价值的体现，但在一定条件下，可化危为机、转危为安，促使灾难走向它的反面，为人类生存发展带来新的机遇和创造新的变革方式。与这场新冠肺炎疫情暴发同步的战疫文艺，以笔为枪，以歌鼓劲，为人民抒写，为时代立传，在坚决打赢疫情防控阻击战中将化灾难为进步，书写中华民族不为任何艰难困苦所吓倒所屈服的恢宏史诗。

2020年6月18日于成都

李明泉：中国文艺评论家协会副主席、四川省社会科学院二级研究员

文 学 篇

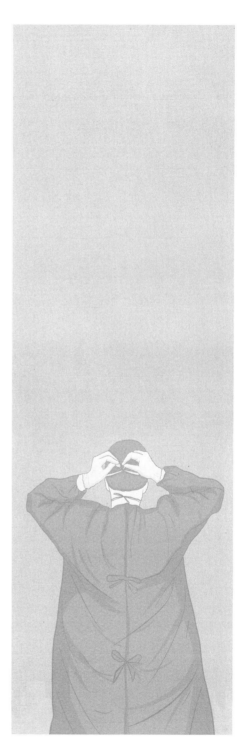

一

诗 歌

战疫前线的诗歌之花绽放

2020 年初春，一场史无前例的新型冠状病毒肺炎疫情给广大人民生命财产安全带来了巨大威胁。党中央以强有力的领导，率领全国人民展开了一场声势浩大的抗疫战争。在重大的历史事件面前，敏锐多思的诗人总不会缺席，他们拿起手中的诗笔，以深切的关怀介入现实，书写人民、鼓舞士气、讴歌英雄，用诗歌记录和见证举国上下抗击病魔的历史场景。作为诗歌大省，四川数以万计的抗疫诗歌喷涌而出，为中国灾难文学留下了浓墨重彩的一笔。

在新冠肺炎疫情引发全民关注的初期，具有强烈社会责任感和文学使命担当的四川各级专业文学刊物、专业团体及时响应，按照党中央抗击疫情的指示精神，对新冠肺炎疫情诗歌创作进行思想性和艺术性的引领和呈现。省级主流文学报刊《星星》诗刊、《四川文学》，四川作家网及地市州文学杂志《青年作家》《草地》《剑南文学》《泸州文艺》等和《四川日报》副刊、封面新闻、《华西都市报》等媒体及时推出抗疫诗歌专号、小辑，发表了大量抗疫诗歌作品。其中，具有全国性影响力的老牌诗歌名刊《星星》诗刊从 1 月 27 日起开始面向全省征集思想性强、艺术水准高的抗疫诗歌作品，先后共收到四川省 21 个市州的 1200 余位作者的 8000 余首诗歌。其作者有工作在抗疫一线的乡镇、社区干部，有战斗在隔离现场和救护现场的医生护士，有加班加点维持社会秩序的公安干警、市场执法人员，还有疫情期间坚持在家工作的教师和科技工作者。

这些来自各行各业的诗歌爱好者们，以真挚的情感、积极的态度关注现实，用诗歌这一独特的艺术形式多角度、多层面地表达了对疫区人民的声援以及战胜疫情的愿望和决心。在收到四面八方的来稿后，《星星》诗刊立即进行了编选和发布：1 月 30 日"学习强国"全国平台四川诗歌专版在推荐页推出了《逆行的爱》（瘦西鸿）、《世界总是睁大着眼睛》（何荟）、《四川雄起》（彭毅）等反映抗击疫情的诗歌作品，社会反响很大。《星星》诗刊的微信公众号从 1 月 29 日至 2 月 11 日先后推送 6 辑共 64 人的抗击疫情优秀诗歌作品。在利用公众号发布的同时，《星星》诗刊和封面新闻、《华西都市报》协同作战，将公众号推出的 64 人的优秀作品在以上两家媒体同步推出，同时四川广播电台"熊猫听听"也从其中选播了 19 首适合朗诵的诗歌佳作。除了以微信公众号推出抗疫诗歌外，《星星》诗刊发挥传统优势，利用纸刊将 47 首抗疫诗歌佳作传递到成千上万的读者手中；作为四川省综合性文学刊物，《四川文学》在近两个月的《人间—抗疫》征文中，先后在公众号推出 10 期抗疫文学专题，选发了吕历等人的诗歌作品；《四川作家报》分别在 2020 年第 1、2、3 期开辟专栏或专版，发表了瘦西鸿、邓太忠等诗人的抗疫诗歌，并通过四川作家网转载的形式呈现给更多的读者。在市州刊物方面，绵阳的《剑南文学》在 2020 年第 2 期，以专辑形式刊发了马培松、野川、许星等人的 55 首抗疫诗歌；甘孜州《贡嘎山》文学期刊在 2020 年第 2 期，刊发了四郎彭措、蒋林、欧阳美书等诗人的 30 首抗疫诗歌；阿坝州《草地》杂志在 2020 年第 2 期，集中刊发了羊子、蓝晓等诗人的抗疫诗歌 25 首。《草堂》作为省会成都的诗歌类刊物，积极组织并编选了大量抗疫诗作，2020 年第 2、3 卷发表了梁平、张新泉等人的作品。而作为市县级文学社团的内部交流杂志，广安市的《广安文艺》发表了抗疫诗歌 35 首，达州市的《川东文学》发诗 27 首，广元市的《剑门关》发诗13首，乐山市的《乐山文艺》发诗约50首，泸州市的《泸州作家》发诗19首，通江县的《通江文艺》发诗9首。

值得一提的是，封面新闻作为大众智媒体平台，也刊发了大量优秀抗疫诗歌，梁平、李自国、赵晓梦等数十位川内诗人的作品得到了读者的好评。另外，不少文学社团还通过网站、微信公众号等多种形式发表抗疫诗歌佳作，丰富了抗疫诗歌的呈现手段，如四川省诗歌学会通过"四川诗歌群"先后选发了曹纪祖、蒲小林、邓太忠等人的作品，社会反响较好；泸州市龙马潭区作家协会、南部县作家协会、什邡市作家协会等多个文学组织也先后刊出本土诗人小辑，选发了一定数量的抗疫诗歌作品。

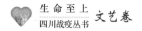

你就是我

木　斧

你就是我
我就是你

你有一个家
我有一个家

不是孤零零的一家
中国总体是一个家

从来没有见过
家和国靠得如此紧密

一家人伸出一个拳头
可以击碎任何灾难

（作者为 89 岁高龄老诗人，这是他去世前几天专门为湖北疫区人民写的诗。）

原载《星星》诗刊上旬刊 2020 年 4 月

庚子年正月初五，阳光灿烂

张新泉

但愿武汉也是这种天气
明丽，璀璨，亮堂
祝许多咳嗽偃旗息鼓
让那些哗变的肺回到安详

小区园内除了我和我的影子
只有一只小猫，好奇地
把我的 N95 口罩打量
斑鸠扔来天籁般的咕噜
真好听！即使夹带着飞沫
我也不在乎落到脸上

对面三楼有人喊——
张大爷，把笛子吹起来哟
今天我们合唱《怀念战友》
让老太阳也学会热泪盈眶

原载《草堂》2020 年第 2、3 卷

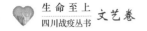

世界总是睁大着眼睛

何 苾

天空戴上了口罩

大地屏住了呼吸

飞鸟不停地鸣叫，驱赶空气的侵袭

莫用时间和距离丈量亲情友情

隔离自己，保卫人类

心底的那个爱永远不会腐烂

用阳光酿一壶酒，灌醉白昼

用月色沏一壶茶，清醒黑夜

世界总是睁大着眼睛

看着我们之间相互的温暖

原载《星星》诗刊微信公众号"同舟共济"第一辑

"学习强国"全国平台

武汉病了

梁 平

墙上的日历发炎了，

一页一页脱落。白云裁剪的口罩，

武装了交通、社区和场所的公共呼吸。

武汉病了，一个黑色的阴影，

遮不住大数据的扫描。武汉以外，

其他城市被"输入"的惶恐，

暗淡了鲜红的春联和灯笼。

过年的酒，在朋友圈刷屏的惦记里，

稀释了度数，比矿泉水还清淡。

庚子年正月初一，没有人说拜年，

没有人还能够笑容满面。

所有的表情被牵挂拧成一股力量，

——保卫武汉，保卫家园。

长江一级响应，黄河一级响应，长城一级响应，

众志可以成城，在中国就是王牌。

武汉病了，在武汉的兄弟姊妹，

现在还好吗？还好就隔空说说话，

晒几张图片，腊肉、香肠、烧酒，

显摆就显摆，给沉闷的空气点只爆竹，

荡浊去污。没有降不了的妖、过不去的坎，

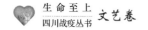
我已经备了一壶上好的酒，

为人世间的福寿安康，满上，

等门上的封条撕了，一二三，干！

《诗歌月刊》微信公众号

这个春天恍若一生

曹纪祖

雨水如期而至

来之前正在刮风

风中有死亡和恐惧

但更多的是焦灼与期盼

雨水到来，不由分说

这是春天确切的证明

要洗净天空与大地

让阳光如常，温暖人心

人们相互隔离又相互祝福

最朴素的话语就是"平安"

这两个字包含多少内容

在这个春天如此宝贵

春天为我们开出鲜花
但许多人还无暇顾及
那些为我们舍命的人
希望他们能早日回家

三军可夺帅 ，匹夫不可夺志
为生而死是人性的大善
但春天不歌唱死亡
连老树也会发出新芽

这个春天虽然没有节日
人心与人心却已达成默契
生死之外，本无大事
应该对生命更加尊重

反思与追问无可回避
人与自然该如何相处
灾难来临时怎能迟疑
加与减都是鲜活的生命
风起于青萍之末
是什么阻碍了人们的警觉

是的，春天已经来临
推开窗户感受清新
当我们摘下口罩
这个春天恍若一生

原载"知见诗社"微信公众号

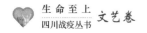
我的中国，我的英雄

李自国

> 钟南山院士哽咽着说："武汉，本来就是一个很英雄的城市。有全国，有大家的支持，武汉肯定能过关！"
>
> ——题记

当病魔袭城，我们重识这片河山
当举国驰援，英雄之花再度盛开
从黄鹤楼下蜿蜒而至的万古长江
舒展了她灿烂的笑容
从珞珈山冉冉飞升的祥云
敞开了她洁白的胸怀
一只只满载希冀的凤凰
正从疫区武汉的大难中涅槃
一轮轮日月撼动着苍天
一个个蛰伏远古的神话醒来

祖国呵，此刻已是农历新年
新年的第一天，中央政治局会议
总书记亲自指挥、亲自部署
在疫情面前，展现出坚定的政治决心
及时有力的举措，令世人惊叹

我们正穿越灾难，我们浴火重生

我们将崛起于危难，我们气壮河山

我们无惧牺牲，不屈不挠，勇往直前

谱写的是一曲曲愈战愈勇的驱魔壮歌

描绘的是一张张治愈出院的阳光笑脸

奔泻而出的是一股股汇聚着中国力量、中国精神的不竭源泉

凭栏杆，肠思断，一双双救援者的手

托举生命从疫情的灾难深处重返人间

浩浩荡荡的逆行者跨越万水千山

他们，来自祖国的四面八方、大江南北

他们，来自子弟兵队伍、海陆空医院

来自 30 个省市自治区重大突发公共卫生事件一级响应的勇敢与决断

抬眼望，问苍天，是他们用生命诠释着生命

为我们阻击疫情，疗救心灵的无尽伤害

是他们用人间温暖着人间的大爱

哦，是新年的暖风拂动隔离病区的回廊

是希望的彩虹涌动出白衣天使的岁月流光

是救援者出征的形象让我们豪情万千

哦，哦，精忠魂，报国志，武汉加油，中国加油

这是人类史上迸发出的生命之光

这是武昌火炬烛照下的大河大川

谁说英雄已经过时，戎装已旧

饱经血雨腥风的武汉儿女呵！请你做证

尽管阳光有时会转过身去

尽管大自然爱给人类出难题

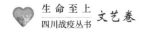

但我们燃烧，是英雄的血液

已点燃我们皮肤下的每片春天

我们挥洒，是英雄的眼泪

浇灌出万千救援者新时代的英姿与伟岸

我们升腾，是英雄的梦想

让我们同舟共济、科学防治、精准施策

同为华夏儿女，共载五千年的血脉与患难

我们牢记，"疫情是魔鬼，我们不能让魔鬼藏匿"

当离汉通道关闭，病毒魔爪被捆绑

当壮士断腕，九省通衢的这座英雄之城呵

我们坚信，有崇高信仰，更加万众一心、共克时艰

更快构筑起我们意志的长城、生命的乐园

我们一定能打赢这场没有硝烟的战争

长江、长江、长江啊，你是那样慈祥地望着我，恳求于我

那么，就让你灌溉我的身躯吧，我是你的骨肉

就允许我打开自己的歌喉吧，我是你的湖泊

那鲜红的声音起伏的声音依然会高喊出

——我的中国！

——我的英雄！

原载《星星》诗刊微信公众号"同舟共济"第四辑

《诗刊》微信公众号

这个凝重春天里最亮的暖色

黎均平

"我们也会害怕，但会坚持下去"

"不计报酬，不论生死"

"医者担当，护佑健康"

"作为党员，我责无旁贷"

"尽早把医院建好，让病人快点住进来"

……

无数暖心的话语，无数次点燃我的眼睛，

沸腾我的内心。

我嘴上和心里的口罩仿佛一天天变得强大。

在这个没有下雪反而更冷的春节，

我得感谢他们替我说出了许多想说但没有说出的话，

我得感谢他们替我消解了心中的块垒，焕发了让自己也感动的坚强。

关键时刻挺身而出，最美逆行，

言行一致，说到做到……

他们正携着我们，把这个春节的凝重一步步化开，

把这个春天的暖色，一点点汇成中国的磅礴和中国的温暖。

我感到滚滚洪流扑面而来：

把春天还给春天，中国一定能！中国一定行！

原载《星星》诗刊微信公众号"同舟共济"第五辑

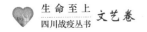
2020，农历庚子年纪事

马培松

下意识伸出的手
在半途又缩回
隔着厚厚的玻璃
我们和世界其实很近

轻轻地打开窗户
向着寂静的街道大喊一声
哦——
突然间，所有的窗户一齐打开
隔着宽宽的街道
认识与不认识的人
都在此刻探出头来
交换一个会心的眼神

原载《剑南文学》2020年第2期

这一天

黎　阳

这一天我们才看见，危险
面前站出来的，是兄弟姐妹
在中华大地上，白衣天使
是怎样选择救苦救难

这一天我们才知道，幸福面前
无言支撑的，是寸土不让
在神州天空下，金色盾牌
是怎样抉择国泰民安

这一天我们才珍惜，时间面前
争分夺秒的，是性命攸关
在你我之间，科技兴国
是怎样毅然携手并肩

这一天我们才懂得，团圆面前
离去的，是有情背叛
在家国之间，无论多远
都是一衣带水，一脉相牵

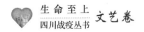
这一天，给我们力量

这一天，给我们信念

这一天，给我们智慧

这一天，给我们平安

我们拥有这样的一天

我们才有更加美好的明天

我们战胜这样的一天

我们会有永远太平的明天

这一天，你在

这一天，他在

这一天，我在

这一天，我们都在守护家园

四季平安

原载《川江》诗刊 2020 年 3 月（"战疫"专号）

指 印

逸 西

在这个有些寒冷的春天

一枚一枚指印

摁进一张一张向死而生的请战书

那鲜红，那纹路
像涟漪
向疫区深处不断扩去

一个下午
我都蹲在家里
发呆
面对一枚一枚指印
一遍又一遍
仔细辨认
极其相似的指纹
谁是我兄弟，谁是我小妹

哦，清晰的纹路
印在我心底，印在天上
染红了天边
流浪的白云

一枚一枚指印，就这样
在二月，灼疼了
我期盼他们平安归来的目光

原载《星星》诗刊上旬刊 2020 年 4 月

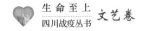
写给父亲的一封信

鲁 娟

父亲，您好
我常常想起
您谈起过去那些了不起的往事时
灰暗的眼中突然闪现的光亮

您说那些硝烟滚滚的战场
需要鹰的胆魄，羚羊的锐利
飞蛾扑火般奋不顾身的勇气

您总是喜欢数起那些了不起的战友
虽然他们大多已不在人世
一个，两个……在您心中永远活着

我至今记得
第一次听您讲述时
充满敬意和好奇，虽然之后
您已讲过十遍，二十遍，三十遍

那么，父亲
我可不可以骄傲地告诉您

今夜我在武汉，我就在一线，我正与死神战斗
虽然我只是六千多名医疗援助队中的一员

虽然这是和平年代
但同样是一场看不见滚滚硝烟的战争
其实，父亲，我还想知道有一天
您会不会像谈起战友那样谈起您的儿子

原载《星星》诗刊微信公众号"同舟共济"第三辑

立 春

熊 焱

我知道，一首诗不能代替口罩、针管和药片
但我也需要用文字，来铭记那些悬壶济世的白衣
他们以闪电的速度，与死神竞赛
铭记那些在新春里向着武汉逆行的脚步
以铿锵的力，去打开生命的通途
铭记那些在寒风中等待着救治的身影
他们孱弱地挣扎在黑夜，愿启明的金星
领着他们早日穿过漫长的黎明
铭记那些祈祷的手，从四面八方伸出来的手
那是晨曦里的光，朝向日出汇聚……

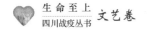
我们，虽然各自戴着口罩
但我们，一直都在共同呼吸

今天立春，新闻里
被确诊的病例数仍在飙升。我愿放下我的情绪
只是永存良善、爱与感恩
但我无法宽恕，我在灾难面前的
渺小与无助

原载《诗歌月刊》微信公众号
《诗选刊》2020 年第 3 期

在除夕的灯光里等你

蓝　晓

除夕的那盏灯一直亮着
那是我等待的眼睛
我是你的父亲、母亲、妻子、丈夫、孩子
我一直都会等你

疫情告急，你果决坚毅
孩子，去吧，为国家效力
亲爱的，放心去吧，家我守着，武汉需要你
爸爸妈妈，加油！工作之外一定照顾好自己

我守着家等你

一遍遍回忆你的背影

我在电视上看你

我在手机上触摸你

我盯着黑夜和黎明的交替

一天天变化的数字让我心悸

但总有些好消息像吹来春天的讯息

给我振奋和鼓励

向着空旷的窗外深吸一口气

我清晰地看见隆冬就要过去

花蕾即将苏醒

无论要用多少时日

我都会在除夕的灯光里等你

原载《星星》诗刊微信公众号"同舟共济"第五辑

《草地》2020 年第 2 期

世界的两侧和中间地带（节选）

羊　子

穿着蓝布长衫的长空，

俯下身子，

无语
目光搂紧中国武汉，
时间放慢脚步，
停摆的长街短巷，
托举一丛丛的灯火。

灯火，遥远而熟悉，
黄土地上奔腾不息的灵魂，
踏穿旧石器新石器的依赖，
而此刻，
面色刚毅的科学肩上道义，
纵身跃进肌肤之下，
搏杀血管中那些，
沉默而疯狂的毒质幽灵。

一枚武汉踉跄之后，
终于站定，
欢颜飞向神州，
拥抱感恩，
长江和黄河倒映祥和，
复兴的武汉，
蹁跹在华夏的枝头。

原载《四川文学》微信公众号
《草地》2020 年第 2 期

让他们安静地睡一会儿

赵晓梦

凳子上蜷缩着一个人，椅子上
躺着一个人，桌子上趴着一个人
地上并排睡着一群人……凌晨两点
当忙碌一天的医院安静下来
他们也安静下来，合上疲惫的眼睛
进不了食物，甚至来不及脱下
口罩和防护服，就那么睡着了
睡得那么不讲究，仿佛
给个支点就能当床用
睡得那么酣畅淋漓，仿佛
这辈子从来没睡得这么舒服

这是一天中难得的中场休息
与病毒厮杀，耗尽了他们的体能
时间再伟大，有时候也不作为
既然死亡动了恻隐之心，悄悄
按下了暂停键，就让他们安静地
睡一会儿吧。尽管睡姿狼狈
却足以刺痛任何一双眼睛
即使作为对手的病毒，此时都不

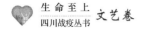

忍心打扰他们

只有睡着了，他们的眼神才不会
拐弯。这些疫情中的最美逆行者
他们在岗位上的凌乱睡姿，纠正着
我们眼泪的偏差，也纠正着我们
对生命的认知。骤然收缩的心房
不只是疼，还有某种卑微
与温暖

原载《诗刊》微信公众号

为春天加油

吕　历

那么多呼吸葬身梦魇……那些隐没的
花朵，就是你我的
另一个名字

宁肯给每一口呼吸
装上监控，绝不允许肆虐的病毒
在阴暗的死角
蔚然成风，绝不允许病毒的傲慢
招摇过市

病毒并不可怕，恐慌甚于疫情
冷漠也会传染
面对天灾人祸，我们不能有任何精致的
冷漠或盲目的
悲伤

合作源于信任
信任始于实力。激活每一个人的
肺活量，就能遏制
一切的灾难和病变

共克时疾，人人都是战场
管好自己，就守住了生活的阵地
青山依旧，为春天加油
我誓死捍卫你的尊严
请予我以灿烂的能量

原载《星星》诗刊微信公众号"同舟共济"第一辑
"学习强国"全国平台

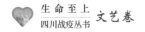

这个春天不孤独

罗国雄

落日虚掩。防盗窗外
一只蝴蝶占领天空之蓝
唤回那个戴口罩的养蜂人
长舒一口气，请萤火虫撒流星雨
重新酝酿它的鸿鹄之志

径草绿。油菜黄。玉兰解。
杏饰靥。山茶、海棠、梅花、
蟹爪莲、春鹃、早樱……
能让风吹进来，屋子里就多了
一个向白衣天使敬礼的孩子
如一根刚发芽的柔嫩新枝
轻灵的身影，扒着窗户
听梨花融月的声音，在梦里
掉下巴、合不拢嘴……

推开窗，竹公溪水仿佛也长了翅膀
潺潺知音流进刚拆了"围墙"的小区
辗转飞奔上四楼，用桃汛敲门
带我去血管里的长江

原载《星星》诗刊上旬刊 2020 年 4 月

逆行的爱

瘦西鸿

一团黑色的阴霾，在荆楚大地扩散
人们低头咳嗽，风从脖子灌到后背
有一种冷，几乎从骨髓冷到人心

突如其来的疫情，仿佛病毒拉着铁链
给神州大地拖出道道伤痕
一些人奔走在路上
一些爱奔走在逆行的路上

突如其来的疫情，仿佛这个春天发出的呼喊
从武汉出发，漫向祖国四面八方
所有的人都听见了，所有的人都立说立行
驰援武汉，人们在紧急赶路，物资在紧急集结
所有的路都连通武汉，所有的心都成为武汉心

总理来了，专家来了，医生护士来了
武汉，是这个春天的中心，是这场风暴的中心
在夜里，每一个窗口都飘出了《我和我的祖国》激昂的歌声

悲壮的歌声是一盏灯，照亮每一个坚强的人

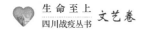
豪迈的歌声是一柄剑，斩断每一缕隐蔽的疫情

疫情无情，爱在逆行

长江奔流滔滔的仁爱，长城屹立巍巍的挚情

阴霾终将散去，彩虹必将来临

在这个春天，所有中国人手拉手心连心

在这个春天，所有中国心被五星红旗指引

拨去早春的寒雾，必将迎来灿烂的黎明

原载《星星》诗刊上旬刊 2020 年 3 月

"学习强国"全国平台

赞白衣天使

李永才

这场疫情

来得真不是时候

万家欢乐，被一只妖孽之手打碎

一种疫疠，像寒风一样

穿过一个又一个城市的窗口

让中国每一个窗口的小船

在风中摇晃

谁能为他们鼓起风帆？只有你

——白衣天使，像如约而至的春风

为他们鼓起生命之帆

我在城市的漫游里，看见了窗口的白云

她春光一样闪现，那么饱满而轻盈

像我的亲人

我看不清她的妩媚

但雪花一样圣洁的形色

闪烁着风中的美好。我爱慕这样的白色

一个城市的轮廓

被一种白色的风景描绘

这是新年辞别旧年，最寒冷的温暖

这是一种爱，在呼唤另一种爱

——多少困于屋檐的事物

被时光反复默念

在这样一个时候，这样一些地方

白色的风景，正在涌现

我必须为她们赞美，必须为她们歌唱

春天即将来临。我愿意用一种祈祷

为你制造一场阳光

——气温向上，烈焰般的向日葵

就是你不竭的力量

原载《星星》诗刊微信公众号"同舟共济"第一辑

"学习强国"全国平台

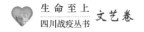

疫中记（节选）

麦　笛

1

花朵嫁接了病毒
春天戴上口罩逆行

2

万人空巷，荒凉而干净
寂静，可以医治许多疾病

3

与病毒肉搏，不需要诗歌
爱，是急需的粮草

4

白大褂是白战袍，能埋葬细菌的
唯有心头雪

5

隔而不离，我在家中看电视
披着寂寞的单衣
与子同袍

原载《中国作家》2020年第3期

英雄墙

熊游坤

我与你，隔着一道墙

不能递你一支烟

不能敬你一碗酒

你穿着藏蓝色战袍

奔跑在墙的那一边

还能听见口罩后面

你粗重的喘息

这个春天，人间的病疫

封冻了无数条大江大河

空寂的街道，沉默的门窗

几声爆竹，难以消弭惶惶之心

丛林中的百灵鸟也丢了歌词

那么多的白衣天使

像一群群凤凰奔向火炉

那么多的蓝衣战士

穿过一道道生死门

穿过晨光与落日

守着城市健康的心跳

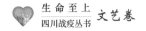

一夜间，烟花易冷

你的骨血与忠诚

慷慨献与了这场疫战

英雄墙上，你依然那么淡定

哭墙的泪水

冲洗着尘世的病疫与尘埃

唤醒人间的春光

原载《诗刊》微信公众号

中华无恙

——写在全国人民抗击新冠肺炎疫情之际

王国平

针尖凝聚力量

点滴传递坚强

万顷大爱汇长江

愿我的亲人无恙

愿你无恙，愿他无恙

我们心手相牵

真诚守望

万水隔着千山

病房连着心房

十亿脊背挺成梁

愿我的祖国无恙

武汉无恙，中华无恙

我们携手并肩

迎接太阳

愿你无恙，愿他无恙

我们心手相牵真诚守望

武汉无恙，中华无恙

我们携手并肩迎接太阳

原载《华西都市报》2020 年 2 月 3 日

《星星》诗刊微信公众号"同舟共济"第一辑

"学习强国"全国平台

心　愿
——写给抗疫的一线医务人员

蒲小林

我知道你们缺口罩，缺防护用品

缺立竿见影的药物和利器，这些

我也没有，除了心急如焚，我有的只是

一个诗人的情怀和诗意

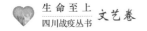
但面对疫情，有再悲壮的感慨，我也不敢
轻易落泪，更不敢奢求一首诗
能剿灭一场瘟疫，我只能逐个把文字
拆解成万种心愿——
把一横一竖拆解成针头、体温计
把一撇一捺拆解成刀具、输液管
最后再把标点符号，拆解成一点一滴的
药丸和液体，那些实在无法拆解的字距
和行距，保留下来，作为必要的
通道与隔离

当我们准备好了这些，连同自己的
进退、生死，也拆解成责任押了上去
面对共同的灾难，天职与良知，才是
最锋利的武器
"待到山花烂漫时"，疫情灭迹，风调雨顺
人们陆续返回诗一般的现实
请别忘了，用最美的手，把一撇一捺
还原成幸福交还给我，把每一个标点
还原成心跳交还给我，把字距与行距
还原成生命的坦途交还给我
我要用这一切，去换回
母亲的微笑

原载《星星》诗刊上旬刊 2020 年 3 月

透进疫区的阳光

邓太忠

转身，奔赴一道难关
路多远，有多险
天以阴沉的脸，告诉我们
这是突如其来的灾难

你也许为死而生
为生而死
暗淡的时光下起雪雨
病毒肆虐弥漫
险情潜伏在你我身边
突围，朝东还是朝西
被风穿孔的背影
向惊慌失措的人流
打起温暖的手语

春天真的离你越来越远
回家的路，错过今天
错过日月的轮转
许多生命的花朵
根植你澎湃的心田

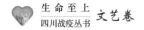
历经心血的浇灌
在你呕心沥血的呵护里
起死回生，绽放
人性的灿烂

逆行者，人道为天
普天之下，你正在
人心的路上
豪迈铿锵地凯旋

原载《华西都市报》2020 年 2 月 16 日

四川雄起

彭　毅

给岷山戴上口罩
鸟儿展翅飞翔

给都江堰戴上口罩
一江春水向东流

给巴蜀大地戴上口罩
抗击病毒的战役打响

给每条街道戴上口罩

绿树正在发芽　花儿微笑芬芳

给每个家庭戴上口罩
锅碗瓢盆交响曲奏响

给每一张脸戴上口罩
爱的暖流在指尖的手机上流淌

应变不惊的四川啊
您从来都不屈不挠创造辉煌
而挺身迎战病魔的
天府儿女啊
正书写可歌可泣的篇章

原载《星星》诗刊微信公众号"同舟共济"第一辑

"学习强国"全国平台

报告文学

战疫，四川作家没有缺席

2020 年春节，一场新型冠状病毒肺炎引发的疫情牵动着我们每个中国人的心。自疫情发生以来，习近平总书记高度重视，做出重要指示、提出明确要求，党中央做出了全面部署，为打赢疫情防控阻击战指明了方向、提供了遵循。四川省作家协会认真贯彻落实中央和四川省委关于应对新型冠状病毒感染的肺炎疫情相关精神，号召四川作家特别是党员作家积极参与所在市（州）安排的各项应对疫情的工作，并用笔记录身边的人和事，用文学助力四川战疫。为充分展示四川在疫情防控中的四川行动，四川省委宣传部启动了关于四川战疫丛书的编纂工作。4 月 10 日，省作协向全省市（州）、产业作协发出战疫文学作品征集通知，得到了各市（州）、产业作协的积极响应。截至 4 月 20 日，省作协收到了一大批以抗击疫情、表现真情为主题的文学作品。

通过征集和定向收集，本次收到报告文学、人物专访、新闻报道等作品共 54 篇、24.3 万字。毋庸置疑的是，这些作品都具有调查性、新闻性和文献性，真实再现了战疫的第一现场。作者在创作时，大多采用采访、调查、查询等"田野调查"的方式获得现场情况和报道人物的一手资源，

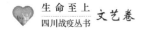
对四川社会各界的战疫行动有比较全面的反映。作为非虚构文体的报告文学与虚构类的文学体裁不同的是，前者需要通过艺术性的语言再现身处现实中的人的状态和情感，在文本中直接表达作家的理性思考与情感评价。如刘裕国、李锡荣、邹安音、曹永胜等人的作品，就很好地做到了文学性与现实性的统一，表达出了作者的理性思考和情感评价。

这些作品中有表现省外作家采访四川援鄂医疗队的《温暖的光》等作品，有描写四川援鄂医疗队胜利返程的《归航》等作品，有表现四川医疗队出征援鄂、英勇奋战的《报答》《出征》《川军赴考》《君问归期未有期——记医援武汉的古蔺中医院护士杨莉》等作品，有体现"90后"在战疫中彰显青春蓬勃力量和精神风貌的愿化春风——四川大学华西医院护士周娴的武汉战疫故事等作品，有再现四川各级医疗机构的医务人员战斗在抗疫一线的《你们是最美的白衣天使》《郭孃孃的生死32天》等作品，另外，还有书写四川人民感恩湖北、歌颂驻村第一书记、社区工作人员、退伍军人、志愿者等群英谱的作品，如《一天的脚步》《何敏：为织一方防控网，身怀六甲走山崖》等。

本次收集的报告文学作品，很多都表现出了一定的思想性与艺术性，堪称佳作。由于容量有限，在选编稿件时坚持三个原则：一是首选在省级以上大报大刊发表过的作品；二是保证题材多样，尽量反映四川各条战线在打赢疫情防控阻击战中涌现出的先进典型和感人事迹；三是每位作者只选编一篇作品。由于本次作品收集时间短，难免有一些遗漏，造成选编中的遗珠之憾，敬请各位谅解。

你们是最美的白衣天使

谭 楷

序篇：我为白衣天使当"秘书"

我的童年，是在鲁村度过的。

鲁村，是抗战时齐鲁大学在华西坝修建的平房宿舍。那时，南京的金陵大学与金陵女子文理学院、济南的齐鲁大学和北平的燕京大学内迁到成都，在华西协合大学的校园（成都人称"华西坝"）形成了五所大学联合办学的局面。华西和齐鲁还合办了附属医院，为包括飞虎队员在内的广大军民医治伤病。

父亲常说，抗战时，五所大学的师生亲如兄弟。1936 年 6 月 11 日，日寇飞机轰炸成都，救护队的一位华西女生遇难，五所大学的同学通宵为她守灵、唱歌。1942 年秋天，五所大学上百名同学参军上前线，临行前个个割破指头，集下一大碗鲜血，写下"国难不纾，誓不生还"八个大字。数万成都人，在少城公园"辛亥秋保路死事纪念碑"下，为包括学生兵在内的新兵送行。父亲说，经历过那个慷慨悲壮的场面，人们坚信中国不会亡！

几十年过去了。当新冠肺炎在武汉暴发，威胁亿万中国人性命的危急时刻，四川大学华西医院的医疗队紧急集合，奉命东征。在空荡荡的武汉天河机场，华西医院医疗队与山东大学齐鲁医院医疗队相遇了。他们相互呼喊着"加油"，那四十五秒的画面感动了亿万国人。

131 人的华西医疗队，似滚滚川江的涛声在喊："齐鲁，加油！"131

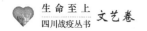
人的齐鲁医疗队，以巍巍泰山的气势在喊："华西，加油!"这是历史的回音，是自强不息的民族气壮山河的吼声。

真想跟随华西医疗队东征，但作为一个77岁的非医疗专业的退休老头，我不可能当一名"随军记者"。在医院宣传部郑源部长的帮助下，我联系上了华西医疗队十余位医生和护士。我对他们说："你们忙，没有时间做文章、写详细的日记。你们只需要在电话里，给我讲一讲亲历的抗疫故事，我会给你们做好秘书，把你们讲的，原汁原味地记录下来。"

他们爽快地说："好。"

无论是凌晨还是深夜，整个三月，我守在电话旁聆听来自武汉的声音，写下了几万字的"华西医疗队赴鄂抗疫纪实"，摘选出这篇《你们是最美的白衣天使》——实际上，真正的作者是：基鹏、张耀之、苟慎菊、朱仕超、田永明、张佩、冯燕、王梓得、杨秀芳、张宏伟、卫新月、谢莉等。

我，只是白衣天使们的"秘书"而已。

尚未出征，剑鸣不已

早在20世纪30年代，便有"北协和"（北京协和医院）、"南湘雅"（长沙湘雅医学院）、"东齐鲁"（齐鲁大学医学院）、"西华西"（华西协合大学医学院）之说。网评："北协和""南湘雅""东齐鲁""西华西"全出手了，这是"王炸"!

华西亮剑，疾如闪电。一到武汉，医疗队就赶赴红十字医院与凶顽的病毒抗争，打下漂亮的揭幕战。传媒惊叹：华西速度，出手真快。

基鹏，华西在读博士，我一看这名字，以为是个帅哥，结果一通话，是甜糯悦耳的"声音美女"。她说，"凡事预则立"，"不打无准备的仗"。华西出征前就筹划已久，剑鸣匣中!

记得是1月18日，春节之前，医院周边的国学巷、电信路与往年没有什么不同，店铺张灯结彩，人们忙着购买年货、请客送礼、出国旅游，一片欢乐气氛。

但是，华西门诊各个入口都封闭了，有白衣战士把守。测体温的护士很有礼貌地用小手枪一样的温度计在进入挂号大厅的人的额头上一一进行检测。

"啥子事情啊？"许多群众很不理解。医护人员耐心解释说："武汉暴发了新型肺炎，我们要做好预防工作。"

凭着百年华西几代人的经验分析武汉的疫情，早在 2019 年 12 月 31 日，医院领导就指示各科室注意排查发热病人，特别是来自武汉的发热病人。一旦发现就要通报、隔离。一种临近大战的气氛在酝酿着。

随后，传染科病房改建成专门接受新型肺炎的专用病房。

接着，华西医院紧急采购防护服、医用口罩、消毒药品、医疗器械、生活用品，等等。

同时，从各科抽调护士到呼吸科、重症监护室（ICU）"实习"。因为病毒主要攻击患者肺部，若华西组织医疗队东征，主要医护人员要从呼吸科和 ICU 抽调。考虑到四川是人口大省，若疫情传到四川，这两个科室是与死神拼杀的尖刀连。"后防"不能空虚，这样提前演练，早做准备，真是神机妙算。

很快，华西医院牵头研制的一个半小时内一次性检测包括新冠病毒在内的六种呼吸道病毒检测芯片（测试盒）获批，接着大批量生产，准备用于抗疫第一线。

后来，华西医院将组织医疗队支援武汉的消息发出之后，按上鲜红指印的请战书纷纷飞向了院党委。可以说，组织准备、物资准备、心理准备，全部到位。上万名医护人员，时刻准备着被挑选上——出征！

全院上上下下，简直有战场上"弹上膛，刀出鞘"，只等着冲锋号一响就冲上去的感觉。

1 月 25 日上午 10 点，李为民院长宣布：从今天起，华西医院从"战备"状态进入"战时"状态。当天中午 12 点，以呼吸科副主任、博导罗

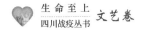
凤鸣为首的 20 名医护专家组成我院的第一支医疗队,和全省 100 多名赴鄂医务人员搭乘专机飞赴武汉,支援武汉红十字医院。2 月 2 日中午 11 点半,以呼吸科副主任刘丹为首的 10 名医护专家组成的我院第二支医疗队出发,到达武汉大学人民医院东区开展救治工作。2 月 7 日下午 4 点,以重症监护室副主任康焰为首的 131 名医护专家组成第三支医疗队出发,到武汉大学人民医院东区,全面接管 80 个床位,开展救治工作。

我作为第三批赴鄂医疗队成员,领到装备时,内心真有些震撼!从优质的防护服、护目镜、N95 口罩、统一的队服——紫色羽绒服和加绒外裤,到一次性毛巾、秋衣裤、牙刷牙膏套装、漱口液、卫生巾、安全裤、塑料盒、卷纸、擦手纸、电热毯、沐浴露、一次性雨衣、喷壶、护肤霜等,各类用品一应俱全。

有电热毯,是了解到武汉为防疫,宾馆中央空调停用,春寒时节得有个热被窝睡觉;一包成人尿不湿,让人在关键时刻不担心尿湿裤子;剪刀、美工刀、指甲刀和折叠水果刀四种刀,使我想到居家的方便。

食品清单更是令人叫绝。其中,泡椒凤爪、自嗨锅、麻辣牛肉干这样的"随军食品"表明,后勤的同志是把我们的肠胃摸透了!自嗨锅你没有吃过?就是自带加热装置,一个人吃的那种小火锅。

院领导还传出一句很暖心的话:"穷家富路。需要的物资,尽量多带些。家里掏空了也不怕,到了武汉重灾区,交通运输都困难,缺了啥不容易解决。"

就这样,从测试盒到自嗨锅,后勤简直做到家了!

出发前夜,我失眠了。我想起抗战时期的 350 万"壮士出川"。我翻看过校史,在国家民族危难之际,华西人从来都挺身而出——

且不说 14 年抗战,多少学子投笔从戎,留下许多可歌可泣的故事……抗美援朝的烽火岁月,华西先后组成两支医疗队赴朝,国内顶尖的胸外专家杨振华教授的战地医院就在上甘岭附近,医护人员们冒着炮火,前前后后救助了上千名志愿军伤病员;在 20 世纪 50 年代,大肚子病流行,血吸虫病危害上亿农民,从事传染病、流行病的华西老教授率队进行深入田野调查，脚踩两腿稀泥，与学生一起挖钉螺，研究血吸虫宿主，为全国消灭血吸虫病做了重要贡献。2003年春天，非典病毒突袭中华；2008年，"5·12"汶川特大地震突发；还有芦山地震、九寨沟地震……紧急集合，实战接着实战，哪里最需要，华西医疗队的旗帜就在哪里飘扬！

我就是旗帜下的一员，ICU——重症监护室，是与死神争夺生命的最后阵地。这次出征武汉，我特别有信心。

外婆为我唱的歌：雄赳赳，气昂昂

护理师张耀之，是1月25日四川大学华西医院第一批赴鄂医疗队成员。她在电话里摆起龙门阵来语速快，但表达清晰。看她发来的照片，柳眉杏眼，年轻靓丽，一身川妹子的灵秀之气。当她微笑着站在病人面前时，想必病人也会精神一振：啊，白衣天使！

腊月二十九的那天，我老公开车，一家人欢天喜地回老家达州宣汉县过春节。我六岁的儿子轩轩兴奋得不得了，因为成都这样的大城市，一过春节，大街空荡荡的，少了一点"年味"，而越是边远乡镇越是保留着古老传统：舞狮子耍龙灯的，敲锣打鼓放鞭炮的，焰火放到后半夜，大人细娃都乐翻了天，硬是好耍惨了！这才是春节嘛！没满一岁的女儿也跟着哥哥兴奋，胖胖的小手手一路上跟着《小苹果》歌曲不停地比画着，好像是准备在一大家人团聚时表演个节目。

一切，在电话铃响之后改变了。

刚下高速公路，我接到办公室电话。我被选为第一批赴鄂医疗队成员，明天必须回成都，后天，大年初一出发去武汉。

十天前，当医院准备组织赴武汉医疗队时，我毫不犹豫写了请战书，按上了鲜红的指印。我想，我年纪轻、身体好，有十几年护理经验，组织上肯定会选派我这样的人去。但是一直到离开成都，都没有一点动静。所以，我们就驱车300多公里，准备回老家过春节。

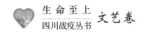

老公说："初一出发——不晓得疫情有好严重！"

我说："初一出发——不晓得武汉的医院好缺人手！"

我们决定到了外婆家，提前吃一顿年饭，住一夜就返回成都。

我是外婆一手带大的，对她特别有感情。当舅舅、姨妈和他们的娃娃一拥而上，把我们一家四口簇拥到外婆面前时，她老人家笑得合不拢嘴。她叫着我的小名"娇娇"，抚摸着轩轩的红脸蛋，抱了抱我的女儿，完全陶醉在幸福之中。

她说："娇娇啊，好久没回来过啰，这回要多耍几天。"

我实在不忍心让外婆失望，但又不得不告诉她："刚刚接到通知，我要去武汉。"

外婆一愣："刚刚来，又要走？"

我爸爸替我解释说："武汉暴发了疫情，国家组织了医疗队，要派我们娇娇去武汉，抢救那些病人。"

外婆深明大义，一说到"国家需要"，她就什么话也没有说了。我马上安慰她说："以后，我年年回来看您，多陪陪您老人家。"

我晓得，我是外婆的"打心锤锤儿""心肝把把儿"。外婆给邻里夸奖说："我们家的娇娇，在成都最有名的华西医院工作。"我跟她坐一桌，不停地给她搛菜，孙儿孙女轮流给她敬酒，她脸颊放红光，不停地笑啊笑。一顿热热闹闹的年饭，吃得大家都开心。

向她告别时，舅舅、姨妈问她有啥子话要说，她竟然说，她想唱一支歌。我挺吃惊，外婆要用歌声向我告别？满院子老老少少都为她鼓掌。她一开口，就大声唱起来："雄赳赳，气昂昂，跨过鸭绿江。保和平，卫祖国，就是保家乡……"

我的90岁的外婆，沉浸在回忆中。宣汉是川陕革命老区，大巴山中，曾走出多少英勇的红军、解放军、志愿军。黄毛丫头时，她就唱过《送郎当红军》；当上乡妇联主任时，送别本乡那些光荣参军的小伙子，她唱过《中国人民志愿军战歌》。那是她"激情燃烧的岁月"。她大声唱，我在给她打拍子，因为歌曲年代久远，她唱得有些跑调，但歌词完全唱对了。

"雄赳赳，气昂昂"，大年初一，我跟着以罗凤鸣教授为首的医疗队来到武汉。休整并学习了一天规程之后，就与武汉红十字医院的医护人员会合。红会医院的战友们说了一句："援军，终于到了！"个个泪流满面。

他们没日没夜地工作了十几天了。我们接管了两个普通病房和一个重症病房，在几乎要被新冠病毒攻陷的阵地，又筑起一条坚强的防御链，立即开始反攻。

在那些忙得昏天黑地的日子，回到宾馆，与家人视频，总是最开心的时刻。我问到外婆，爸爸支支吾吾说，外婆身体不太好。哪晓得我耳朵尖，听到妈妈在打招呼，不要给娇娇说外婆的事。我立刻意识到，外婆已经走了！

在我的追问下，爸爸终于说，自从我们小家四口人一走，春节大团圆的火热场面就消失了。外婆面对空空的老屋，干脆钻进被窝里睡大觉——我相信，外婆是在想我，想她最疼爱的外孙女——这一睡，就再也没有醒来。

在宾馆里，我开了"一个人的追悼会"，对着外婆的遗容，用"心语"向她致悼词。

回到病房，第一个来安慰我的是罗凤鸣主任，护理团队的护士长罗梅老师也来安慰我。罗主任说："张耀之，我们商量过了，给你放几天假，你回去送一送外婆。"

我说："我走的时候，外婆等于是跟我告别了。她什么话都没说，几十年没唱过歌，就唱了一首《志愿军战歌》。外婆就是要我像当年跨过鸭绿江的志愿军战士那样，'雄赳赳，气昂昂'，勇往直前，决不后退！"

罗凤鸣，战疫白发添多少？

朱仕超医生的战疫日志配上沙画，在央视播出后反响很大。我们在电话中讨论，华西医院医疗队东征为什么被网友称之为"王炸"。

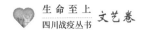
原来，在 2019 年 11 月 16 日公布的中国医院排行榜上，前三名仍然是中国医学科学院北京协和医院、四川大学华西医院和中国人民解放军总医院。这已是三家医院连续十年综合排名前三位。

华西派出的三支医疗队的队长罗凤鸣、刘丹、康焰，带领队员以战绩证实了"王炸"的效果。三位队长都忙得不可开交，刘丹率性能干，独当一面，罗、康两位队长的部下与我断断续续说到"我们暖心的队长，我们暖心的集体"。我请朱医生"画一画"罗凤鸣队长，他爽快地答应了。

我就来说说我们的罗凤鸣队长吧！

罗主任曾多次在央视上亮相。你们都看到了，他一头灰色浓发，是标志性的"学者灰"，加上大眼镜，挺挺的鼻子，看上去很有风度。他是华西呼吸内科的副主任、博士生导师，曾赴美国进修。2017 年春节前夕，他参加中国医疗队赴圣多美和普林西比民主共和国执行"医疗援非"，圆满完成了任务。他有着丰富的临床经验、广阔的国际视野、刻苦的钻研精神、宽厚的待人作风，在华西医院口碑相当好，在人才济济的华西，也是呼吸内科的中坚力量。

罗主任实在是太忙了！2020 年 1 月 23 日，腊月二十九，他接受国家卫健委指派，作为专家组成员奔赴南宁检查指导广西的新型冠状病毒肺炎疫情防控工作。大年三十回到成都，想到前一天出差没有查房，他放心不下，又去看望了自己负责的重症病人。还未走出病房，就接到了通知，明天率队出征武汉。

当晚，他在家吃了一顿年夜饭，一家人对他将驰援武汉一事相当理解和支持。深夜，他忽然说："糟了，糟了，忘记了一件'大事'！"？一问他才说，每年春节，家里都要煮好切好香肠腊肉，给值班的同志们端去。今年竟把这"大事"搞忘了！

1 月 25 日，罗主任带领我们第一批医疗队到达武汉，任务是支援距华南海鲜市场不到两公里的武汉红十字医院。由于疫情来势凶猛，猝不及防，病人暴增，当时武汉已经有多名医护人员感染。在红十字医院坚守阵地的医护人员连日苦战，已经疲惫不堪。见面会上，院长两次向我们鞠躬，哽咽着致欢迎词，给我们每个队员极大的刺激——这一战，非胜不可！

进入红十字医院后，当即成立临时"新冠感染科"，托管 30 名患者，27 日接管十三楼整个病房，30 日接管和重建了重症病房。罗主任把医疗队员分成三组，除了打针输液、管道护理、血糖监测等常规工作外，还要帮助病人发放盒饭，协助生活不能自理的病人进食进饮，对病人做健康宣教和心理疏导。为使每一个病人得到充分的照顾，医护人员在上班的五个多小时里通常不喝水，因为基本没有上厕所的时间。

在我们面前铺开医院平面图，如同铺开一张军用作战地图。我和三位感控医生组成了四人感控小组。根据我们的调查，罗主任和医院商议，立即在地图上划出几个区域，规定哪里是医护人员安全通道，哪里是清洁区、潜在污染区和污染区，使之分别隔开。修建三区两通道好比是修筑战壕，降低了医务人员穿脱防护服暴露时被病毒偷袭的风险。一间间病房，如何相对孤立，防止交叉感染，很快在"作战地图"上被安排得清清楚楚。接着，开始协助该院优化病房的清洁消毒管理措施，优化了门诊收治发热患者的流程，还制定了医疗队驻地感染控制措施和感染应急控制措施。

华西和武汉红十字，医院不同、专业领域不同、医疗思路不同。为了避免领域救治个案中产生分歧，影响救治，由罗主任牵头，由我院王业、尹万红、刘焱斌、王博执笔，紧急撰写了《四川医疗队—协和武汉红十字医院病人诊治流程（试行）》。这本《诊治流程》凝结着医治新冠肺炎的宝贵经验，不仅对华西第二、第三医疗队有参考价值，也将为传染病学有关教科书提供新经验、新内容。

在这初战的 20 天内，一系列措施与流程的建立，巩固了阵地，极大地提升了战斗力，使治愈人数不断增加，截至 2 月 16 日，已经达到 138 人。最关键的是解决了氧气供应问题。罗凤鸣是呼吸科专家，对氧气有职业的敏感。

一个人不吃饭，可以扛十天，不喝水，可以扛两天，不吸氧气，扛不

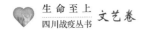
过五分钟。新冠病毒为什么凶狠，因为它钻进肺里搞破坏，等于在肺中浇灌水泥，要扼死病人的呼吸道。输氧与吸氧，是从死神爪子中争夺生命的关键。

华西医疗队一到红十字医院，就剑指中心氧压过低、氧量不足这一命门。这座医院先前是家综合性二级医院，铺设的氧气管道只能满足一百多个病人平常状态的吸氧量。疫情暴发后，就诊患者骤增，单日最高门诊量暴涨到2400人次，有的患者还需增加氧气浓度，原有的供氧系统无法满足患者的治疗需求。氧压低的那段时间，二百斤左右的氧气瓶，基本靠医护人员从各个楼层、病区搬运。

罗主任决定采用"传统高流量＋面罩钢瓶供氧"或"无创呼吸机＋鼻导管钢瓶供氧"的办法。看起来是"土办法"，但效果很好，病人血液中的氧饱和度明显上升。这样做，要大量使用液氧钢瓶，为管道"补气"。钢瓶装液氧用得快，送钢瓶、收钢瓶劳动强度大，人手确实紧张。钢瓶一送来，罗教授就带头滚钢瓶。

罗主任像陀螺一样飞快旋转，每天要在他管辖的病区走一遍，会诊，解决最棘手的问题，没日没夜地工作。不到两个月，"学者灰"在迅速消失，头发白了许多。每次下班，看着他深陷的眼眶，因为防护用品紧压导致的紫红色鼻梁，我们都希望他能适度休息，但每次他都风趣地说："怪我的鼻子太挺了。"

我想，如果要给他画像，就画他抱钢瓶、滚钢瓶。200斤重的钢铁瓶子，滚动它并不轻松。他是在用行动号召大家——快点，再快点，争分夺秒，哪怕早半分钟把氧气输送给病人，对于挽救生命也非常重要！

对于新冠病毒，抱着钢瓶往前冲的罗教授，就是"王炸"！

乐观的"老板娘"冯燕

医生护士都跟我说：你别净听沉重的故事。我们在武汉，天天也有"开心一刻钟"。我们的"老板娘"冯燕，是ICU的护士，后来成了"小卖部"的专职"老板娘"。同事评价她"外表柔美，内心刚强"，背地里叫她"开心果""欢喜豆"。从封闭、紧张、忙碌、揪心的病房走出来，她的"小卖部"，是能让神经松弛下来的地方。

我接通"老板娘"的电话，正是午餐时。一串银铃般清脆的笑声传来，她在给闹哄哄的人群打招呼："不跟你们开玩笑了，我要说正经事！"

我们华西医疗队的队员们，都叫我"老板娘"。2月7日宣誓出发时，咋个也没有想到来武汉要转换角色当起所谓的"老板娘"。因为我在ICU当护士，顺带着管点后勤方面的事，大家觉得我有点经验，康主任就让我当"老板娘"。

头几天，我天天在驻地清点各种医疗和民用物资，不仅是后方配送物资，还有捐赠物资。物资来了，要负责清点、入库、发放，经常忙得晚饭也顾不上吃。物资清理顺畅后，再应领导安排到病区整理患者病历，偶尔临床缺人时，我也会主动要求进污染区工作。

在驻地，我管着两大类物资。一种是医疗物资，登记入库、出库，盘点每日防护物资数量，与病区及时沟通所需物资名称、数量，定期计划物资，比较单纯、好管一些；另一种就是生活物资，那种类就太多、太丰富了——全国人民都惦记着我们在抗疫一线的医护人员，捐赠物品源源不断地分配到我们医疗队。如果是水果、点心之类有保质期的东西，必须尽快分发到每个人手上，一个也不能漏掉！鑫阿丹酒店腾出一间餐厅给我做保管室，临时的物资库房条件简陋，摆放着各种生活用品和食品，毛巾、洗手液、洗发露、方便面、零食、饮料……琳琅满目，完全像个自选小超市。没想到，这里会成为我们华西医疗队的队员们下班之后最喜爱的地方之一。

开始，大家都叫它"小卖部"，后来，就开始随心所欲给它起名字。先叫"荷花池"，这是成都最大的衣服鞋袜及日用品批发市场；后来又改称"春熙路—太古里"，这是成都最繁华的商业区，又觉得是大词小用。发鞋子时叫它"奥特莱斯"，发衣物时叫它"OLE""IFS"，最后比较一致地叫它"鑫阿丹的IFS"。为什么叫"IFS"？都晓得，成都太古里有一座高档购物中心IFS，最扯眼球的是有一只巨大的熊猫爬在外墙上，像是准备攀上顶楼。这是成都最新的商业地标。平时，那里就人气很旺，放大假时更是人山人海。把我的"小卖部"叫"IFS"，是在怀念成都，想要在这里找到闲逛IFS的那种感觉。

下班后，部分人回到酒店，有事没事，都要在"鑫阿丹的IFS"逛一逛。按规定，彼此相距一米以上，戴好口罩，打个招呼，说几句话，哈哈一笑。从激烈拼杀的医疗战场，一下子回到了烟火味十足的人间。若是要发放什么东西，大家都来领取时更显热闹。

捐赠者送来鞋子，由于鞋码不全，也不可能全，大家就挑自己适合穿的尺码。"小卖部"就被叫成专卖断码鞋的"奥特莱斯"。

那边在喊："哪个看到45码的大鞋子？我穿45码！"这边在问："有39码的女鞋，哪个大脚美女穿39码？"有人好不容易挑上了一双鞋，穿起来费力："难道我长胖了，脚长肥了？"有人挑鞋、试鞋，冲着我开玩笑："老板娘，咋个净是小号的呢？你安心给我穿小鞋嗦？"

有些男老师、男医生，平时看着严肃，一来"小卖部"就开始挑选各种食物：小火锅、饼干、奶茶、瓜子、巧克力，比女生还好吃。有时，我要调侃一下："看看你们的肚子哟，该忍点嘴了！"他们不好意思地说："哪个喊你摆了那么多好吃的呢？""哈哈哈，就喜欢吃点这个。"我忙接话："喜欢就好。吃了，有时间一定要锻炼一下哦。"

除了分发捐赠物品，队员们有什么需求，也会马上告诉我。有女同胞反映，站久了小腿静脉曲张，需要弹力袜；面容损伤厉害，需要面膜。我马上通知"娘屋头"——就是我们医院后勤，立即采购弹力袜和面膜。我一通知："面膜、弹力袜到了，快来领！""小卖部"这时又被叫作"太古里"。

天气渐渐暖和，窗外的垂柳都快爆出绿色小米粒了。又一批捐赠物资发下来了——当我通知大家领毛皮鞋时，大家都笑我："老板娘，你早一个月给我们发毛皮鞋，我们会大呼万岁，这个时候，该发春装了嘛。"谁知一个个饶舌鬼还没有充分"发瘟言",老天爷就叫他们闭嘴了。因为倒春寒突然袭来,武汉雨雪纷飞,他们一个个缩着脖子钻进酒店就跺脚喊:"好冷啊!"这毛皮鞋,发得正是时候,于是都在说:"老天爷在帮老板娘啊!""早不发,迟不发,一下雪,发毛皮鞋了——老天爷跟老板娘是商量好了的。"

我一开始总觉得,作为护士,要在第一线拼搏才是,当这个"老板娘"忙忙碌碌,没得好大的意思。我们队上的心理医生杨秀芳,跟我摆了龙门阵,不知不觉就从心理学的高度,把我的工作从理论上总结了一番。她说:"你想一想,防护服穿了一天,又热又闷,脱了防护服,轻松一点,回到驻地,只能待在自己房间,完全隔离起来。外边有大好春光,不能出门半步。特殊时期,每天接触那么多低沉的情绪,听到的是呻吟声、咳嗽声、呼叫声、喘息声,看到的是伤口、管子、瓶瓶罐罐。医护人员一直坚强地顶住各种压力,抢救生命,连金属都有疲劳症,人怎么能够一直扛下去呢?

"你的'小卖部',从心理学来说,是内心压力转移与释放的好去处,是疫区唯一合理的聚集场所。而大家逛'小卖部',笑一笑,乐一乐,说点开心事,就是一种集体的'行为自疗'。你这个'老板娘',等于是天天给大家输送精神上的新鲜氧气,让一个集体保持朝气蓬勃的状态,你的功劳真不小啊!"

经她这么一说,我才感觉到,当好"老板娘",对支持抗疫也很有意义。

前两天收到微信:"美丽能干的老板娘,这双鞋出奇地舒服!"而另一条微信表示:"这一段时间长了点膘。减减肥,这双鞋是可以穿的。"

"小卖部"不只方便了医疗队员,它的业务不断扩大,延伸到了病房。患者有需要,我们就看看有没有合适的物品可以支持,例如洗漱用品、纸巾、方便面、牛奶、营养粉、水果,等等。小推车推到每一间病房门口,能走动的病人可以看看,挑选一些他们需要的东西,不能下床的,会到病床前问问他们需要什么。这真是"大家吃,大家香","大家用,大家乐",

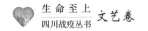

让病人和我们的医疗队员，一起享受全国各地送来的温暖。

有病人提出其他要求。比如，头发太长了，想理个发。好，我们的唐医生正好有空，马上换衣服，在走廊的一角开始理发。一个新的服务项目又开始了。

这几天，让我高兴的事是，我的大女儿，十一岁的萱萱，画了一张抗疫宣传画，表现各界人士携手抗疫，得到专家的好评，将送到省上的展览会去展出。我的小女儿才四岁，从没有离开过我，临行之前她哭了一夜。姐姐很懂事，会带妹妹玩耍。萱萱用她的画作不断给我加油，我当好"老板娘"，为我们的医疗队加油，为武汉加油，为中国加油！新冠病毒在节节败退，想到不久就是凯旋的那一天，从心里感到高兴啊！

说一说，让我感动的人和事

在疫情下，不幸的逝者，周边没有任何亲人，他们最后看到的是谁？是白衣天使！

白衣天使代替了所有的亲人，护理好遗体，送他们走向天国。

康焰最得力的搭档田永明护士长，终于有一点时间，谈起了在武汉的日子，"天天都很受感动"。

华西派出的三支医疗队的队长，出发前都对医院领导说了一句话："我带走多少名队员，会一个不少地带回来！"

这是所有队员和队员的亲人及朋友们最爱听的、深受感动的一句话。

我们一到武汉，并不急着上临床，花一整天的时间，听两名专业护理讲个人消毒、防护服的穿戴、上下电梯如何相互避让等，看起来是繁文缛节的各种规章，必须牢记于心，付诸实践。我们三支医疗队，都配备了专门的"院感医生"或"院感护士"监督着每位医务人员，按规章把每个细节做到位。防护服要经常检查，看有无破损。增强抵抗力的胸腺肽，是一种有效但比较昂贵的针药，一直按时给每一位队员注射。此外还配备了心理医生，随时可以对队员进行心理疏导。

华西医院秉承着这一理念，医护人员"个个健壮，百毒不侵"，"要救人，先强己"。

我们的队长康焰教授，大家都叫他康师傅，因在"5·12"汶川特大地震、"4·14"玉树地震期间表现突出，荣获四川省"五一劳动奖章"。这一位功勋教授率领131人的队伍东征，处处表现出对年轻人的爱护和理解。

第一次给重病号插管，本来是康师傅手下年轻医生的事，他手一挥说："我来！"

第一次穿着厚防护服，手脚不可能那么麻利，加之贴近患者呼气的口鼻，危险性极大，他担心年轻医生第一次操作失误，便亲自做了示范。

平时，康师傅叮嘱得最多的，一是严防"院感"，二是要大家注意休息，晚上给家人视频、发短信呀，别误了休息。必须把最好的精力用于抢救病人。

让我感动的还有我们的护士。华西医院派往武汉的三支医疗队，总计174人，护士就占了125人。我们第三批131人，护士99人。其中"90后"占了40人！

华西的护士，精挑细选，严格培养。论"细活儿"，能调试使用精密医疗设备；论"粗活儿"，能搬运200斤重的钢瓶；论技巧，能在婴儿头上找到很细的血管，一针扎准；论情商，能给自暴自弃的病人做心理疏导……

更让我感动的是"90后"的护士对事业高度的责任感与一丝不苟的精神。比如谢莉，大年三十晚上还在上夜班，凌晨零时四十分接到通知，早上九点钟集合去武汉。她说了一声："行！"来不及与亲人告别，下了夜班就站在出发的队列里。比如卫新月，爸爸妈妈根本不知道她去了武汉，她也不敢跟爸爸妈妈视频。隐瞒了好几天，终于说出实情，家人全都为她点赞。

我手下的这些"90后"，全是独生子女，哪一个不是爷爷、奶奶、外公、外婆、爸爸、妈妈的心肝宝贝？在家里，切个菜洗个碗都舍不得让他

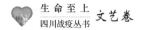
们做，没想到去了ICU，什么重活儿、累活儿，又臭又脏的、最难干的活儿，都得由他们做，不停地做。

为什么在武汉要五小时轮一班？因为面屏、口罩一戴，如勒上紧箍圈，再穿上防护服，戴双层手套，憋气、发闷，一动就流汗，体能消耗相当大。平时上八小时班也不觉得累，穿上防护服，干五个小时就浑身汗湿，再干下去人就虚脱了。

曾经，我们病房有四个重症病人需要轮番翻俯卧位，一天两次，这是啥概念呢？基鹏医生说得特别形象："你可以想象一下，你在煎蛋的时候要翻面，但是煎蛋上的葱花、调料都不能洒落，动作还要干净利落，不然蛋就散了。这些，都是我们的护士在做。援鄂期间，我们医疗队的所有俯卧位，那么多危重病人，身上插着那么多管路，我们没有发生过一例管路的意外脱出或者因为翻体位而导致的病情急剧变化。而这些，都是我们心灵手巧、技术过硬的华西护士办到的。"

武汉樱花雨说：你们是最美的白衣天使

4月2日，《光明日报》以较大篇幅刊登了华西医院李为民院长、张伟书记的文章《抗灾经验＋战疫实践，打出疫情防治组合拳》，总结了华西医院赴武汉医疗队的宝贵经验。我特别注意文章中披露的信息：疫情初期即确立"可疑个体早发现、疑似患者早诊断、疫情变化早判断"的"三早原则"，按照"一种模式、两套体系、四个结合"的防控思路，以实际行动迅速遏制疫情蔓延势头，取得了阶段性成果。

这就是"王炸"的结果。

3月23日傍晚，苟慎菊医生发短信给我说："有一件高兴的事。"

苟慎菊与老公路遥，由华西同窗成为恩爱夫妇，路遥在另一家医院。他们俩的微信，充满了成都人的幽默。慎菊称路遥为"我家的二货先生"，路遥给慎菊起了不少妙趣横生的昵称。最新的是什么呢？因为四川火锅协会发出"向逆行者致敬，四川火锅解乡愁"活动，凡援鄂医疗队成员免费吃火锅一年。"二货先生"于是把微信上妻子的备注名改为"移动火锅打折卡"。

我乐意为这样充满爱心又特别有趣的年轻人做"秘书"。

当天晚上，苟慎菊在电话中讲："开车的师傅带我们看了武汉的樱花。真是太美了！"

今天是 3 月 23 日，天气好极了，气温上升到二十七八摄氏度。下午四点半，大巴车准时来接我们 14 位女同胞回酒店。

每天都是同样的路线，从酒店到医院，从医院到酒店，单边 40 分钟车程。因为下班时已是精疲力竭、哈欠连天，想到回酒店后还要吃晚饭，搞个人卫生，酒精喷衣物、洗热水澡 20 分钟，至少还要折腾一两小时才能睡，不如上车先打个盹。而 ICU 的医生和护士，早已练就一番功夫，闭眼就能睡，十几二十分钟也能打个盹儿，40 分钟足以睡个好觉。我拉上窗帘，开始闭目养神。

算日子，来武汉 46 天了。我们这支康师傅率领的队伍，肯定是最后撤离武汉的。出发之前，我给四岁的嘟嘟儿说："妈妈要出差两个星期。妈妈去给许多像你一样乖的娃娃看病病，你要好好听爸爸的话。等妈妈回来，给你买玩具，带你去游乐园耍哈。"

嘟嘟儿很听话，想到妈妈要跟病毒打仗，就画了一只大乌龟，背上驮着红十字医药箱，跋山涉水，去了他心中的前方。大乌龟后面又画了一只小乌龟，也背着药箱，紧跟着妈妈的脚步。

为什么嘟嘟儿特别喜欢乌龟呢？是因为我给他讲过龟兔赛跑的故事：乌龟虽然跑得慢，但它坚持，它踏实，它一刻也不停地往前爬，最后胜利了，骄傲的兔子输了。故事讲完，乌龟成了嘟嘟儿心中第一位英雄。

在武汉，我们每天都十分关注全国的疫情，新增病例在春节后节节攀高，形成令人揪心的尖峰。在全国三万多名医护人员会师湖北后，尖峰趋缓，一天天跌落，从每天千例到每天百例，现在跌到十几例了。所有援鄂医疗队队员都明白，当这一条大尖峰曲线趋近于零时，便连接着另一条路——凯旋之路；对于我，就是"大乌龟"和"小乌龟"的团聚之路。

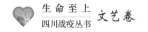

由于新冠病毒超强的传染性，隔离成了制止它传播的最重要手段。病人之间要隔离，医护人员之间要隔离，医护人员与普通民众要隔离，亲朋好友之间也要隔离。也许，"隔离"是2020年春节以来，中文里使用频率最高的动词了。

我原以为只有我家嘟嘟儿画"大乌龟、小乌龟"表达思念之情，没料到医疗队所有兄弟姐妹的娃娃，一下子"隔离"出好多小画家、小诗人。张宏伟、王梓得的娃娃画的"奔赴抗疫一线的爸爸"，真是雄姿英发；张佩、冯燕的娃娃画的"抗疫之战"，充满奇想……当大家有机会说到自己的娃娃时，个个眉飞色舞，喜形于色。

没错，亲情、爱情、友情，根本无法隔离！

情人节那天，手机里花样百出，被隔离两地的夫妻、情侣，P出了好多有趣的画面，看得人又哭又笑。而最为动人的，我以为是华西的白浪医生和他的妻子徐珊玲医生。他们双双被选入援鄂医疗队，虽在同一医院却在不同的病区，两人好多天见不上面。这天中午，在医院内的一条小路上，他们不期而遇了。

两人都穿着白大褂，戴着大口罩，一身上下裹得严严实实。突然相见，说什么好呢？既不能握手，又不能拥抱，只能对视着。白医生看出妻子一脸倦容，徐医生看到先生熬红的双眼，彼此说了声："你多保重！"挥了挥手，又各奔东西了。

隔离，隔出更深更美的感情。

我正在打盹儿，突然听到有人问："师傅，这不是回酒店的路啊！"师傅说："我晓得，我要拉你们去看一眼樱花！"

看樱花？看樱花！我们居然能看樱花了！车里一片欢呼声。我们与外面的世界隔离得太久了。浸泡在药水和消毒水中的日日夜夜、分分秒秒，都在跟死神比高下。不知不觉间，春天——武汉的春天——不可阻挡地来临了！

大巴车停在金融港四路。师傅说："下车，闪几张照片就回来，只有五分钟时间！"哗——车门一开，阳光下盛开的樱花，鲜亮得让人目眩。

站在街中心看两旁，排列整齐的樱花树，花朵密密麻麻挤满枝头，柔美的花枝在风中摇曳着，像无数双挥动的手臂，欢迎我们这一群远道而来的人。我们14个人，一色的工作服，戴着白口罩，一排盘坐，一排站立，双手比画一个"心"，在武汉的春天，留下珍贵的合影。

只欣赏五分钟，将陶醉一辈子！回到车上，再看那些樱花，每一朵都在向着我们微笑。

这位师傅，姑隐其名，已经跟我们非常熟悉。有时，有人提早下班，他宁可自己多跑一趟，也要尽快把我们的人送回酒店休息。他向我们解释说："你们来武汉这么久了，没看到武汉的好风景，看到的更多是死亡线上挣扎的病人、焦虑愁苦的家属。我今天要让你们看看，武汉有好风景，武汉的春天，有非常好看的樱花！"

我们纷纷对师傅表示感谢，夸得他哈哈大笑。然后大家七嘴八舌地说："武汉人民对我们太好了。只要有医生走在街上，就有出租车、摩托车停下来，硬要送我们回酒店。""我们拆开食品袋，经常读到武汉人民写下的暖心的纸条。""我们送别的每一位痊愈的病人，都要跟我们合影，要记下我们的名字。"

师傅说："我的亲朋好友知道我在给你们华西医疗队开车，都说你们人才好、心眼好、医术特别高，都夸你们是最美的白衣天使！"

"你们是最美的白衣天使！"——在病房，在感谢信中，我们多次受到这样的赞誉。今天听到这句话，依然感觉到一股震颤心灵的力量。

大巴车飞驰在粉红色的云霞之中。春风，越刮越大，从天而降的樱花雨，细细的粉色花瓣，旋舞着，依依不舍地拍打着车窗。天地之间，风"雨"之中，仿佛有声音在说："你们是最美的白衣天使！"

哦，武汉，樱花，如此之美！

回酒店这一段路上，我们全都在默默地流泪。

原载《人民文学》2020年第6期

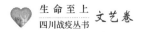

愿化春风

—— 四川大学华西医院护士周娴的武汉战疫故事

刘裕国

编者按：在这次抗击疫情的斗争中，以"90后"为代表的青年一代挺身而出、担当奉献，充分展现了新时代中国青年的精神风貌。

3月15日，习近平总书记给北京大学援鄂医疗队全体"90后"党员回信中表示，在新冠肺炎疫情防控斗争中，你们青年人同在一线英勇奋战的广大疫情防控人员一道，不畏艰险、冲锋在前、舍生忘死，彰显了青春的蓬勃力量，交出了合格答卷。广大青年用行动证明，新时代的中国青年是好样的，是堪当大任的！

都说没有从天而降的英雄，只有挺身而出的凡人。

在这场对新冠肺炎的阻击战中，一批成长起来的"90后"，面对来势汹汹的疫情，毅然接令，英勇无畏，舍小家，为大家，纷纷奔赴抗疫第一线。

他们用信念点燃自己，用青春诠释壮丽，如春风抚慰着那片受伤的土地。

他们肩负起了国家重担，成了不可或缺的战疫力量。

他们有的刚参加工作、还没结婚；有的成家有了几个月或几岁的孩子。他们给世人一个大大的惊讶：这群昨天还备受长辈呵护的孩子，仿佛一夜之间长大了！

2020年战疫，祖国放心地把接力棒交到了他们手中。

四川大学华西医院胸外科护士周娴，就是他们当中最普通的一员。

虽万千险，吾往矣……

一组数据令人惊叹：全国上下奔赴湖北参加抗击新冠病毒的医护人员4.2万多名，有1.2万多名是"90后"。在四川大学华西医院派出的123名护理人员中，"90后"就有47名，占比38.2%。

"90后"，这个战疫的青春方阵，被人们称为前线"最美花朵"。

来看看周娴吧。都说好山好水出美女，可不，出生在青城山脚下一个小山村的她，高挑的个儿，飘逸乌亮的头发，白皙的脸上闪动着一双水灵灵的大眼睛，配一个动听的名字——周娴，真不知那灵秀得令世人神往的都江堰市给了她多少的恩赐哟！

通往小学的山弯小道，霞光穿绿荫，听鸟鸣，闻花香，哼着歌儿蹦蹦跳跳，她一天天长大。

做一名白衣天使，是她儿时的憧憬和梦想。2008年汶川特大地震发生后，四面八方的白衣战士爱洒都江堰，一份感动铸就理想。那个夏天，中考成绩出炉，该填志愿了，她坐在电脑前轻点鼠标，毫不犹豫地选择了成都大学医护学院。

一路走来，如沐春风，周娴打心眼里感谢这个时代，她深感自己是个幸运儿。

采访华西，我见到这样一份履历：周娴，1994年4月生，2010年进入华西医院实习；2011年参加规范化培训；2013年定科于四川大学华西医院胸外科；2018年参加中国国际救援队。这是她青春激荡的亮丽轨迹。

现在的周娴，不满26岁，已经有一个幸福的小家，两岁半的女儿菲菲，活泼可爱；老公段力，多才多艺的空军退役士兵，自谋职业从事视觉艺术。春节即将来临，段力的工作接近尾声，周娴的假期值班时间也定下来了，他们一切都计划好了：年前带上女儿回都江堰外公外婆家，晚上放烟花，让菲菲体验过年的气氛，年后回广安老家看爷爷奶奶。

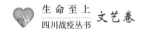
一切都在期待中，而一切也在变化中。

2020年1月20日，各地新闻都开始陆续报道疫情。段力对周娴开玩笑说："老婆，你作为国际救援队的成员，是不是有可能会被抽调帮助武汉控制疫情？"她也笑着说："有可能哦！"

殊不知，疫情越来越严重，一场没有硝烟的鏖战即将爆发，四川大学华西医院也开始在网上发自愿报名登记表。那天，他们一家三口在家休息，周娴把所有资料都填写完成后，举起手机对段力说："老公，我报名去武汉哦。"没等段力回话，她就直接点击了"提交信息"。

段力是个简单而乐观的人，心想：报名就报名吧，事态也不会发展到那么严重，应该不会去武汉的。于是，笑着回答妻子："那肯定要去啊，在这个时候要挺身而出。"后来，新闻报道越来越多，疫情越来越严重，周娴的科室和她所在的中国国际救援队同时都在发布自愿报名去武汉的信息，她都主动一一报名，加上医院的报名，周娴一共报名三次。她是铁了心要去武汉。

2020年2月6日23:00，周娴刚把女儿哄睡着，手机突然响起——去武汉的通知来了！

尽管已有思想准备，可还是觉得这一天来得太突然！

通知要求第二天一早就要从华西医院出发，周娴意料之中，却又措手不及。不用说，注定这是一个不平静的夜！好在段力当兵时参加过"4·20"抗震救灾，颇有经验，早早地就为她准备好了奔赴前线的个人物资。现在，他们一家正住在都江堰娘家，小两口需要连夜赶回成都。紧急又不舍，得与爸妈告别。周娴知道爸爸妈妈都很担心，她内心也很复杂，借着让女儿抱抱外公、外婆，她也抱了抱爸爸、妈妈。他们不再年轻，爸爸已经60多岁了，满手的老茧，是他种地、养猪、榨油的积累，辛勤劳作的见证……

赶回成都小家，已是凌晨一点。一进屋，段力就赶紧帮周娴收拾行李，其间他上了几次厕所，周娴知道他，一紧张就会上厕所。晚上睡觉，他紧紧抱着她，她的眼泪不停地流，和段力在一起这么久，分开从没超过一周。段力对她有太多的不放心，她听到他在抽泣。她擦了一把他脸上的泪，嘱咐他照顾好女儿和家里，照顾好自己。这一夜他们都无眠。

早上起来，吃了婆婆煮的煎蛋面。要出发了，可女儿不让她走，大哭，婆婆也哭了。她们相拥在一起哽咽着什么也没说，最后，她喂了一颗糖给女儿，女儿才和妈妈说再见。女儿很乖，在报名去武汉前她就给女儿说："妈妈要出差，打病毒、救人。"女儿喊道："妈妈加油！"这让周娴很欣慰，又很不舍。

从接到通知到出发，周娴一直收到来自同事、朋友、亲戚发来的信息，为她加油、打气。她很感动，内心觉得这真的是一件很平常的事，一件自己义不容辞的事情，就像当年汶川特大地震大家都来帮我们一样。科室护士长杨梅和同事们为她们准备了一大箱物资，包括各种常用药、尿不湿、卫生巾、维生素、酒精、消毒片等。

太阳快要升起来的时候，古朴雄伟的华西行政楼前，站着130余名由医护人员和工程技术人员组成的华西第三批援汉医疗队，他们身着制服，沿阶梯整齐排列，威武雄壮。周娴就在其中，她所在的华西胸外科，这次一共派出了两名护理人员，另一名也是"90后"女护士，她叫朱英。

融入救援方阵，周娴精神为之一振，因为她感受到了一个团队的力量。

宣誓仪式开始了。她和队友们举起右手，庄严宣誓：

"我自愿献身医学，热爱祖国，忠于人民……"慷慨激昂的声音，响彻美丽的华西校园。

"四川大学华西医院援武汉医疗队——出发"，随着领导一声号令，周娴和队友们陆续登上大巴车，去往机场。一路上，领导的动员讲话，不时在她耳边响起：

"苟利国家生死以，岂因祸福避趋之。"

在这场无硝烟的战场上，毅然接令，只因为肩上的使命。

生而平凡，却不凡。火速行动，争分夺秒，与时间赛跑。

赴重疫一线，虽万千险，吾往矣……

2020年2月7日17:05，华西第三批医疗队抵达武汉。

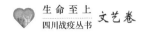
凤儿不会回头

周娴坦言：踏上战疫的征程，虽说是年轻骁勇，壮志满怀，但一想到"新冠肺炎"这几个字，还是会心跳加快，有些打怵！想想嘛，单凭国家启动"一级响应"，就该知道事态有多么严重！在名声赫赫的华西从事护理工作9年了，没少历练，没少锤打，什么病人没见过，但，即将前往救援的武汉大学人民医院东院会是什么样？等待着自己的病人和病房会是什么样？一切都是熟悉的，而一切又都是陌生的。25岁的她，将怎样面对这一切？

2月8日，到武汉的第一顿早餐，周娴吃得并不勉强。尽管馒头、鸡蛋，都是冷冰冰的，这对美食之都成都来的小妹子，是有点为难。不过，周娴没有挑剔，抓起冷馒头就啃，一口气吃了两个，外加一个冷鸡蛋。科室同事朱英，周娴管她叫朱儿，见她吃兴蛮高，又帮她打了半碗面，清汤的。周娴闻了闻，只有猪油和胡椒味，想起了临行前婆婆给她做的煎蛋面，这没法比，不过还得吃。周娴说："我们是来救人的，不是来享受的，为了自己的抵抗力，得多吃。"两人吃着，说着，笑着。

吃完早饭，开始了紧张的培训，华西医院感染管理部主管技师乔浦老师，给他们进行了新型冠状病毒肺炎的相关防治知识的培训。让周娴打怵的是传染病尸体护理，学习过理论知识，但上班这么几年还从来没有实际操作过。培训老师让他们保持心态稳定、自我开导、自我减压，不要去想明天病房将会是怎么样。

接下来，穿脱隔离衣的训练又开始了。授课老师反复强调，穿脱隔离衣，是个极其重要的环节，不能有半点差错，得多练习几次。当天每个队员都练了3至4遍，直到像穿自己衣服般熟练。一想到明天就要进病房，周娴就感觉自己练得还不够好，真的有点紧张。

下午，组长通知女护士剃头发。要在平常，这些爱美的女护士们谁会愿意？但这次大家都没有一丝犹豫。周娴很爽快，抬手摸摸飘逸的长发，说："头发没了还可以再长嘛，剃了头发会很凉快，来，剃我的！"朱英也说："短发的我们，更加美丽！"

下午晚些时候，发物资了，口罩、帽子、鞋套、垃圾袋、擦手纸、方便面、奶茶、棉签。洗完澡收拾完已经快 23 点了。当天华西救援队还上新闻联播了，她想，呵呵，不图什么，只求给女儿做一个榜样，做一个有信仰的人。明天就要正式上班了，周娴加油！

2 月 9 日，吃了早饭，医护人员开会了，分组、排班。周娴被第一次排班，时间是 20：00—00：00，组长是周娴熟识的高慧，华西重症监护室的护士，在武汉是周娴所在护理组的组长。周娴一直觉得高慧很优秀、很能干，有她当组长，周娴平添几分信心。

分组后，组长高慧组织全组 5 名成员再次练习穿脱隔离衣。让周娴没想到的是，自己居然做错了一个步骤：还没取下护目镜，就先把手套给脱掉了。要是在病区现场，这样的失误，就等于在谋杀自己！这事让周娴想着就后怕，也深深地自责。她问自己，若不能战胜自我，到了现场还怎么战胜病毒？她再次调整心态，自己给自己打气：从学校到华西医院，一路走来，什么时候这样胆怯过？那股与生俱来的冲劲儿哪里去了呢？勇敢些，相信自己一定能平安完成任务回成都。

晚上，工作微信群里响起一首歌，歌名叫 *Heroes In White*："年夜饭上告别爸妈，别担心我很快回家，告诉孩子抱歉没法陪她，为了更加需要你们保护的大家……"这首歌是华西医学生为奋战在一线同行创作的，很动情，在华西官网、抖音上很火。许多人都被感动流泪了，周娴也是。正如歌中所唱，她和同事们都是为了孩子、家人、朋友、同事、同胞，来奔赴一线无声的战场，义无反顾，既来之，则安之。

晚上 8 点，周娴穿上隔离服，全副武装，走进病区……

第一次在陌生而充满恐惧的疫区上班，周娴处处小心，跨出的每一步，都像要踩响地雷似的。好在这第一个班，没安排她进隔离病房，只是熟悉病区工作环境、房间、病员病历等各种情况。

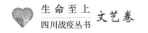

隔离服隔不断的情谊

有过第一次上班的经历，第二天走进医院，周娴感觉步子轻松多了，不过，一想到今天上班要进隔离病房，心情还是有些紧张，这里住着重症患者，毕竟，被感染的医护人员那么多。来到门口，定了定神，她在心里对自己说："周娴，加油，你是来救人的！"便一步跨进病房。

这时，同事李帅正在给 32 号病床的一个病重患者戴氧气面罩。这是一位老爷爷，意识有些不清，还患有老年痴呆，不知老爷爷啥时挣脱了手腕的约束，摘掉了氧气面罩。李帅帮他处理时，他还在挣扎乱动，周娴赶紧前去帮忙。

这间病房内住着三个病人。由于病房只剩下一个清洁工，忙不过来，病房地面上散乱着不少东西，像好久没人打扫似的，更增加了恐惧感，仿佛整间屋子都被病毒包围着、笼罩着。幸好穿有严密防护服和戴了 N95 口罩，别人看不清她惊恐的表情。

重新把老人安顿好后，周娴看到他呼吸不畅的艰难表情，他期待地望着她，突然伸出枯瘦的手抓住她的手，抓得很紧。老爷爷的动作吓得周娴哆嗦了一下，但她很快镇定了下来，她知道他比她更恐惧。周娴拍着他的手，安慰道："爷爷别怕，戴上面罩舒服一点。"

爷爷似听话的孩子，真的安静了下来。可能很疲惫，很快就睡了。

31 号床也是一位老爷爷，还没有休息，他用武汉话问周娴："你们是换了一批吗？"

周娴说："是的，我们来自四川大学华西医院。"

爷爷似乎不知道华西医院，愣怔地看着她。她又解释道："我们医院在全国排名第二呢，您放心，会好起来的。"

周娴正要转身离开病房，老爷爷拉住她的手，不舍让她离去。周娴了解病人的心情，他们被隔离，没有亲人来陪伴照护，他们的内心孤寂又苦闷。

她安慰老人："爷爷，好好休息，才会打败病毒。"

老人点着头，慢慢地松开了拉她的手。周娴感觉到护目镜笼罩了一层雾气，她知道自己流泪了，到门口时，她又回头对老人说一句："爷爷加油。"

一连4天与病人密切接触，周娴感到隔离室并不是那么恐怖，里面的病人都是那么的和蔼、友善而又脆弱，每天，周娴都默默地关注着病房里的每一个重症病人，她决心用亲人般的关爱，去缩短医患间的距离。

病房连着心房。42床的阿姨，除了新冠肺炎，还患有糖尿病，周娴对她格外记挂，每次走进病房，第一眼就是看看这个床位，她生怕某一天这个床位突然空了起来。

这位阿姨的儿子也在病区，住在另一间病房里。儿子特别牵挂母亲，周娴每次去给他输液或者巡房时，他都会问42床的情况。开始，周娴觉得奇怪，他干吗那么关心42床？那晚夜班，他突然对周娴提出，要去跟他妈妈住一间病房，好照顾他妈妈，周娴才明白过来，原来他们是两母子。

2月14日，周娴先进到阿姨的病房，给她测量餐后血糖。刚进门，却不见床上有人，周娴心里一紧，心怦怦直跳，愣怔在门口。过了几秒钟，厕所里传出重重的喘息和咳嗽声，周娴的一颗心才落回原处。几步走到厕所门口，见阿姨坐在卫生间的马桶上。

周娴问："阿姨，要不要我帮忙？"

阿姨说："不用。这里脏，你在外面等会我。"

周娴说："没关系的，我来帮你擦吧？"

阿姨突然慌张起来，带着哭腔："不要不要……你们太好了……你们不要这么好，好得我受不了……"

阿姨流泪了，周娴心里有点难过。她还没帮阿姨做多少事，她却这么感动。

周娴在卫生间门口等，鼓励道："阿姨，你一定要坚强，你儿子很牵挂你呢，他提出要来这里陪护你。"

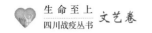
阿姨忙说："不让他来，不能让他来。"

周娴明白阿姨的心思，她是怕自己的重症传给即将痊愈的儿子。

这个阿姨也挺坚强的，周娴要去搀扶她，她不让，颤颤巍巍地走出卫生间，才让周娴扶她上床歇息。

阿姨受疾病的折磨，四肢还有点浮肿，需要采集动脉血，进行血气分析，但阿姨的血管很不好找，为了减少她的痛苦，周娴每次插针进去，都小心翼翼的。

在护理中，周娴意识到，这些患者一直被恐惧困扰着，不仅担心着自己能不能活着出院，还牵挂着亲人的健康状况，还有的，亲人已经离开了人世。他们既需要医学护理，更需要精神护理。虽然自己不是心理医生，但也要尽力给予他们心灵安慰和疏导。

周娴每到一个病床，患者都很感激地说着"谢谢"。她呢，总是说："不用谢我们，只要你们相信我们华西的医护人员，就一定能一天天好起来，健健康康地走出病房。现在，你们要多吃饭，保持乐观心态、适当活动，增强自身免疫力，积极配合我们治疗。"

2月16日上下午班，周娴走进另一间病房，见6号床的阿姨坐了起来，气色很不错，正在同7号床的叔叔说着话，周娴心里一下子特别开心。

6号床和7号床是两夫妇，妻子的病情很重，是老公一直在照顾。

这段时间，鼓励病人已经成为周娴的一个习惯。她笑吟吟地走过去，说："阿姨，您今天气色看起来比昨天好多了，加油。"

叔叔说："是的，好多了，谢谢你们。"

厚重的隔离服可以隔绝病毒，却隔绝不了对病人的关心。给6号床阿姨输完液，取针的时候，周娴关心着阿姨："这几天降温了，晚上冷不冷啊？上厕所一定要注意保暖哦。"阿姨说："不冷不冷！你们真辛苦，我感觉越来越好了，谢谢你们华西，谢谢小周，没有你们来，恐怕我就不在了。等我出院了，一定要去成都，去华西医院给你们送锦旗。"

听到这样的话，周娴瞬间觉得不累了，这些天所有的辛苦付出都值得。

28 号床是位 70 多岁的老爷爷，输完液，周娴为他取留置针，老爷爷突然问："你们有没有指甲刀？"指甲刀哪有随身带着？但周娴还是说："有呀，您等一下。"

老人说："你看，我这手根本不是手了，像鸡爪爪了。"说着，他举起手，笑着。老人还挺幽默的。

周娴到护理台找来指甲刀，正要递给老人，看着他伸出的手颤颤巍巍，便说："爷爷，我来帮您剪。"

老人一听非常感动，说："谢谢你啊，姑娘。我活了 70 多岁，第一次享受这样的待遇。你们这么辛苦地从四川跑来救我们，真是活菩萨。"

周娴说："其实，你们才是最辛苦的，你们武汉人忍受着病痛、封城、宅家的折磨，你们在保护全国人民，你们勇敢又伟大。"

周娴的话让老爷爷感动得快要哭了。但她说的是真心话。在这场抗疫战斗中，武汉人民在封城中付出了沉重的代价，为配合全国抗疫，禁足宅家，好多父母与子女分居，甚至眼睁睁看着亲人逝去而不能送行……他们坚韧不拔的精神，高风亮节的品德，周娴看到了，全国乃至全世界都看到了。赞叹、钦佩，周娴心里默默地生出一股感激之情。

肩并肩、心连心，心手相牵……周娴弯下腰，轻轻捏着老爷爷的手，感到心里一丝丝温暖。她两眼盯着指尖，一点一点慢慢剪……

看着周娴，老人觉得一股和煦的春风，轻拂着焦渴的心田，一滴滴热泪从眼角滚落出来。老人不由得抬起另一只手，向周娴敬了一个礼。

周娴心中一颤，鼻子一酸，眼睛热热的。她转过头：她不能哭，护目镜花了影响干活，她硬生生把眼泪给憋了回去。

临走时，周娴鼓励老人："爷爷，您要好好配合治疗，争取早点出去和家人团聚，欢迎将来到四川看大熊猫哦。"

老爷爷点着头，说不出话来。他还不知道，眼前这位笑眯眯的护士姑娘，正忍受牙痛的折磨，已经好几天了。

晚上，周娴在微信上找朱英说话。她们来到武汉，分在不同病区，很

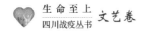

难见面。

朱英告诉她，她那边有一个生活不能自理的婆婆，上午她去帮助婆婆小便，自己喉咙发痒，咳嗽了一声，婆婆担心她被传染，让她赶快出去，还向她道歉。武汉人好善良。

周娴说："是啊，我与他们接触的这些日子，也是这感觉。朱儿，我们一起为他们的康复加油。"

朱儿随即发来两个"加油"的拳头表情包。

小小针尖凝聚力量

被闹铃吵醒，周娴却睁不开眼睛，身子还困得厉害。她以为昨晚闹铃设错了，努力地睁开眼睛，6 点 45 分，没错呀。

今天轮上白班，8 点接班。提前 75 分钟起床，时间是她掐着指头算了又算的，不能拖延。一个激灵，她翻身起床了。洗漱、泡面、穿防护服……好在，现在上班不用像以前那样在化妆上耽误太多时间，因为全身都被防护用品武装得一丝不露。

来武汉援助已经一个星期了，虽然操作流程已经熟悉，但上午病人要输的液体特别多。一走进病房，她就开始忙碌，一直忙到 11 点才挂完吊瓶。正想回到护士工作间坐一下，病房里却不断发出呼叫声，有的是因为过度紧张，有的乱动吸氧面罩脱落……周娴耐心地一一处理，尽管身穿厚重的防护服，跑来跑去很累，但她没生一点怨气。

渐渐地，周娴适应了防护服和护目镜。刚来那几天，她总感觉护目镜压不住帽子，走起路来身子都不敢挺直，因为害怕把后颈部的密封口绷开，腰弯得像个箸箕背。尤其昨天，穿了一件小一号的防护服，护目镜把脸压得生痛，一整天都提心吊胆的。今天换了大一号的防护服，穿上感觉舒服、自然多了，心情也特别的好。

上班时分工，周娴主动提出跟另一个同事去采血。在平常，采血没什么难度，一般的护士都能轻松完成，但在这里就不一样了。隔离衣、护目镜加上一层面屏，视线需要穿过几层防护物，走路看地面都是模糊的，更不用说从病人手上采血了，这全凭个人经验和娴熟的技术。在这批护理人员中，周娴年龄最小，因而，当她主动提出采血时，大家都对她投来赞赏的目光。

排队采血的患者，大多面无表情，木讷的目光隐藏着深深的恐惧和痛苦。周娴尽量跟他们说一些轻松的话题，在他们不知不觉中把针扎进去。

轮到一个小伙子抽血。别看他长得挺壮实，手一伸，眉头就皱紧了。周娴透过护目镜看看他，见他与自己老公年岁差不多，便说："你和我老公差不多大，有孩子了吧？"

小伙子木讷地回答："孩子 8 岁了。"

"你哪一年的啊？"

"86 年。"小伙子还是面无表情。

"哎呀，你与我老公同年啊。你结婚好早噢。"

周娴的这句话终于让小伙子笑了，尽管戴着口罩，但他的眼睛有了亮光，脸上肌肉往上提，眼角堆起了几条鱼尾纹。小伙子腼腆地说："不早不早。"

"你的家人呢？"周娴一边抽血一边问。

小伙子脸色突然又黯淡了，把目光看向窗外灰色的天空，沉默了一下，才幽幽地说道："爸妈不在了。"

周娴后悔自己问了这一句。

小伙子很快收回目光，平静地说："老婆和孩子在封城之前回山东娘家过年去了，她们现在都很好。要不是父母染病了要留下来照顾，我也去山东了，也不会感染病毒了。"

小伙子是在照顾父母时感染上新冠肺炎的，"可是，父母都走了"，说着，他眼睛红了。

周娴安慰他："你们家是不幸中的万幸了。你身体这么强壮，一定要好好照顾自己，吃饱睡好，增强体质，早日战胜病毒，好与爱人和孩子团聚。"

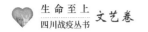
周娴听到小伙子轻轻地说了声"谢谢"。她对自己鼓励小伙子的话很满意，那是她作为一名医者的真心话。

她对自己负责的12名患者逐一采血，每人比平常要多花几倍的时间。刚采了不几个，周娴就感觉汗水在一滴滴从脸上往下滴。穿着防护服抽血，对体力是极大的考验，头顶很紧，像戴了紧箍咒，被挤压着，能够清晰地听到自己沉重的呼吸声。抽完血已经是第二天早上7点了，累得想马上倒地上睡一觉。但她心情特别愉快，采血的时候，尽管视线模糊，基本上都是"一针见血"。病人已经很痛苦了，她没有因为视线的原因，向病人扎下第二针第三针，没有人为地增加他们的痛苦，她在心里为自己点赞。

这天上班到9点多时，周娴肚子突然疼了起来，痛得很厉害，很想上厕所。但她不能显露出来，还得认真把工作做好。

穿上严实的防护服，上厕所就是一件大麻烦事。难怪前几批援助的医护人员上8小时的班，男女都用尿不湿。周娴一直忍耐着，汗都憋出来了。心里甚至有点恐慌，想着万一憋不住该怎么办啊？那太难堪了。还好，由于病人病情好转，输液比前几天少多了，没多久就输完了。

接下来是采集咽拭子。采集咽拭子是个高风险的操作，需要把一根很细的刷头插进病人鼻腔约5厘米左右处，在里面转动6下。因为鼻孔里就是病毒的聚集地，每每看到病人的鼻孔，她心里就生出一种恐惧感。周娴来武汉第一次做这个操作。她又给自己打气：越是难干的事情，越要想法干好才是！

采集咽拭子时，有两个男病人，把鼻子皱成一团，不停地咳嗽。看来，是真的很难受，周娴想。胆大、心细、沉着、一丝不苟……小小针尖凝聚力量。

还好，等咽拭子采集完了，肚疼也不是那么厉害了，她跟组长打了招呼，赶紧下班上厕所去。

与暖阳深情相拥

来武汉，每天牵挂病人，牵挂家人，随时提醒自己注意保护好自己，多吃饭别挑食，增强身体抵抗力，努力干好本职工作，争取早日完成救援任务……

半个月后，所有的工作都得心应手了，心里的恐惧也逐步战胜了。周娴一边任劳任怨地付出，一边向心中的一个伟大目标靠近。

这个目标就是入党。

还在成都的时候，周娴已经向医院党支部提出了入党的愿望，并且一直按照一个党员的标准来要求自己。既然决定要把一切交给党，那还有什么不能付出？来到武汉后，她勇敢顽强，克服一切身体、心理、工作环境的不利因素和困难，每天保持着阳光心态，以光彩照人的精神面貌出现在病人面前，照护他们，鼓舞他们，让自己与病人保持着融洽的医患关系，成为病人们最信任、最亲密的白衣天使。

她想，自己应该有资格申请入党了，尽管还有许多地方做得不够好，但她还会继续努力。

这天下午休息，窗外的阳光照进来，她拿出纸笔，端端正正坐到书桌前，开始写入党申请书。

但是，写着写着，她又没勇气往下写了。她不断地把自己与组长高慧和其他同事相比较，总是觉得自己离一个党员的标准还有差距。写了一下午，写得很纠结，她不断地叩问自己，真的够资格入党吗？写到吃晚饭，入党申请书只写了可怜巴巴的一页纸。

第二天下班，回酒店已经是晚上10点了，周娴感觉很累，洗漱后静静地躺在床上。她惦记着昨天没写完的入党申请书。她把自己这段时间的表现重新梳理了一遍，觉得自己通过这次的武汉援救，真正地成熟了很多。以前在成都，累了可以向父母、向老公撒娇，身体不舒服了、病了，有家人的关心和问候。

　　她从成都出发前，打小就宠她惯她的舅舅已经患病住进了医院，出发得匆忙，都没来得及向舅舅告别。尤其是刚来武汉的第三天晚上，又接到妈妈的电话，说舅舅的手术做不了，还发生了肺栓塞。她当时就流泪了，整夜都在为舅舅的病担心，尽管老公段力说，舅舅的手术治疗包在他身上，她也相信军人出身的老公办事靠谱，但她还是怕自己见不到舅舅了。那种怕的感觉，来自新冠病毒的凶猛和狡诈，来自每天感染的医护人员和死亡人数的不断增加，她怕自己万一感染上了呢？

　　每日里，除了工作中对新冠病毒的恐惧、劳累，对舅舅病情的担忧，周娴还牵挂和想念自己的女儿。从生下来，女儿就没离开过她，这次一别就是这么久，女儿才两岁半，每次电话问老公女儿听不听话，他都说不太听话，不肯睡觉。女儿以前很乖的，怎么突然变成这样了呢？她知道，她想女儿，女儿也在想她。

　　好在不久她就收到舅舅手术成功的消息，终于少了一份对家人的牵挂，可这时，自己身体的病症又接踵而来。

　　来武汉第 10 天的下午，离下班还有半个小时的时候，她突然感觉到鼻子有点痒，感觉像在流鼻涕，很不舒服，想用纸巾擦一下，但在隔离病房，戴着防护口罩，为了自身安全，身上的任何部位都不能触摸。她只得强忍着，使劲往鼻孔里面吸了一下鼻涕。在新冠肺炎横行的非常时期，吸鼻涕是最容易引起旁人警觉的一个动作。这不，那一细微的吸吮，让同事察觉出她的不适，让她赶紧退出隔离病房。好在工作已经忙完，穿过走廊来到安全区，卸下厚重的防护服，取下口罩，才看见自己流的是鼻血。跟来的同事紧张起来，好在都懂医术，马上帮她止血。她怕同事担心，还轻松地笑着说："没事，我本来就有过敏性鼻炎，可能这几天接触消毒液太频繁，每天泡面吃得太多，上火了。"

　　流鼻血、牙痛、肚疼、恐惧的困扰……她怕家人担心，都没有告诉他们，都一样样地独自承受。卫健委特意给医护人员配发了增强免疫力的针药——胸腺肽，周娴决定自己给自己打。刚开始心里还挺怕，注射时咬紧了嘴唇。打完后觉得不怎么痛，才想起以前那些病人夸她"针打得好，不痛"，这不是假话。这天午饭后，两个女同事来房间请她帮忙打胸腺肽，这才得知，周娴的针药是她自己打的，两人异口同声："厉害了，女汉子！"

她一连几天每天都流几次鼻血。鼻血刚刚止住没几天，牙齿又上火了，疼得想哭。在成都，无论咋个吃辣，都不会上火。到了武汉，自认为食物没有成都的辣，却这么容易上火，还引发牙痛，都说，牙痛不是病，疼起来真要命，周娴这回算是美美地体验了一回与牙痛作战的苦楚。但她并没有因此影响上班的情绪，依旧一如既往地在病房间穿梭忙碌。好在上班忙碌能让她对疼痛麻木，但下班回到住处，安静下来可就难受了。她在网上药店买甲硝唑，没有，只买到一种治牙痛的中成药，一次要吃4粒胶囊，很苦。每服一次，喉咙里打嗝冒出的药味都会让她难受半天。又过去4天，她感觉牙龈肿了一个包，痛得要命。躺床上，周娴一会儿翻身，一会儿用手托一托腮帮。不行，她想，要是这样一夜睡不好，第二天还怎么工作？我是来救人的呀！她在心里重复着这句话，忽地起身下床，从工作包里拿了针头，张大嘴，硬是用针头把牙龈上的囊肿给挑破了。

好痛啊，手上、额头全出汗了。

放出了牙龈血，牙痛一下减轻许多。身体太累，很快进入了梦乡。

第二天，牙痛缓解下来。周娴在心里暗暗下了决心，回成都，先把折磨她的那颗牙处理掉。

回想到自己战胜了这么多困难，也真心地付出了那么多爱，周娴一下子精神起来，起床拿起笔就写：

"敬爱的党组织：

我自愿加入中国共产党，愿意为共产主义事业奋斗终生，衷心地热爱党……"

字迹清秀、端庄，很快洋洋洒洒写了四大页，3000多字。她又一次笑了，笑得很自豪，满意地奖赏了自己一个橘子和一瓶牛奶。

入党申请书写好了，周娴觉得心里装着一个太阳，暖暖的。正好这天天气晴好，早起的太阳红彤彤地挂在东边天空。又一个早班，她容光焕发

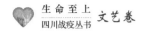
地走进病区。

刚进医院，就得到一个好消息：2 号床的阿姨出院了，阿姨要求与周娴她们全组 5 名医护人员合影留念，临走还一步三回头地说感谢，依依不舍地挥手道别。

5 号床阿姨的状态也越来越好，剪了很多漂亮的贴花送给她们。

28 号床的爷爷和他的老伴互相打气、鼓励……

这一幕幕让周娴激动不已，感觉回家在倒计时了，周娴默默地在心里埋下了三个期许：早日结束这场没有硝烟的战争，早日回到四川与亲人团聚，早日在党旗下举起右手宣誓。

原载《中国报告文学》2020 年第 5 期

温暖的光

曾　散

"你要去武汉？"

佘沙还没来得及打开信息对话框，哥哥佘青松的第二条短信就发来了——"不要去！"

让佘沙没有想到，对于她去武汉这件事，最强的反对声音竟然来自哥哥。

"妹妹是成都某医院护士，春节这几天我不在家，给我发的消息让我心里一惊，这几天网上看到各种逆行真是打心眼里佩服各位，万万没想到里面可能出现我妹，突然就不知道怎么形容自己内心了，真的不想她去啊……"佘青松在自己的网络账号写下了这段文字，他的内心其实比妹妹更加矛盾。

一　请　战

3月8日下午，阳光浅浅。我赶往位于武汉光谷的九通海源酒店，这里是四川省第三批援鄂医疗队驻地。见到佘沙的时候，天色已晚，她从医院下班回来，需要做一系列的消杀防护。

我们的谈话从她家的家庭会议开始。佘沙告诉我，家里共5个成员，奶奶90多岁，没有参加家庭讨论，直到来了武汉也还一直瞒着奶奶，只告诉她是在成都单位上班。

父亲像一座山，言语平时就少，听佘沙说报了名要来武汉，怔怔地看

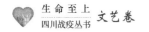
着女儿，没有说话。之后的日子，父亲变得更加沉默，有时坐在某个角落发呆，一坐就是半天。

母亲比较开朗，尊重女儿的选择，不管能不能来武汉，都支持她，只是每天餐桌上的菜更加丰盛，给女儿碗里装饭时也用力压得紧紧的。

佘青松几天都不太理睬佘沙，只是不断地刷着手机看疫情新闻，偶尔将一些武汉疫情一线的新闻链接转发给妹妹。

年不紧不慢地过着，这是佘沙参加工作4年来，第一次在家里过春节，难得的阖家团聚，大家都心事重重，只有奶奶仍然乐乐呵呵地看着电视，儿孙齐聚，老人家心里欢喜。

1月28日，大年初六，佘沙的年假结束，来武汉的事迟迟没有下文，家人们的心似乎稍微安定了一些。

佘青松送妹妹回成都上班，一个多小时的车程，他故意不说话，佘沙也有些跟哥哥赌气，自顾自地看着前方。

临别，佘青松开了口："如果真的被选上去武汉，你可一定要保护好自己，早点回来，我给你做酸菜鱼。"

经历了汶川特大地震，见过太多的生离死别，佘青松明白，在灾难面前，人的生命实在太渺小，也太脆弱。当年，他眼睁睁地看到一些同学被埋在废墟里，鲜活的生命就此消逝，如今又逢灾难，让他如何不忧心？他望着这个唯一的妹妹，心里仿佛灌满了铅，沉重而悲伤。

"放心吧，哥哥，我不一定能被选上呢，如果去了，也一定会没事的，我还等着最爱吃的酸菜鱼。"佘沙故作轻松。

佘沙是四川省第四人民医院沙河院区内科的一名护士，从四川护理职业学院毕业来到这里已工作4年。

武汉新冠肺炎疫情暴发后，四川省第四人民医院第一时间派出5名医护人员随省队出征，由于第一批选派的是重症监护室和呼吸科的护士，佘沙没赶上。在工作群里看到医院第三批援鄂报名的通知，她立即请战。

佘沙找到她们科室的赵永琴护士长，提出申请，着重讲了三点她的理由：

第一，从全院护士来看我年龄小，如果不幸被感染了，恢复肯定会比年长的护士老师快。

第二，我没有谈恋爱也没有结婚。

第三，身为汶川人，我得到过很多的社会帮助，如果我有机会能够去前线出自己的一点力，我一定义无反顾。

"沙沙，你让我感动！"赵永琴护士长一直以来对这个年龄最小的同事关爱有加，年轻、懂事、勤奋、踏实，面对汹汹疫情，佘沙勇于站出来，申请用她坚强的肩膀为国家挑重担，这不得不让赵永琴感动。

"因为我和其他的护士不一样，我是汶川人！"这是佘沙倔强的声音，正因为她来自汶川，那片浴火重生的土地给她的内心注入了磅礴力量，让她在抗疫的战场能够不惧艰难，冲锋陷阵。

二 征 战

2020年2月2日，本是一个极具浪漫色彩的日子，然而在灾难面前，再多的浪漫也不堪一击。

这一天的成都，天气阴阴沉沉，气温很低，佘沙照常上着班。

上午10点左右，佘沙正式接到通知，被选为四川省第三批援鄂医疗队队员出征武汉。

作为医院第三批唯一的一名医务人员，被选上去武汉，佘沙既感到高兴，又有一丝丝担忧。"我不是怕到一线，是怕我们医院只有我一个人来，因为从来没有一个人出过远门。"佘沙说。

下午2点前，佘沙必须赶到成都双流国际机场，四川省第三批援鄂医疗队将在机场紧急集合。

登机前，佘沙打通了哥哥的电话："我被选上了，马上要飞武汉。"

接下来给父母也打去电话，父亲和哥哥都很平静，叮嘱她注意安全，母亲却显得很震惊，声音突然变得哽咽。

这是佘沙人生中第一次远行，带着亲人的牵挂，也背负着医护人员的

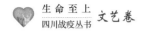

责任与担当。

机场集合，整装待发。来自德阳市人民医院的何清医生主动联系佘沙，邀约一路相伴。这一批队员中，她们都是各自医院的唯一代表。佘沙说，接到何清大姐的电话，心一下就安稳了。这段时间，无论工作上还是生活上，这个大姐都很关心她。

载着一群逆行英雄，四川航空 3U8101 航班划破长空，准时起飞。

一道浑厚的嗓音在机舱广播中响起："我是执行本次航班飞行任务的机长刘传健，首先向你们致敬，你们是最美的逆行者。我们的身边总有那么一群人，在面对困难，在祖国和人民最需要的时候，奋不顾身，勇往直前。你们就是这样一群人，是我们的英雄，希望大家平安回川。"

英雄机长刘传健还来到客舱，为出征的医务人员助威壮行，"中国加油""武汉加油"的声音此起彼伏。

英雄送英雄，英雄惜英雄。

飞机稳稳降落在武汉天河国际机场，广播再次响起："离别之际，非常不舍，期待你们早日平安凯旋，到时候我们再完完整整地接你们回家！"

英雄机长的声声祝福敲击着佘沙柔软的心，称她们为逆行的英雄，而在她的内心深处其实早就铭刻着一群逆行英雄的身影，那一抹军绿，那一袭洁白。

2008 年 5 月 12 日的经历，佘沙永远都不会忘记。

那一年她 12 岁，在汶川县漩口镇逸夫楼小学读五年级。那个下午，他们在教学楼五楼上音乐课，老师的手指飞舞在电子琴上，突然，教室摇摆起来，琴声戛然而止。他们几十个孩子也随着教室的摇摆翻滚在地，哭声、叫喊声、轰隆声、垮塌声……各种声音交织着，伴随着漫天尘土。

那时候的佘沙年纪小，根本没有地震的概念。她看到山坡上的房子就像是电视里看到过的画面，一座一座地倒塌，身边的其他小朋友都在恐惧中大哭，她却沉默地看着那个突然变得陌生而恐怖的世界。

那个晚上，下了整夜的雨。幸存下来的家人聚在一起，临时搭个棚子，远远地守着那个已经被夷为平地的"家"。没有照明，没有通信，没有食物，没有信心……佘沙他们或站着，或蹲着，饿着，哭着，沉默着，坚守着，等待着，盼望着。

第二天，有直升机在村庄的上空盘旋，螺旋桨呼呼地响着，随同机器轰鸣声而来的还有食物和水，灾民们等来了活着的希望。

接着陆陆续续有救援队开进了他们的村庄，解放军来了，医生来了，志愿者来了。

再后来，灾后重建的队伍也来了，满目疮痍的漩口镇一天天康复。

初中毕业那年，佘沙选择了学医，入读四川护理职业学院。父亲头破血流的场景时常在她脑海闪现，废墟中那些白衣战士的身影深深地镌刻在她心里，那是他们冒着生命危险在拯救生命。

"感觉救死扶伤的他们很神圣。那时我就在想，如果能成为他们中的一员就好了。"佘沙说，在汶川地震之后，感觉自己突然就长大了。

岁月悄然流逝，生肖轮回一圈，12年的光阴，改变了当年的灾区，也改变了许多人的人生轨迹。

佘沙长大了，成长为一名护士，也成为一名有如当年逆行的白衣战士。她逆行武汉战疫前线，带着阳光，带着温暖，把所得所学奉献给这个社会，用她的力量，去守护有需要的人。

三　战　疫

在驻地等待佘沙下班的时候，我采访了她们的领队叶钺。叶领队很随和，他说，佘沙是四川省第三批援鄂医疗队年龄最小的队员。叶领队介绍，这支队伍都是精兵强将，全队126人，其中医护人员有122人，分别是18名医生、101名护士、3名技师，他们来自四川大学华西医院、四川大学华西第四医院、四川省人民医院、四川省肿瘤医院、成都大学附属医院、成都市第三人民医院等12家医院的呼吸与重症医学科、心内重症、综合ICU等科室，都是经验丰富的各个学科的佼佼者。

打仗就有打仗的样子，召之即来，来之能战，战之必胜。

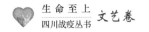
这支队伍的战场在武汉大学人民医院东院，而东院区 3 号楼 5 病区的 8 楼则是他们日夜奋战的前沿阵地。

2 月 2 日晚，刚到驻地的医疗队没有做过多的休整，便立即投入紧张的战前工作。"连吃饭都像打仗一样，三下两下就扒完了盒饭。"

时间于他们而言就是生命，因为他们接手的是重症病房，要和时间赛跑，跟时间抢生命。前方指挥部、临时党支部相继成立，分工协作，培训上岗，各项工作迅速推进。

经过两天紧张培训，战斗顷刻打响，旌旗猎猎，战鼓雷动。佘沙分配在医疗队驻地，协助做好大本营的感染防控及队员们的生活保障，这项工作重要而烦琐。

采访中，佘沙说有件事让她深有感触，培训期间，有次李兰娟院士亲自给她们做讲解，看到她年纪这么大都还在一线战斗，自己这么年轻，就更加应该到医院去承担更多的责任。于是她三次提交申请去医院工作。

2 月 11 日，佘沙进入武汉大学人民医院东院的前沿阵地与队友并肩作战，协助医院承担总务和感染控制工作。

她说，可以用"守门员"和"搬运工"两个词来形容她的两项主要工作。"院感"是"守门员"，为大家把好这道安全门，守好这一关；总务则是"搬运工"，清查和补充所在科室每天的医疗物资。

佘沙的工作时间是两班轮换，上午 7 点到下午 1 点，或者中午 12 点到下午 6 点。

"守门员"需要保护好科室医务人员的安全，责任重大。佘沙说："只有医务人员平平安安、健健康康，才能够到临床去救治更多的人。"

在其他医护人员没有上班之前，"院感"护士需要先对整个环境进行消毒，所有医护人员用的电脑以及要接触的地方都需要细心地擦拭消毒，每天两次，不留死角。

"医护人员的面屏和护目镜是重复使用的，我们需要对这些反复使用的物品进行浸泡，再交给其他专业人员拿去消毒。"佘沙说，医护人员的更衣室和脱防护服的地方都贴了完整的操作流程，必须按照步骤一步一步来。

为了确保万无一失，佘沙工作中的每个环节都很细致。必须盯着每一位进入病区的医务人员穿防护服，发现不合规的就要马上纠正，确保各类防护装备穿戴准确，防止因防护不到位而发生感染。

"搬运工"则让佘沙吃了不少苦头。刚到医院那段时间，人手少、病人多，科室医疗物资每天消耗非常大，要不停地去各物资领取点领取医疗物资。医护人员所需的防护服、手套、药品这些还算轻便，患者要用的医疗器械就不好搬运了，比如呼吸机，有一次她领了三台，只能一台一台地往回挪。

"那时候工作没有现在这么顺畅，主要是缺人手，原本有一个推车用来搬运物资，但是推车进了污染区之后，就只能放在里面使用，又不能马上找来新的推车，所以那时的物资都是靠人工搬运，肩扛手提。"

佘沙坐在我的对面，有时候不经意间将手抬起来，甩一甩。

问到现在的情况，她舒心地笑着说："现在好多了，贵州医疗队补充进来后，人手多了，也有一些病人出院，工作量有所减少，推车等所需装备也得到了补充。"

我发现，在佘沙身上由内而外散发出一种积极乐观的心态，她用善良在感知周围的一切。她说很庆幸，走到哪里都会碰到好人的关心和爱护。到医院工作后，佘沙认识了最让她感激的人，因为这个人曾经救助过他们汶川的父老乡亲。

这个人叫叶曼，现在是武汉大学人民医院东院肠胃外科护士长。佘沙说的那句"我和其他人不一样，我是汶川人呀"让叶曼感动，也把她拉回到12年前。

2008年，叶曼正是佘沙现在这个年纪，也是刚刚入职医院的新护士，看到汶川地震的消息后，她主动报名成为一名志愿者，坚守在一线，护理在汶川地震中的伤者。"没想到以前帮助过的这群人，又回到了我们身边"。叶曼觉得缘分的奇妙。

新冠肺炎疫情暴发以后，叶曼一直奋战在一线。尤其在战斗初期阶

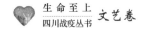
段，战事吃紧，她也曾感到力不从心。她说，那时候患者激增，人手严重不够，后来四川医疗队来了，帮了大忙。

叶曼在朋友圈中写道：跟四川队共同抗敌两周，工作流程，岗位职责，大的问题都基本解决，每天按部就班对患者进行救治，原本以为只是这样的战友关系。但看到关于佘莎、邓小丽两位汶川感恩者的新闻报道，我突然觉得除了战友之外，还增加了惺惺相惜的缘分，当善良与感恩相遇，这样的缘分，是否冥冥之中注定了呢！

看着佘沙天天忙前忙后，叶曼很感慨万千——佘沙有热情，有干劲，做事情很有效率，把各个细节都做得很好，年纪这么小就这么有担当，在这代青年人身上能够看到国家的希望。

叶曼不止一次跟佘沙表达她的观点：当年救助汶川受灾群众只是做了一件无愧于心的事情而已，做了自己该做的事，不求回报，安慰她不要有心理负担。

叶曼的善良遇见了佘沙的感恩，这就是善举传递的力量。

善良和感恩好比两个原点，佘沙从受助者成为善意的援助者，而今天的这些受助者又去援助其他人，循环往复，善良和感恩就终将相遇。

四　战　友

"汶川地震时，全国各省市都来援助我们，现在我们也以同样的心情，回馈湖北。佘沙是这样，我们都是这样。"四川大学华西医院呼吸与危重症科副主任刘丹道出了她们全队的心声。

爱出者爱返，福往者福来。在心怀感恩支援湖北的四川队战友中，除了佘沙，还有一位汶川女孩，她叫邓小丽。

我在四川队驻地见到了轮休的邓小丽，或许是因为劳累，她显得有些清瘦，眉宇间也很清秀。邓小丽是一位羌族女孩，准"90后"，出生在汶川县刻枯乡，是来自四川省人民医院骨二科的一名护士。

看到医院召集支援湖北医疗队的通知，有重症护理经验的邓小丽第一时间报了名。

跟佘沙一样，邓小丽报名后也不敢告诉父母，她跟丈夫商量好要瞒着家人。

"你还不跟我们讲实话？我们已经猜到你是去了武汉。"到武汉的第三天，母亲就在微信视频中责怪邓小丽。疫情暴发以来，她时刻准备战斗，她说，即使不来武汉，也会在本医院前线战斗，所以提前把刚满两岁的女儿送回老家。

家里人知道后，父亲每天都会催着母亲发来视频通话，他想了解更多武汉这边的情况，话也比平时多了许多，有时候一件事翻来覆去地讲。邓小丽说，感觉父亲像换了一个人。

那是一位父亲的牵挂。

地震那年，邓小丽在汶川县威州中学读高三，也是这场地震改变了她的人生轨迹。高考填报志愿的时候，她毫不犹豫地选择了泸州医学院（现更名为西南医科大学）。邓小丽讲了一个现象，她高三的同班同学，将近一半的人选择了学医。她说，如果没有那场地震，大家的选择可能会更加多样化。面对这次疫情，同学们也都战斗在各地的一线。

邓小丽来武汉，她的丈夫陈一文最为支持，还千方百计筹集防护服等医疗物资。2月9日，陈一文将所募集的650套防护服送到了四川省人民医院。

正是丈夫的支持让邓小丽在前线充满了力量，那是她最坚强的后盾。

我问她，进入病房的那一刻，是否害怕？

"讲完全不怕那是假的，第一次这样全副武装地工作，从穿防护服的那一个个步骤中，就体现出了工作性质的严峻性，心理上已经落了下风。"邓小丽说，刚刚进入病房那会儿，自己测量了心率，达到110到120，平时正常情况是70到80，数字不骗人，说明当时心里非常紧张。

心理考验是一关，穿着几层防护服工作则是更难的一关。她说，平时可能连续工作12个小时都没问题，但是穿上防护服之后，不到一会儿就感到难受，胸闷、气短、呼吸不畅、大汗淋漓，人是虚脱的。

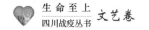
护目镜也是一道难关，模糊且不说，邓小丽本就戴着近视眼镜，再加上护目镜和 N95 口罩压着，鼻梁上第一天就被压出了伤，她说幸好隐形眼镜带过来了。

2 月初，她们接管的这个病区有 40 多个重症病人，很多病人生活不能自理，除了治疗，喂饭、大小便等都是护士的事。她们一个班组 6 人，其中 1 个执行医嘱，1 个负责治疗配药，其余 4 人管病人，从上班到下班，几乎没有休息时间。

"像一个陀螺，就一直在那里转着。"穿上防护服进入病区之后，一直到下班才出来，她们上班前几个小时就会忍着不喝水，避免中途上厕所，怕浪费一套防护服。

工作中虽然辛苦，但是看到病人逐步好转，陆续有一些病人出院，那是邓小丽感到最高兴的事。有次一个即将出院的奶奶握住她的手，用很大的力握着，看着她，也不说话，老人家眼泪就流了下来，邓小丽当时也差点哭了，将双手握上去，安慰那位奶奶。

温暖总是相连的，说到这里，邓小丽的手机响了。

视频接通，奶声奶气的声音传来，是邓小丽两岁的女儿想妈妈了，在那头不停地喊着："妈妈……妈妈……"

看到妈妈戴着口罩，女儿说："妈妈是在给不听话的娃娃打针吗？我是听话的娃娃，妈妈好久没回家了……"

不忍心打扰她们母女俩短暂的幸福时光，我转身走到窗前，默默地看着外面明媚的阳光。

是的，就是这道光，在邓小丽与女儿接通视频的那个瞬间，我在她的眼神中也看到了，这个幽静的下午，那道光暖暖的、厚厚的。

五　决　战

"国人不负川，川人必不负国。"这是邓小丽的铿锵誓言，是佘沙的坚定信念，同时也是整个四川援鄂医疗队的战斗目标。所以，他们来了，迈着勇毅的步伐，逆风而来，出征武汉。

截至 3 月 8 日 24 时，四川先后派出 10 批医疗队、3 批疾控队、3 名国家单独抽调专家和前方工作组，共计 1463 人驰援湖北。

佘沙和邓小丽属于四川省第三批援鄂医疗队队员，在第八批援鄂医疗队员中，还有一位来自汶川的藏族女孩，她叫张琴，1996 年 11 月出生，她的家乡一碗水村距离佘沙家不远，处于汶川地震的震中——映秀镇。

跟佘沙同龄，地震那年，张琴也正读小学。历经劫难，同样见证了毁灭与重生，地震救援、灾后重建的桩桩事迹在年幼的张琴心里种下了善良的种子。

12 年过后，张琴也成为一名白衣执甲的战士，有如当年逆行汶川的医护人员一样，在武汉疫情最吃紧的时候，支援一线。

张琴是成都医学院第一附属医院重症医学科的护士。2 月 13 日，随四川省第八批援鄂医疗队支援武汉，进驻武汉协和医院肿瘤中心，她们成建制接管该院区九楼重症病区，60 多张床位收治的全部是重症新冠肺炎患者。

救治过程中，有一位 70 多岁的奶奶让张琴印象深刻。奶奶是独居老人，一个人承受着病痛的折磨，所以老人越发理解这些舍下家人独自逆行武汉的医疗队员的心态，张琴每次为老人家做护理的时候，她都会拉着张琴的手说："姑娘，不要有心理负担，我这个老太婆活了这把年纪很知足了，你们没有放弃我，我感谢你们。"

"疫情的暴发就像汶川地震一样突然，全国各地爱心人士给我们温暖，现在我也尽绵薄之力，希望能给武汉人民带来温暖。正如毛主席所说的'星星之火，可以燎原'，我希望我们一个个小星火汇聚起来的力量能够点亮武汉人民，乃至全国人民的天空。"张琴的话语，道出了无数地震灾区人民的心声。

"5·12"汶川特大地震，汉源县是 18 个严重受灾县之一，满目疮痍。在最艰难的时候，湖北省对口支援汉源县的重建工作，第一时间调集人力、物力、财力千里驰援汉源，大爱无疆，川鄂的情谊山高水长。

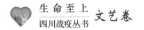
2月9日，由汉源县人民医院内一科副护士长龙秋带队的"五朵金花"加入雅安市首批支援湖北医疗队来到武汉，在汉阳方舱医院整整奋战38个日夜。"只要湖北人民需要我们，我们就上！"龙秋、何交、夏雅梅、陈丽娟、曹梦诗她们带来了汉源人民的拳拳之心。

一方有难，八方支援。军队援鄂医疗队来了，上海援鄂医疗队来了，广东援鄂医疗队来了，新疆援鄂医疗队来了，黑龙江援鄂医疗队来了……各地的医疗队迅速集结，从四面八方驰援武汉，驰援湖北。

统计数据显示，全国向湖北累计派出345支国家医疗队，4.26万名医务人员。他们与5900万荆楚儿女并肩作战，向新冠肺炎疫情发起一次又一次总攻。

武汉胜则湖北胜，湖北胜则全国胜。

曙光在前，决战决胜。越是最吃劲，越需要我们同仇敌忾；越是攻坚克难，越需要我们全国一盘棋，坚决打赢疫情防控的人民战争、总体战、阻击战。正如习近平总书记强调，全党全军全国各族人民都同湖北和武汉人民站在一起。

2018年11月，因为采访大学生西部志愿者，我到过汶川，那是一座历经劫难、浴火重生的新城，在那里，我看到了中华民族的力量。

2020年3月，我来到武汉采访，我感受着、聆听着抗疫前线的声声号角，经历着、陪伴着这座正在浴火的城市，等待着、见证着这座城市凤凰涅槃。

原载《人民日报》2020年4月15日大地副刊

报　答

李锡荣

我从湖北来

"我从湖北来。"在四川汉源人的心目中，他们的先辈都是从湖北省麻城县（现麻城市）孝感乡迁来的，这在"湖广填四川"的史实里可以找到线索。

汉源与湖北的血脉再一次接通则是在 2008 年。"5·12"汶川特大地震，汉源成为 18 个极重受灾县之一。危难时刻，湖北积极支援汉源，不光捐款 21.15 亿元人民币，还组织成千上万的建设者和工程技术人员奔赴汉源，与汉源人民一起重建家园。"三年任务两年完成"，116 个公路、学校、医院、住房援建项目，遍布汉源的每一个乡镇，崭新的汉源城在萝卜岗上拔地而起。武汉大道、江汉大道、鄂州路、黄冈路……汉源的山山水水，镌刻下难以磨灭的湖北印记。

大渡河做证，从那时起，在汉源人眼中，湖北人就是自家人。汉源县抗震救灾纪念馆陈列着一辆三轮车，挂在车后的"湖北亲人免费乘坐"横幅，讲述着一个个感人至深的故事。给奋战在工地的亲人递一碗热茶，给家门口的援建者端来两簸箕粽子，给远方来的朋友送一把自家地里的菜；这是自家磨的豆腐，这是刚从树上摘下的糖心苹果，这是我家鸡窝里攒下的鸡蛋……这些都是记忆深处的深情回响。

"我从湖北来，麻城孝感乡的。"

"我也是。"

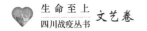
那些日子，只要凑到一起，汉源人便和援建者拉起家常。他们的口音听起来，陌生而又亲切。

我要去湖北

"我要去湖北。"2月9日，汉源县人民医院停车场，汉源县首批援助湖北医疗队5名成员从这里出发。

被称作"五朵金花"的何交、龙秋、陈丽娟、夏雅梅、曹梦诗是汉源县医疗战线数百名提交"请战书"、按下"红手印"的白衣战士中的代表。她们来自汉源县人民医院和汉源县中医医院，她们的医院，当年都由湖北人民援建。

2月9日，汉源县首批援助湖北医疗队5名成员启程。

何交是县人民医院呼吸内科副护士长。小儿子只有一岁多，这让她有些放心不下。但想到湖北疫情严重，她也就顾不了许多。

龙秋本来不在医院最先圈定的名单上，但是她说："我有呼吸内科护理经验，让我先上。"

夏雅梅是县中医院ICU的一名护士，作为"军嫂"，有到一线参战的机会，她无论如何不肯舍弃。

除了专业对口，陈丽娟当仁不让的另一个理由是，共产党员这时候就应该冲在最前面。

曹梦诗是县中医医院最先报名的一个，汶川地震时她还是初中生，目睹了家乡的学校、医院、体育馆重建全过程。她说，知恩图报，要用行动来回报。

2月11日，包括"五朵金花"在内的四川省第六批援助湖北医疗队队员进驻汉阳方舱医院。这所体现"中国速度"的医院，她们最先是从电视里看到的。而B1区的患者们最先认识她们，则是通过她们写在防护服背后的"鄂汉一家亲"字样和与之相连的心形图案。更多的人注意到她们是在2月17日，她们为451床阿姨折了千纸鹤，唱起生日歌。这是她们来到武汉的第七天，一个大雪纷飞的日子。她们的歌声温暖了一颗寂寞苦寒的心，驱散了患者心头的寒流。

明明隔着厚厚的护目镜，但在患者看来，她们就是"最美逆行者"。"五朵金花"的回答却差不多都是：我们不是逆行，而是回家。如果刚好有空，她们也会讲起当年的援建故事。

向着湖北出发

田文蛟是汉源二中一名普通的语文教师，工资不高，但她毫不犹豫地向湖北抗疫捐了款。她说，如果条件允许，我会捐更多。

汉源二中也是湖北援建的，只是那时，田文蛟还在乡下教书。对于湖北的情意，对于前线的关切，她把更多心意写进了5首歌词里，其中3首被谱曲传唱。她不觉得这有什么值得多说，"就像余大伯，他做的事也都是出于一份本心"。

余大伯全名余帮能，家住汉源县小堡藏族彝族乡丁家社区四组。湖北人民对家乡的恩情，68岁的余大伯一直没有忘记。得知湖北疫情严重，他十分揪心，说如果不是自己岁数大了，真恨不得马上冲到湖北去，哪怕是去打杂做饭，也算出了一份力。后来，他把自家地里的菜摘来卖了，所得的钱全部交到乡政府门前的捐款点。

截至2月25日，汉源县累计向湖北捐助1076万元。更值得人们记住的数字则是：33万人口的汉源县，有22万人参与了捐款。

驰援湖北，汉源人的心是急切、滚烫的；汉源人的情是深厚、质朴的。

清溪镇水果种植专业户李建和妻弟南沂向湖北襄阳捐赠25吨蔬菜水果。受他的委托，徐路林、申玮夫妇2月11日深夜两点从汉源出发，经过24小时、1300公里长途跋涉，将闪耀着川西阳光色泽的果蔬送抵襄阳。返程前，襄阳民政部门给了他们一箱方便面，以供路上充饥。但一上高速，他们就把这箱方便面送给了卡点上值勤的工作人员。

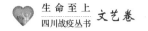
24 小时，1300 公里，汉源 25 吨爱心果蔬抵达湖北襄阳。

向着湖北，汉源人一次次出发。县城居民文志成收购 25 吨莲花白，雇车运往鄂州；农场主肖丁菱用 9 天时间凑集 1.6 万枚鸡蛋；汉源县经果林联盟 400 多名成员捐出 5 吨大米……据不完全统计，汉源各界捐往湖北的蔬菜、水果等生活物资达 299.88 吨。

汉源，你们来过；湖北，我们来了！

原载《人民日报》2020 年 3 月 9 日大地副刊

归 航

邹安音

1

来，三月竞艳。武汉江城，樱花如约盛开。

3月14日，这是一个值得铭记的日子。下午3时24分，协和武汉市红十字会医院六楼病室，四川首批援鄂医疗队川北医学院附属医院小组成员负责的两个病区共90张床位全部清零。

这20名从四川南充逆行的白衣战士，从1月25日始，随四川首批援鄂医疗队共138名战友一起，乘机连夜抵达武汉。经过一天的准备，27日投入紧张的战斗，终于在第50日，驱除病魔，迎来春光。

望着空荡荡的病区走廊，这群骁勇逆行的白衣战士突然沉寂下来，继而又紧紧拥抱在一起。泪水蒙住了他们的双眼，春天的气息也渗透到房间的每一个角落。

回首征途，川北医学院附属医院援鄂医疗小组组长周仲辉依然意难平。"国有战，召必回，战必胜。"这是一纸鲜红的请愿书，也是他们发自心底的决心和勇气。

三分治疗、七分护理。8名"90后"的女战士冲锋在前，对每一个重危病人，只要有一线希望，她们也绝"不抛弃、不放弃"，视如亲人，悉心照料。

王浩是医疗小组唯一的男护士，他就专挑为病人移动翻身等笨重的体力活儿干，双手因频繁洗用消毒液而皲裂肿胀。5岁的儿子看了后心疼不

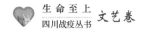
已，就画了一幅他在打怪物的画，通过微信送给他。

于无声处，温情如水。协和武汉红十字会医院的护士张志琴，闲暇之余，在川北医学院附属医院第一批援鄂医疗队队员们的防护服背后，手绘了一幅幅漫画，有蜡笔小新、海绵宝宝，还有武汉热干面等。携手抗疫，与子同袍。

每时，当这些穿着厚厚的防护服，戴着口罩和护目镜的"蜡笔小新"和"海绵宝宝"们走进病房，操着一口地道的椒盐普通话时，他们那掩藏其后的笑容和温暖，仿佛送来了一缕缕春风。

共饮一江水，川鄂一家亲。3月15日中午，一位已经治愈出院的盲人婆婆送来了锦旗，上书几个金色的大字：关爱病人，胜似亲人！

截至3月18日，川北医学院附属医院两批援鄂医疗队30名队员，已累计治愈新冠肺炎病人304人，实现医护人员"零感染"。

304，这不是简单的阿拉伯数字，这分明是一颗颗跳动的心。它们宛如一朵朵鲜花，开在华夏大地之上。

2

黄鹤楼下，长江之畔，春光越来越明亮。

还记得3月14日下午那个特殊的时刻，协和武汉红十字会医院六楼大门口，川北医学院附属医院援鄂医疗队负责的最后一名新冠肺炎患者治愈出院。

这是一名中年妇女，她鞠躬辞别医护人员后，仍然一步三回首，眼角含泪，久久不愿离去。

此前她曾在方舱医院就诊，因为心理压力巨大，病情加重，后转至协和武汉红十字会医院。这所医院是四川省首批援鄂医疗队定点援助之地。在这里，她得到了川北医学院附属医院援鄂医疗小组周仲辉、雷震，华西医院罗凤鸣和协和武汉红十字会医院十二病区李国珍等医生的合力救助。

3月19日上午9时，历史性的一刻终于来临。随着最后一名新冠肺炎患者的背影消逝，协和武汉红十字会医院全部患者清空为零。当天，该医院作为新冠肺炎定点医院被正式关闭。

还等什么呢?! 医护人员们迫不及待脱下了厚重的防护服，摘下护目镜，露出印痕斑斑的脸，纷纷走到阳光下，拥抱这醉人的春天。

经过近两个月艰苦卓绝的努力，四川第一批援鄂医疗队成员们和武汉红十字会医院的医护人员们终于心手相牵。"武汉胜利，湖北胜利，中国胜利。"他们高声呼喊着。镜头下的合影，既是一张全家福，也是一段被历史封存的永恒画面。

四川、武汉两地医者永相约：对新冠肺炎后期进行跟踪康复治疗；今后长期合作，共同探讨科研学术发展。就让春天的这一抹新绿作为见证吧。六棵繁盛的幸福树，被新栽植到了协和武汉红十字会医院的大门里。

这象征着生命的绿树，它们将守护着这段情谊，同岁月一起成长。它们还珍藏着四川医疗队员们此次带来的特殊使命，那就是家乡亲人们的祝福和感恩：2008 年汶川特大地震期间，难忘武汉红十字会医院的医护人员们，他们把心血和汗水浇灌在了天府之地。

一枝一叶总关情!

3

3 月 21 日，正值一年春分之际。

一大早，四川首批援鄂医疗队的队员们就开始收拾行李，整装待发。

10 时 30 分，协和武汉红十字会医院门口，两件签满四川和武汉的白衣战士们名字的防护服，相互交换到了对方手中。

道一声珍重，再见了，武汉!

不舍酒店的工作人员，尽心尽力做好每天的服务工作；不舍风里来雨里去的志愿者们，不计得失每天开车接送；不舍一张张风尘仆仆的面容，那是奔波忙碌着的快递小哥们；不舍居民楼窗口，那一双双目送的眼，那一只只挥动的手……待到明年春暖花开时，我们再回江城看樱花，可好?!

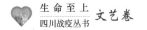
从协和武汉红十字会医院到武汉天河机场，一个小时的路程，沿途警察致敬，汽车鸣笛，行人夹道送别心目中的英雄们。

这也许是今生独一无二的登机牌，这也许是每个逆行者们心中永远的记忆。打开手中紧握的登机牌，牌面始发站是武汉，目的地是成都。牌后的字迹赫然入目：最美逆行，同心战疫，英雄凯旋，感恩有你；航班：胜利号；登机口：凯旋门；日期：抗疫胜利日；目的地：美丽家乡。

当白衣战士们登上川航 3U3104 次航班的那一刻，一个熟悉的声音再次响起来："我是本次航班的执飞机长刘传健，寒冬时节，送你们逆行武汉抗击疫情，大家每天都关注着疫情防控信息，在你们的努力下，确诊病例持续减少，治愈病例数不断增加，抗疫工作取得阶段性胜利。我知道这是你们日夜奋战、辛苦劳动的成果，感谢你们为这个春天带来了希望，幸得有你们，山河无恙。幸得有你们，国家少创。幸得有你们，百姓和祥……"

机舱上，印着一排排红"心"图案，挂着一面面五星红旗。乘务员们穿着大红的制服，带头唱起了《我和我的祖国》。在有力的节拍声中，白衣战士们朝着家的方向起航。

此前，南充市第三批出征的南充市中心医院的白衣战士们，也圆满完成在华中科技大学附属协和医院肿瘤病区的新冠肺炎重症患者救治工作，并已回到成都附近隔离修养。川北医学院附属医院第二批出征的白衣战士们，还在武汉大学人民医院东院坚守岗位，帮扶救治，等待回家。

华夏大地，春花已开。那些逆行的白衣战士们，正各自踏上回家的归途。天府之国的美丽南充，已经张开怀抱，等着英雄们凯旋。

原载《中国作家》杂志和人民网"战疫"征文专题

川军赴考

罗大伦

到达武汉天河机场的时候已是晚上，寒风萧萧地吹着，显得格外的寒冷。张传涛和同事们紧了紧外衣，环顾四周，机场空落落的，十分寂静，只有这架从成都双流飞来的飞机。

2020 年春节注定是一个不平凡的节日，迎接新年的鞭炮还未在地上炸响，五彩的焰火还未升上喜庆的夜空，一场来势汹汹的新冠肺炎在武汉暴发，很快蔓延全国。国人面临着生死大考。出征武汉，奔赴抗疫一线，成为白衣天使立志报国的神圣选择。成都中医药大学附属医院（四川省中医院）党委很快组建了援鄂医疗队，汇入四川省第一批援鄂医疗队伍中。大年初一早上简短的集结、宣誓和领导讲话后，中午就出发开赴武汉。在飞机上，因为对前方疫情状况一无所知，大家脸色凝重，谁也没多说一句话。

作为成都中医药大学附属医院（四川省中医院）援鄂医疗队队长，张传涛临行前才将此事告知家人。看到一双 5 岁儿女期盼的眼光，张传涛蹲下身子，搂住他们说，等爸爸出差回来，就带你们回老家去玩，好不好？望着妻子含泪的眼睛，张传涛嘱咐，照顾好孩子，不要将此事告知老母亲。说完头也不回地跨出门去，并将手机里老家亲人朋友的朋友圈屏蔽了。张传涛的老家在河南乡下，老母亲盼他回家过春节，已经足足盼了 8 年，年前他已经答应了老母亲和孩子这个春节一定回去，现在又不得不失约了。

四川省第一批援鄂医疗队是全国早期到达武汉的医疗队之一。从机场出来，坐上前来接他们的车辆，透过车窗，看到沿途十分寂静，没有一个行人。经过江汉区一家医院时，医院门口停着一辆辆救护车，这是一路上唯一看到有人的地方。

到达武汉汉庭大酒店，把队员住宿、随身医疗物资安置妥当后，四川医疗队立即召开会议并进行培训。张传涛团队被派去支援的地方，是武汉红十字会医院。该院离华南海鲜市场最近，危重病人很多，医院400多名医护人员中，已有不少医护人员被感染，医疗资源严重不足。情况介绍中，该院医务科长哭了起来，说如果你们迟来半天，医院就崩溃了，现在你们来了，医院就有希望了。话未说完，多次站起来向四川医疗队深深鞠躬……

第二天去医院交接工作。院长熊念是个35岁的年轻人，曾经留学海外。当问到医院还有多少套防护服，明天还有多少医护人员能够上班时，熊念回答："我不知道医院还有多少防护服，也不知道明天还有多少医护人员能够上班，因为我们没有想过明天，只想把今天的事情做好。"那一刻，一股悲壮的氛围涌上张传涛他们心头，但随即，一股豪气也涌上他们心头，12年前汶川地震时，湖北人民也竭尽全力帮助过我们，这次我们一定要帮助武汉人民渡过难关，战胜疫情，哪怕为此牺牲生命。

理想很豪迈，现实很骨感。平时只能收留四五百名患者的武汉市红十字协会医院，一下涌来2400多名病患。走廊、楼梯、电梯、收费室门口都是病人，有的站着，有的坐着，有的躺着，局面较为混乱。病患中，既有老人、小孩，也有戴着手铐的监狱服刑犯。张传涛他们负责七楼重症与呼吸病房，也是重症病人最多、最危险的地方。办完交接手续，张传涛到病房实地考察，慰问患者，给他们加油打气，鼓励他们要相信国家，积极配合治疗，早日战胜疾病，康复回家。从他们含泪的眼睛里，张传涛看到了希望和信心。治疗病人的同时，张传涛还积极参与医院病房改造工作，为降低内传风险，提高救治能力，改变几乎瘫痪的局面尽职尽责。

由于疫情来得突然，目前还没有研制出特效药，患者普遍存在焦虑情绪，有的甚至表现出狂躁症状，给治疗工作增添了很大的难度。张传涛是中医博士、四川省中医院呼吸科副主任，觉得中医博大精深，如果把中西医结合运用于临床，说不定效果更好。1月29日，当四川省第二批援鄂医疗队到达后，对救援现状进行了资源整合，重新优化了医疗力量。1月31日起，由张传涛牵头，乐山市中医院、峨眉山市中医院等多家援鄂中医院医护人员参与，组成中西医结合特色医护团队，开始接管10楼和11楼病房，负责该病区58张床位病人的治疗与护理工作，后来又接管了医院共12个病区的中医会诊工作。通过不断总结摸索，他们把四川中医优势在武汉抗疫一线发挥起来，获得了良好的治疗效果。

每天，张传涛都带着他的团队穿行于医院隔离病区，通过收集患者舌象，四诊合参，对患者进行中医辨证分型，根据辨证结果开具处方，同时根据患者的体质差异，有针对性地施药膳；根据患者核酸检测样本，不断完善治疗方案。针对患者的焦虑情绪，张传涛和他的团队运用"话疗""穴位按摩""太极拳""五禽戏"等中医秘密武器，缓解患者焦虑情绪，提高患者免疫能力。

"虎爪，握拳，往上，再慢慢下来……"在张传涛负责的病区，这样的一幕每天都会出现。如果不是医护人员穿着厚厚的隔离服，如果不是跟着练习的病患者还戴着口罩，不知情的人还以为这里是在拍摄电影呢，其实这是张传涛团队的张思琪、曾安会等医护人员在引导轻症病人做五禽戏。每天工作下来，尽管大家很疲惫，但看到病人经过中西医结合治疗，症状得到改善，康复速度加快，大家依然士气高涨。2月14日那天，是张传涛团队最开心的一天，5名患者在他们病区治愈康复后，集体出院了。下午4点，张传涛从值守的病房回到驻地酒店，虽然已经累得进门就倒在床上，但仍在微信朋友圈里记录下当天的惊喜。为了给康复患者出院后继续跟踪指导，一个集合康复患者的微信群建立了起来，团队把康复音乐、视频、康复知识等资料及时上传，出院患者可以随时向医疗团队咨询。

不知不觉中已过去了57天。张传涛和他的团队经受住了武汉一线抗疫大考验，3月21日凯旋，回到了四川。回忆起武汉抗疫的日日夜夜，张传涛动情地说，最难忘的是团队的敬业精神，是湖北人民的感激之情，是

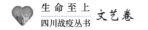

医院党委对他们的关爱之情。离别武汉时，同道的依依难舍，武汉人民的热情呼喊，让他们泪流满面。四川省中医药管理局、成都中医药大学、医院党委领导在团队出发后，经常以各种方式给予关心关爱，医疗物资上随时给予保障，对他们家庭出现的困难及时帮助解决……这些，都成为他们在武汉一线做好抗疫工作的坚强动力。

去时寒风飘，归来春花开。张传涛和他的团队用医者仁爱之心，用高度责任感、高度敬业精神，向四川人民乃至全国人民交出了一份漂亮的答卷，谱写了一曲白衣天使逆行者的赞歌。

原载《文艺报》2020 年 4 月 29 日第 7 版

一天的脚步

曹永胜

2月的一天，清晨的县城格外冷清。这个特殊时期，一些人只能宅在家，另外一些人却带着风险和劳累奔波于大街小巷，为大家守护安全。四川省内江市威远县严陵镇河北街社区支部书记张丽就是其中一位。志愿者小唐用一种特别的方式，记录了张丽的一天。

7点30分，半个小时的步行，张丽来到社区办公室。8点，张丽在办公室参加防疫工作二级街长微信视频会，近一个小时的会议后，张丽按照上级指示及实际情况对工作进行了安排。

9点，张丽带着社区工作人员开始对街道10个卡口和老旧楼院封闭卡口逐个巡查。6600步，小唐的微信步数已经排到了好友前列。

10点，张丽一行人回访了辖区的7户重点人员，仅一户有电梯。11600步，是距离，是高度，更是温度。

11点，张丽走进超市为重点人员、残疾人员提供代买服务，从猪肉到蔬菜，从护手霜到洗发水，再小的物品都是一份沉甸甸的责任。14750步，记录着每一个需要帮助群众的诉求。

12点，刚回到办公室，张丽就张罗着为每一个封闭卡口的志愿者们送去预防疾病的中药。

检查公告栏、标语、街道卫生、出入人员证件，劝导门面按规定停业，辅助巡逻队巡查……16600步，仅仅是上午的"战绩"，就让小唐挺进了微信步数排行榜前三甲。

12点30分，还没来得及歇歇脚，张丽就骑上小电动车，穿过北门领

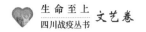

取志愿者物资。

下午1点是吃午饭的时间，刚泡上一盒方便面，一位老人就到办公室办理出入证。老人记不清自家的门牌号，张丽只好跟着老人走到楼下，然后再走回办公室。18200步，方便面已经冷了。

下午2点，太阳出来了，新的巡查、劝导工作又开始了。

依然是10个卡口，还有河边、胡同乃至32层的高楼。张丽说，天气好是个好事，但这时候忍不住要出来晒太阳的群众也就多了起来，为了他们的安全，人群容易扎堆的那些地方，一个也不能放过。24100步，记录着一份光荣的担当。

下午6点50分，张丽儿子打进视频电话，母子相互关心了几分钟后便匆匆结束。人们常说，等疫情结束，就去见那个最想见的人，但是，对于参与防疫工作的人来说，最想见的也许是时刻陪在身边的那些亲人。

晚上7点，张丽开始沿街检查门面关门情况。然后又回到办公室，收集整理资料、总结当天情况、召开社区干部会、安排第二天的工作、整理上报各类报表资料。

特殊时期，琐碎的工作，每一项都极其重要。一晃两个小时就过去了。

晚上9点，微信步数定格在27603步，整整22公里，相当于直线穿越县城两个来回。

一天的工作结束于一碗汤圆。张丽说，一家不圆，万家圆就好。

原载《文艺报》2020年3月4日第5版

何敏：为织一方防控网，身怀六甲走山崖

刁觉民

"喂，庄大爷，我是何敏，这几天是疫情防控的关键时期，你叫家人别出山哈。""肖大哥，你千万要做好自我隔离，别与他人接触哟。"

……

2月10日，何敏吃完晚饭，像往常一样，忙着给她网格内的重点人员一一打电话，反复强调疫情防控的注意事项。

白天宣传、排查，晚上电话、整理资料。"这个春节，就在这样的状况中坚持到现在。"正月十七晚上，何敏在电话中告诉我，作为一位专职网格员，她主要负责五凤镇的白岩村和罗家坝社区居民各类信息的采集，收集整理每家每户的动态信息，协助村（社区）开展社会服务和社会管理，完成社治部门安排的工作任务。疫情暴发后，除日常工作外，宣传疫情、摸排登记、走访劝导等便成了她每天的重要工作。

除夕之夜，何敏一家人正围炉煮酒，看着春晚，突然的一条短信打破了家里的祥和。"疫情严重，取消休假，全员排查。"接到命令的她，马上找出自己的笔记本，认真地翻找资料，最后告诉爱人和父母："我明天要去山上排查。"

听了这句话，全家人先是一惊，后又集体反对："你不为自己着想，也要为肚子里的宝宝考虑，万一传染了咋办？""我是那一片的网格员，又是共产党员，关键时刻当逃兵吗？"何敏的一席话，让家人无言以对，只得由着她"胡闹"。

1月25日，正月初一。何敏带上一个笔记本、一份登记表、挎包来到

镇上，领导发现她已有 5 个月的身孕，不同意她去村上，准备安排她在家中休息，可是她坚决要求去自己所负责的网格内开展排查工作。她说："我最清楚我这片的情况，也更了解当地的居民；我虽然有孕在身，但怀的是二胎，我有经验，知道如何保护自己。""她一个上午都要求，坚持要去一线，还说自己是青年党员，这个时候不能当'逃兵'嘛!"领导说，"我也只好同意她的请战要求。但我反复叮嘱她要千方百计保护好自己。"

她将消息告诉自己的家人："领导同意了我的请求。"她爱人没办法，一阵苦笑。

何敏所负责的白岩村和罗家坝社区，一个在镇西北，一个在镇东北，战线长、地形复杂，其中，白岩村是辖区内最艰苦的地区。白岩村海拔886 米，全村共 23 个组，1122 户，3036 人。走访中得知白岩村还有 2 名从湖北经武汉返乡人员。山高、路险、院落分散是这个村的特点。进出大山的道路，除一条盘旋于山腰的村道外，组与组之间只有一条羊肠小道穿行于复杂的地形中。罗家坝社区情况虽然稍好点，但村上 15 个组的 1157户、2793 人也比较分散，排查工作也是诸多不便。除 3 名从湖北返乡的人外，周边回家过年的人也不少。

何敏每天就在这两个村中穿行，在蜿蜒的山道中蹀躞前行。她去的第一个村是白岩村，与村干部和兼职网格员一起对每个组每家农户开展走访、排查工作。在进村入户的排查过程中，经常走了一个多小时的崎岖山路到了一个村庄后，才发现院落或家里根本没有人。在地里干活的，外出不在家的是常态。电话联系对方不是讽刺几句，就是找麻烦的："我们山上本来就没有外人进来，你们不来我们还安全些。"在罗家坝社区，告诉大家要"戴口罩、勤洗手、少出门"防控疫情时，有人就说："我们没有口罩，还以为你们来发口罩的呢。"有的就干脆让你帮忙带东西。针对这种情况，"我们就利用老百姓煮中午饭的时间进行排查。"何敏说，"我们有时也尽量满足群众的要求或想方设法去做好安抚工作。"

"其实这些都不是最恼火的，我们都能克服和理解。最大的困难是进村入户的交通、险峻的山路。"何敏告诉我，她去年 11 月份被招聘为专职网格员，什么苦都体验过了，基础数据也基本掌握，这次疫情防控，关系到人民群众的生命安全和身体健康，一点都不敢马虎。只有抓紧时间，努力把任务完成好。

为保证"一个不漏"，何敏调整了原来每周两三天去村上排查、一至两天整理资料的安排。疫情期间她就这样白天到村组、进院落，利用晚上时间做资料，确保每天的动态。她说，最近交通也不正常，村上交通又不当道，就只能去最近的一个公交站等车，之后再走一两个小时山路，等到了目的地基本就耗费一个上午。特别是去白岩山顶的原高峰村，便只有搭巡逻队员的摩托车上山，一路颠簸不说，还十分危险。有一次下山晚了，错过了班车，只好走路下山，走了近一个小时天也快黑了，路上连一人影都不见，当时人累心里也害怕，手机又没电，想到家里人肯定担心死了。"幸好遇上好心人搭了一截路，晚上才回到家，见到父母眼泪一下子就出来了。"说起疫情防控排查的经历，何敏好像在讲述《成龙历险记》的故事。

五凤像何敏这样的网格员还有很多，如李娜、邓辉、贺洪艳、卢晓红等。他们在这次疫情防控的战斗中，发挥共产党员、共青团员的先锋模范作用，身穿印有"金堂网格"字样的马甲，佩戴袖章，奔走于五凤的山水间，将党的温暖、政府的关怀送到千家万户，将人民群众的呼声反馈回来；他们凭借一个口罩、一支笔，按照"全员登记、不漏一人"的原则，开展地毯式、拉网式的排查、登记，实行"网格＋疫情防控"的制度，日报告、日汇总，逐级上报网格内的疫情防控情况，实时掌控一方疫情的动态；他们引导返乡人员保持乐观心态，遵守隔离纪律，积极配合隔离、观察。

是他们编织了一张严密的疫情防控网，他们在网格内奔忙、宣传、排查防控疫情，让老百姓放心平安。

原载"方志四川""人民号""澎湃号"等平台

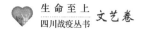

郭嬢嬢的生死 32 天

——来自泸州市抗击新冠肺炎疫情一线的报告

张　合

郭嬢嬢被确诊了!

虽然已有防备,泸州市新冠肺炎疫情防控阻击战指挥部的领导们还是心头一紧。

荆楚事发。泸州很快查明,从湖北、武汉回到泸州的有 2 万多人,其中武汉 7000 多人。绝对数虽然不多,可在春节这个当口,群众喜气洋洋,流动快速,如果疏忽大意,感染人数要得了几天就可以成几何级数疯狂上升呢!

马上送定点医院! 指挥长下达了命令。这天,是 1 月 24 日,大年三十。

面对突如其来的新冠肺炎疫情,市里马上成立了包括西南医科大及其附属医院、附属中医院,市人民医院和市中医医院在内的指挥部和专家组。指挥部的决定斩钉截铁:全力以赴,医治病人,力争确诊病人零死亡,医务人员零感染。

30 日,市指挥部再作决定,四家医院再次出人员、出专家、出物资、出钱,把市人民医院代管的传染病医院重新组建成西南医科大附属泸州市传染病医院,并作为全市新冠肺炎治疗的定点医院。杜一华、卢苇、吴刚、胡伟、丁兀峰、谢长友等四个医院的领导迅速组成了传染病医院领导班子,又火速抽派精兵强将,和市人民医院原有队伍进行整合,组成联合战队,进驻定点医院。

指挥部根据专家建议，紧急组织采购防护服、护目镜、吸氧机、口罩、消毒液等医疗防护用品，全市没有全省买，全省没有全国买，全国没有全球买，很快就买回比较充足的抗疫用品。随即又组织本地企业赶工生产。泸州，几乎没有缺过物资。

郭孃孃住进定点医院的时候，状态还不算坏，坏的是心情。她发现这个陌生的环境里，居然只有她一个病人，大家都用关切的眼光看她，看得她心里发毛。她有些沮丧，那么多武汉回来的、湖北回来的，偏偏，倒霉运的是68岁的她！

大家对郭孃孃病情的警惕性一直比较高，因为郭孃孃不仅被新冠病毒感染，还被细菌感染；加上她患有糖尿病，同时又是一个素食主义者，不折不扣的一个高年龄高风险病人！市人民医院医务科主任肖葵、医生卫茂华等人从24日起，天天都来查看她的情况。看见病人能吃、能喝，也能睡，一副风平浪静的样子，市新冠病毒肺炎防控阻击战专家组组长黄永茂、传染病医院副院长吴刚等当年经历过非典的几位专家，却惴惴不安。时间很快到了28日、29日，眼看要到一周这个敏感的节点上，市卫健委主任涂曲平、副主任王建伟把几个专家请去现场反复察看，看得心情沉重，要求大家一级战备。30日，病人出现了"白肺"。31日下午，正在参加全市新冠病毒肺炎防控阻击战"作战培训"的黄永茂接到电话："拐了！"

暴风骤雨

电话是现场值守的市人医医务部主任肖葵打来的。这个"拐了"可不是拐点的拐，泸州话，就是"糟了"！

郭孃孃骤然间呼吸就急促起来，样子就像溺水，嘴巴大张，然而还是出气多，进气少，脸色乌青，像碰撞之后死了血似的。呼吸频率每分钟竟然达到了40次！氧分压低到42毫米汞柱（正常情况应该是80－100毫米汞柱），动脉氧饱和度低到90%以下（正常情况应该是95%－98%），处于严重缺氧

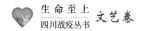

状态。专家紧急会诊，决定马上给予呼吸支持，把呼吸机供氧和高流量吸氧机吸氧双管齐下。

晚上 10 点，装运高流量吸氧机的 120 急救车从西南医科大附属医院急诊科呼啸而出，往定点医院飞奔。

从郭孃孃进入定点医院开始，负责靠前指挥的两位副指挥长：副市长马宗慧、西南医科大党委书记廖斌，就对新成立的传染病医院领导班子套"紧箍咒"："定点医院就是抗击新冠病毒肺炎疫情的主阵地，联合战队就是救治病人的主攻手，四个医院就是战胜病毒的主力军，打仗就得打出威风，服从命令，听党指挥，要人给人，要物给物，随要随调，随调随到，没有价钱可讲！"

高流量吸氧机（以下简称高流机）是一种价格昂贵的好东西。11 点顺利抵达定点医院，安装调试却麻烦惨了。怎么装，怎么用，现场几乎没有精熟操作规程的人。首批舱内医生、病区组长、市人民医院的卫茂华，主动承担安装任务。安装还算顺畅，最后却出现接头不能连接的问题。因为高流机是德国货，病房里的接头是国产的，不吻合，好比一个充电器不能充所有的手机。赶紧又调派设备科人员进舱，改装接头。安装调试完毕，舱内又没有会操作高流机的人员。赶紧又请舱外的专家录制好操作视频往里传，直到把舱内医护人员教会为止。安装调试高流机，足足花了 5 个小时，一直到凌晨 3 点才给郭孃孃成功用上。舱内每个人，衣裤都湿透了。

31 日起，病房里的医生、护士，就进入了"医疗一级响应"状态，寸步不离地监视病情、测血糖、验血象、观察记录、喂饭给水、接尿把屎，流程平滑无波。医护人员分成两拨，一拨在舱内，一拨在舱外。不论在舱内还是舱外，大家的心都在郭孃孃身上。

2 月 1 日上午 10 点，专家进行会诊，郭孃孃被确诊为重型患者。

2 月 3 日上午会诊结束，郭孃孃被确诊为危重型患者。这是最严重的级别。

郭孃孃，泸州第一例新冠肺炎患者、第一例重症患者、第一例进入定点医院患者。三个"第一"，让指挥部的领导同志和专家们的心提到了嗓子眼。

专家组为一个关键问题争得面红耳赤。病人上高流机和无创呼吸机后，两个呼吸机支持，支持力量是强大了，但病人反应强烈，极度不适。为了减弱人机对抗，提高病人吸氧舒适度，不得不采取交替方式，高流机用一阵，再换上无创呼吸机，呼吸一阵，再换高流机。舒适度好了一点，但情况仍然非常危急，病人显示出明显的呼吸衰竭迹象。要不要上有创呼吸？有人提出了更高级别的救治手段。专家组分成了两派：一派意见是上，按照常规早就该上了；一派意见是不上，先稳一下再说。上，合乎规定，不上，合乎实际。先稳一下最后成为会诊结论，大家决定冒一下风险。后来的发展形势表明，先稳一下，还真就稳住了。

2月3日下午，市人民医院新建不久的沙茜院区，还被没有征地完毕的农村包围着，油菜花举起一片黄金，草叶和柳树泛出轻描淡写的诗意。4点，5G远程会诊在沙茜院区进行。四川省华西医院的专家团队，坐在成都的远程视频会诊室，处理分析沙茜院区传过去的信息。梁宗安、康焰、金晓东等全省、全国有名的医学专家，表情严肃，全神贯注。华西医院院长李为民也参加了讨论。在他们背后，是会诊室宁静的墙壁、雪白的灯光。其实他们背后，还有四川省卫健委党组书记沈骥、主任何延政甚至省委、省政府领导们焦急的等待和关切的目光。他们肩膀上，承载着四川看不见的硝烟。

专家们的结论出来了：病情相当严重，可以说是目前四川新冠病毒肺炎确诊患者之最。此时，谁都明白救治郭孃孃的重大意义。如果成功，是泸州的成功，是四川的成功，也可以说是中国的成功。情况已经上报国家卫健委。想来，党中央、国务院可能也看着的啊！

华西医院重症医学科专家金晓东，呼吸治疗师王鹏，会诊一结束就从成都出发，匆匆赶往泸州。晚上11点，略显疲乏的两位专家踏进了定点医院。先吃饭？专家们摆摆手；听汇报？他们又摆摆手。两位省专家径直"全副武装"，轻轻进了病房。病人的严重情况超出了想象，现场看见比会诊所见，更加触目惊心。走出病房，泸州团队把之前的情况包括争论分歧也作了报告。金晓东点点头，说，目前泸州的处理应该是可行的。提出建议之后，临走，两位专家犹豫了片刻，还是紧紧握了握泸州战友们的手。

定点医院采纳了金晓东提出的建议，随即调整完善了医治工作思路，郭孃孃交由重症治疗主导，其他学科治疗辅助；把危重症病人和一般病人分开医治，保证郭孃孃的医治不因其他而削弱；构建舱内人员、舱外组长、舱外专家和院领导三级救治结构，点名重症科主任雷贤英担任舱外组长。自此，定点医院组建了以四个医院重症科人员为主的小分队，交给雷贤英使用。市指挥部副指挥长、西南医科大党委书记廖斌要求，舱外专家们每天会诊的情况，都要传给他看。此后，专家组经常接到廖斌打来的电话，询问情况，交流看法，引领着大家前进。

面对群众的危难和组织的号召，请战书雪片一般飞到院领导手里，小分队很快就组建完成。重症医学科护师魏星在请战书里写出了自己的骄傲："很多亲戚听说我学护理，都认为我没有出息，这次，我就要让他们看到，男孩子当护士，一定比女孩子更棒！"西南医科大附属中医医院护士林小燕在日记里写出她的自豪："因为自己体重轻，个子小，穿不住防护服，请战书没有被批准，但我也在现在的岗位上恪尽职守。"

2月4日，3个医生、7个护士到位，队长雷贤英把他们安排进舱。舱内人员，高峰时达到34人。雷贤英建议，对病人标本都治。对标，继续采取呼吸机、高流机进行呼吸支持，恢复呼吸功能；对本，清除新冠病毒和细菌感染，彻底铲掉病根。院领导尊重她的建议。于是，她把重症、呼吸、传染、营养、心理等多学科组织起来，扩充了重症小分队舱外力量，抱团对抗病魔的暴风骤雨。舱外，每天上午10点，雷打不动组织专家会诊，制定完善医治方案，大家把这个法子称为"一天一案"；其他病人也陆续住进舱内来以后，专家组给每个病人制订了不同的医治方法，大家取名叫"一人一策"。舱内，医生每天三倒班，护士每天六倒班，24小时全天候紧密医护。护士半小时记录传输一次病情信息。里面的信息和外面的信息，通过她亲自接收、处理、传输。她吃住在医院，定时监控了解舱内病情。怕晚上休息时睡过头，就设置闹钟，她按时醒来，里面没及时反应，就赶紧打进电话去提醒。

5日、6日、7日，病情仍然危重，但郭孃孃本人的舒服度提高了。她头脑比较清醒，心情也不错。大家一直悬着的心，往下放了一点点。

她的血压血糖依然不停起伏，情况不容乐观。糖尿病合并新冠肺炎，会严重损害肌体，提高死亡的概率。调血糖，调血压，关乎整个医疗的成败。

多学科合作的威力出来了。

西南医科大附属医院内分泌科主任万沁，参加工作起就帮病人调控血糖，调了半辈子，积累了不少经验，但这次遇见郭孃孃，还是着实捏了一把汗。2月5日接手病人后，万沁分析，病人之所以血糖波动幅度大，主要原因是有糖尿病基础疾病，外加病毒感染、细菌感染、激素使用所致。在此情况下，要把血糖控制在最佳稳态，是非常不容易的。其他因素不说，单单是吃东西一样，控制起来就很考手艺：多吃一口含淀粉的食物，会形成高血糖，少吃一口又会形成低血糖，但东西不能不吃吧？她先进行皮下注射胰岛素，然而控制不住血糖，马上改为静脉泵，情况稍稍有所好转。病人营养不足，营养液口服后，血糖值马上升高，赶紧又协调营养科调整营养供应方案，把血糖降点下来。反反复复，上上下下，直到找到郭孃孃的最佳平衡点，如握平衡木，踩稳血糖值的钢丝。

给郭孃孃调控血糖，过一小时就要在手指顶端采一次血来化验，郭孃孃的手指尖，几天下来，已经扎得血印斑斑、血眼模糊。每扎一次，病人都皱起眉头，龇牙咧嘴。护士每次下针之前，都要仔细看一阵，尽量找个不重复的针眼，可是很难找到。扎在病人手上，痛在自己心上，有个护士就受不了，眼泪直流，扎不下去，换了别人去扎。医生向廖斌报告了这些情况，说想上动态血糖监测仪代替指尖采血，以减轻病人痛苦，可病人又患有低氧血症，担心数据不准，不敢冒这个险。廖斌沉吟了一下说，一天扎24针，实在是恼火，换吧，仔细一点就是。老天保佑，用动态血糖监测仪测了几天，对比平时采血化验出的数据，还比较准。

西南医科大附属医院营养科主任汪敏没有料到，郭孃孃这个素食主义者素食得那么彻底，那么坚决，平时别说吃肉，连油水都很少沾。这次病倒后，严重的病毒感染和细菌感染，再加上营养不良，她的身体变得相当差，免疫力低下。汪敏揪心得不得了。与这样凶狠的病魔作斗争，要给病人足够营养支撑，又要控制血糖动荡，还真不是容易的事。汪敏根据病历和她亲眼所见，给了一个口服营养、肠外营养、糖尿病饮食治疗的三合一方案。病人高烧脱水，不给水不行，给多了也不行。她先给病人开出150毫升专用制剂，一天用三餐，替代了喝水；又加肠外营养作补充，每天滴注600到700毫升卡文（卡文：一种肠道外营养液）。

饮食就更讲究了，得吃低盐、低脂、低生糖指数的东西，多吸收高膳食纤维。汪敏做这个方案真是煞费苦心。给米饭，得由少到多，循序渐进，每顿从粗细粮掺杂的25克，缓步递增到75克；给蛋白质，得增加含水溶性膳食纤维的东西，每天交替搭配一定数量的鸡蛋、牛奶、豆腐、乳清蛋白粉；蔬菜呢，每顿要给瓜类、叶子、菌类，数量不超过300克。此外，每天还要给点水果，但血糖不稳定就不能给。郭孃孃不吃肉，尊重她的习惯，就不安排。汪敏风趣地说，每天的食谱要根据病情变化进行微调、完善，容不得半点闪失。

市人民医院的小姑娘肖淑珍主管病人膳食，又配合汪敏工作。细心的肖淑珍发现，郭孃孃牙齿不好，咀嚼能力差，她就给郭孃孃开小灶，把饭菜结构调匀，数量计准，煮软、熬香，才给病人送去。为了控制好数量，她自备了一把小秤，根据汪敏开的食谱，严格称重，连几瓣橘子、几片苹果都精确到克。病人服用药物后消化道反应大，恶心呕吐，她就把饭菜弄得更加精细。她说，弄了几天，都想回去给自己的爸爸妈妈做两顿饭了，长这样大，还没给父母做过一餐饭呢！

开始，郭孃孃厌食，抗拒，舱内的医护人员接到饭菜，还得先做思想工作，哄小孩一样哄着，才能让她慢慢吃下。其实从头到尾，服药、吃饭、吸氧、抽血，啥都得哄着护着。

患者好像被"禁闭"，医护人员也像是被"软禁"了。这些自愿"付出自由"的医护人员，以无法形容的忍耐和超过极限的付出，凝聚起强大的、柔韧的合力，对抗着、消耗着新冠病毒肺炎的暴风骤雨。

医生李芹是舱内医疗组组长，她在日记里写道：

2月1日中午12点，我作为组长先一步进舱。我以为工作很简单，结果当天下午，我就在办公室、病区里忙得团团转，危重病人郭嬢嬢一会儿高热，一会儿血糖太高，一会儿又胸闷、呼吸困难；咳嗽剧烈，就像喉咙里有一台乡村烂路上奔跑的破旧汽车一样。一面要好好处理病人的问题，一面要定时向舱外会诊组报告每个病人的各种数据，还要抽时间熟悉医务部发来的几个统计病人信息的报表，等等。我分身无术，打电话给3名医生诉苦："同志们，快来救命啊。"当天晚上，我还出诊收了一个新病人，和其他4个医生一起加班到凌晨2点多。第二天、第三天，工作依然非常忙碌地进行着，吴刚副院长又打来电话了解危重病人的病情，我说："重，呼吸衰竭，吃不下，奄奄一息，可能稳不住。"吴刚一听，着急地吼起来："稳不住也要稳！"舱内舱外的医护人员主要围着郭嬢嬢转，我一连7天从早忙到凌晨两三点才睡个囫囵觉，心里紧绷的弦好像快断了。有次黄富礼副主任打电话找我了解病人情况，说了不到两句，我哽咽了，然后是鼻涕长淌，眼泪直流，吓得黄主任直问"李芹，你怎么啦，你咋啦"，我调整了半天才控制住言语中的哭腔，最后说了句"我睡少了，头晕"，掩饰过去。随着郭嬢嬢病情加重，病重通知书、病危通知书也先后下达给病人家属了，病人家属（儿子、侄子）的电话常常不分时段打到病区，要了解病情，甚至强硬要求来病房看望病人，一言不合就对我大声叫嚷。我委屈得不得了。但我得理解家属的担忧和害怕，我还是耐心解释沟通，婉言回绝了家属来病房探望的要求。

老天开眼，努力总算没有白费。到8日、9日的时候，郭嬢嬢的胸片、血糖、血压，看上去正常些了，"白肺"也渐渐消失了。炎症风暴过去了！

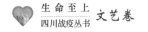

生死拉锯

郭孃孃心跳不快了，体温不高了，血糖血压正常了，但要命的问题还在：不能脱氧，氧浓度降不下来！病人丢不开吸氧机怎么行呢，总不能挂着吸氧机出院吧。

摘不掉无创呼吸机和高流机，说明病人的脏器在炎症风暴中受损相当严重，呼吸功能濒于丧失。那么必须跟进的重要工作，就是得千方百计恢复病人肺部的自主呼吸功能。弄不好，又会回到危险的原点。

决不能松劲。

生和死，正在以郭孃孃为中点进行拔河。生，可以把她带到光明大道。死，则把她拉进万丈深渊。万幸的是，病人还活着。活着，就有希望。大家相互打气，帮助郭孃孃渡过危险期。

打破这种危险的平衡，调整特别是调减，就成了首要任务。舱内舱外，领导、专家、医生、护士都守着数据调整，一门心思都在数据变化上：不减会造成呼吸机依赖，减快了会造成反弹，减多了血糖波动大，每走一步都得走碎步，战战兢兢，如履薄冰。氧浓度每天减5％，呼吸机支持力度每天减1毫米汞柱。发现不对劲，就赶紧微量调增，这样的调加调减，循环往复。

医生护士和病人都到了最难熬的相持阶段。对病人的生理心理都得好好地调，哄着调各种数据指标，哄着让病人配合支持，哄着病毒乖乖离开。开始的时候，郭孃孃是没法自理生活的，喂食、接尿、端屎，都靠护士们一条龙服务。但病人不能老躺老趴啊，得站起来、走起来啊。这个时候，程丹、吴翠玲一群护士们就鼓动郭孃孃自己动手，起床翻身，甚至谎称护士自己某些动作做不好，得麻烦她帮忙，故意"引诱"她自力更生。慢慢地，从扶着她坐起来，到自己坐起来，从扶着她靠着床头双脚下地，到自己下床触地，从扶着她试探着在病房走路，到自己迈开小步，从不想说话到开口说话，从帮助喂食到自己进食，端碗捉筷，一点点，一天天，慢慢地，悄悄地，情况日益好起来了。

一位没有署名的护士在微信上说：郭孃孃真是个"大熊猫"啊！每日查房或者巡房，我总看见郭孃孃病房有护士有医生在为她忙碌着，要么是袁灵医生在给她做下肢血管超声检查，要么是胡丽蓉医生在给她的呼吸机进行数据调整，要么是王传辉医生在教她进行肺部康复训练，要么是喂她吃药喝水，要么是帮她洗脸擦身，要么给她喂苹果，要么给她拍背，要么给她查血气分析。有天我经过她的病房，发现病房很昏暗，静悄悄的，却依然有一个护士坐在她的床旁，像雕像一样一动不动，我准备进去，那个护士给我做了个"嘘"的动作，然后又变成雕像了。

有几回，郭孃孃睡到半夜，迷糊着喊了一声"死老者（郭孃孃这样叫她男人），我要屙尿"。护士陈小红马上应声过去，小便盆端上床，把尿给她接了。后来，郭孃孃要拉屎，强撑着想起床自己去厕所，撑了两下，坐不起来。两个男护士把盆子端过来，要帮助她。她不干，脸红得很。男护士说："不笑人，我们是医生，就是做这个的。总不能拉在裤子里吧？"郭孃孃没法，只得依了。她说："你们对我怎么这样好？我儿子都没有你们好。"男护士说："孃孃，就把我们当你儿女吧！"郭孃孃点点头，眼泪掉下来了。

终于，高流机取了，无创呼吸机取了，最后把鼻导管也取了。调整恢复成功了。郭孃孃的生命安全了。

挥手之间

到了2月18日，郭孃孃吃得香了，睡得稳了，说话走路都顺畅了，核酸检测结果为阴性，过些天再检测，还是阴性。专家组决定，同意她出院，但不直接回家，再去龙马潭区人民医院继续治疗康复一段时间。新冠病毒肺炎解决了，再解决下基础病，平缓过渡，直到彻底放心。

整整32天，郭孃孃在鬼门关走了一圈，又回来了。2月25日，她走出院门的一刹那，明亮的天光晃眯了她的眼睛，她不自觉地用手在眼睛上

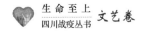
搭起了遮阴棚。院子里响起热烈的掌声。大家整齐地站在院门口，鼓掌把她送上 120 救护车。大家和她挥手，她也和大家挥手。120 开走，院内外一片欢腾，大家相拥相抱，热泪盈眶。

郭孃孃出院后，只要别人问她有啥想法，她就会激动地说："我就是个农民，啥都不懂，没想到政府为我花弄多（这么多）钱，共产党对我弄好（很好）！要问我有啥话说，我就是觉得意外，为什么对我弄好！太感谢共产党、感谢政府、感谢医生护士了！"说着说着，眼泪吧嗒吧嗒掉下来。

好消息接二连三。西南医科大派出的 69 名医护人员，在武汉收治了几百个病人，得到了当地干部群众交口称赞。西南医科大附属中医医院努力攻关，成功研制出了"新冠 1 号"清肺排毒合剂，197 例确诊病例服用"新冠 1 号"后，有效率达到 92％以上。市中医院肺病专家李玉梅说："刚开始，郭孃孃的症状还比较轻，我们以西医为基础进行中医干预，效果还不错。中途，作了适当调整。出院调理期间，又继续服用中药，还用上了'新冠 1 号'。"

到 3 月中下旬，泸州没有再发现新冠肺炎确诊病例。以为可以松口气了，4 月初，听说从国外回来了一个泸州哥哥，新冠肺炎疑似病例，定点医院的医护人员，又紧张起来。

原载《大众健康报》2020 年 4 月 15 日

君问归期未有期

——记医援武汉的古蔺中医院护士杨莉

高 雁

杨莉从来没有去过武汉，关于武汉的印象就是诗句中出现的黄鹤楼，以及武汉大学。她也没想到会以这样的方式来到武汉，以战士的姿态出现在抗疫一线的武汉。

杨莉是古蔺中医院骨伤科护士，"90后"小清新，生活单纯明快。上班下班，追剧逛街，正享受着爱情的甜蜜。

随着疫情的不断发展，一纸上武汉前线的动员令，让杨莉热血沸腾，决心从温柔乡抽身，于是瞒着家人和男友递交了请战书。当晚，她就接到出征的电话。这消息却被她一直瞒着，直到离出发只有三小时了，男友才知晓。

看见男友眼圈红红的样子，杨莉反过来安慰他，说自己都不害怕、不退缩，他还害怕什么？杨莉一再让男友放心，并让他转告父母自己援助武汉的消息。

其实杨莉也害怕，不是担心上战场，而是害怕离别，不忍看见亲人落泪。她一直微笑着和朋友们挥手致意，直到上车后看见姐姐发来的信息，告诉她母亲知道她去武汉后很生气，责怪她第一时间不告诉她，姐姐说母亲生起气来茶不思饭不想，她只有耐心开导。姐姐还告诉她父亲知道后固然责怪她，可是又说，你是临床一线的工作人员，你不上谁上？杨莉的眼泪终于决堤而出。

飞机降落时，武汉城正华灯初上。

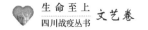
走出机场，看见前来接待的机场人员、医院工作人员以及公交大巴师傅，还有那些为抗疫在空空的街道奔波的人们，她感到疫情虽然凶猛，却有如此多的人默默无闻地付出，内心蓦地升起一种并肩作战的激情。打开朋友圈，看到自己出征的消息海浪般地一波波刷屏。她又哭了。在她心里仍然没有一丝害怕，是出征牵动众人目光，让他们如此关切，才让自己感动落泪。

此次出征，古蔺共有四名医护人员参加，分别是人民医院的医生杨云满、护士余倩，另一个是她的同事刘铭。2月9日晚他们抵达武汉后，统一住在会展中心附近的酒店内。经过集训后在武汉会展中心改建的方舱医院上班，只是班口不一样罢了。

安顿下来后，杨莉立刻面临着两重考验。一是根据流程进行穿脱防护服练习。那粽子般的防护服穿上很难受，一层又一层的包裹，让人呼吸困难，举手投足局促。让杨莉尤其难受的是要穿自己从未穿过的纸尿裤。她还近视，平时可以戴隐形眼镜，如今只有戴框架眼镜，再加上大大的护目镜，鼻梁被压得很疼。二是剃光头。穿脱防护服练习让杨莉下决心剪掉自己的一头秀发。没有理发剪，就用普通剪刀；没有罩衣，就用塑料袋取代，她和余倩配合，用了近三个小时互相剃了光头。而那两个男同事，早就剃得精光了。

杨莉看着镜中自己光光的头，并未泛起意料中的感伤，反而觉得这是人生中最骄傲的时刻。只是，往常遇到烦忧时，她喜欢去撩自己额前的头发，如今撩不上了而已。往常度假时可以把头发编成两条漂亮的麻花辫，现在要过几年才编得起辫子了。不过她很快释然，反正头发还会长，眼下安全才是最重要的。自己安全了，才能救治更多人，零感染才能更好地打胜仗。

接下来就是去会展方舱医院了。这时，杨莉因防护服带来的种种不适全部烟消云散，整个人完全被眼前的环境震住了。看到好好的一个会展中心被拆建成那样的临时病房，她心如刀割，感叹将来要费多少时日才能恢复呢！再看到并排的床位，配备齐全的设备，又感叹建设效率如此之高，创意如此之妙。是啊，会展中心固然珍贵，可又有什么比得过生命的珍贵呢？

最初的一周，杨莉负责院感工作，预防交叉感染。每天进行舱内空气消毒、桌面擦拭，严格把控医护人员穿脱防护服步骤，以免操作失误导致感染。她要格外小心，对每个同事负责，进行严格的纠错。

一个来自古蔺的包裹静静地候在宾馆里，等待主人拆开。那是她所在的古蔺中医院邮寄过来的防护物资。打开一看，杨莉的眼眶湿润了。她没想到在手套、口罩等防护物资奇缺的情况下，自己的医院还给她邮寄了那么多。一个物件就是一声叮咛，一个物件就是一份牵挂。在不能陪她们上前线作战的日子，唯有以物传情。这让领受的人内心涌动着无限温暖，更有打赢这场战役的满满信心。

忙碌一天后，杨莉最大的愿望就是躺在床上，和家人朋友视频通话，以此缓解紧张劳累的身心。视频接通的一刻，她感觉自己仍在那个叫古蔺的家乡小城，仍在父母膝下承欢，仍在男友臂弯里撒娇。那些一个接一个被防护服隔离的日子只是一场梦。

这是来武汉的第二周了，连续值了三个夜班后，杨莉又可以躺在床上和家人朋友聊聊天了。她的床上增加了棉被，房间里多了防寒服、暖手宝、洗衣机和烘干机。这是降温后当地政府专为他们配备的。杨莉很开心地和亲朋分享着这一切。他们问起归期，她说暂无归期。她说，她还要申请做直接接触病人的护理工作，希望下周能够如愿以偿。

由于院感人员匮乏，杨莉的申请未能得到批复，她继续坚守在院感岗位上。工作时提前将护目镜等涂上防雾措施；设立挂钟，提醒穿衣人员，按时接班；出仓口放置酒精湿纸，以免酒精未及时盖紧，挥发失效。直到3月初，她如愿进仓了。在病房收拾着一张张床铺、一台台电脑、一个个温水壶，她才找到了身在抗疫一线的感觉。

3月中旬，泸州医疗团队接到返回四川的命令，微信群里顿时炸开了锅，她也激动得一夜未眠。14天的医学观察结束后，第二次核酸检测结果公布，全队核酸检测阴性，这回才是真正地回家了。

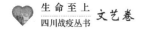
一个大大的惊喜等待着杨莉。自从定于正月初六的订婚仪式被取消后，她总觉得恋爱有点残缺。而她凯旋回家的一刻，男友已经奉上了这份完满。杨莉隔着车窗看到男友站在小区门口，走近时一束鲜花递了过来。进到电梯，男友按亮了很多楼层，杨莉当时大惑不解，后来才知道他联合了亲朋好友在每一层楼给她一个惊喜，在每一层楼举着广告牌，说一句想对她说的话。家门口聚集着更多的人，男友抱着一束大大的鲜花站在人群中，细说着他们在一起的两年又210天的故事。一向五音不全的他竟然深情演绎了一首《往后余生》，歌声里她答应了他的求婚。

亲友们散去后，他说："小兄弟，你又瘦了，之前在视频里面还没看出来，以后我一定要多炖汤给你喝，保证让你胖起来。"

杨莉淡淡地诉说这些琐事，她说可能爱情也就这样，就是由一些琐事组成的。不过，因为这次出征武汉抗疫一线，琐事也就变得意味深长了。

原载《四川作家》2020年第4期

散　文

冲在战疫前线的文学轻骑兵

2020年的新冠肺炎疫情是人类一次前所未有的灾难,纵观全球,抗击疫情的战役既惨烈又悲壮,让人感动和深思的各类事件每天都在各地上演。

文学,是历史的一面镜子,既照见生活,又影响生活。"文以载道"是中国文学一脉相传的传统,越在国家危难之际这一特点越加彰显。作为文学轻骑兵的散文,既能真实反映社会生活,又能传递真实的个人情感,同时短小精悍,传播迅速。在这次战疫中,四川省的作家及文学爱好者们积极主动,关注疫情,关注人心,饱蘸生活之墨,记录下战疫过程中一幕幕感天动地的英勇故事,书写了人性的真、善、美,构筑了四川省文学创作的一道亮丽景观。

总体来说,四川省战疫散文创作呈现以下特点:

全景式记录了我省全民抗疫的生动场景。疫情发生以来,四川省的作家及文学爱好者们不忘文学初心,纷纷自觉行动,积极创作。从征集的作品来看,数量多,体量大,内容之丰富,情感之炽热,蔚为大观。有书写奔赴前线的医护人员的,有书写社区防控工作人员的,有书写市民捐款捐菜的,有书写教师在家上网课的,有书写老奶奶手工做口罩分送邻居的,

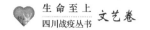
有书写税务干部进企业主动服务的，等等。还有部分作家以日记体方式，详细记录抗疫期间的日常生活，这都让全民抗疫的生动场景在散文中得到充分展现。

书写真情人性、弘扬真善美的一批优秀散文脱颖而出。四川省作协副主席、《四川文学》主编罗伟章的《我在成都祝福你》道出了广大民众的心声。该文被《文学报》《四川日报》以及全国多家报纸网站转载，是四川最早的战疫散文之一，已收录于《战疫纪事》（春风文艺出版社 2020 年 2 月出版）。一名匿名的新冠肺炎患者在川成功救治，他出院后以书信的方式表达劫后的感恩，这种情感不是第三者能完全体会的。还有一名支援武汉的四川医护人员，讲述了亲身经历的抗疫时日，平时"阳春三月，一起看樱花"的邀约在这个春天竟然如此别致，细微之处，让人感动。

文学阵地拓展促进散文创作由量向质提升。与全国一样，四川省各地纷纷在报刊、网站、微信公众号、微博和文学内刊开办专栏专辑，迅速推出抗疫文学作品，让广大会员作家和文学爱好者的作品能迅速传播，催生了一批又一批散文作品问世，并促进散文创作由量变向质变，许多作品已经向深度挖掘。疫情发生以来，《四川文学》《南充文学》《天府散文》《巴蜀史志》《晚霞》《华西都市报》《巴中日报》《巴中晚报》《宜宾日报》《遂宁日报》《宜宾晚报》《南充晚报》《达州晚报》《绵阳晚报》《遂宁广播电视报》《资阳人·城市文化读本》，包括微刊《方志四川》等迅速开辟专栏刊发抗疫散文，推动了抗疫散文创作的井喷。同时，大批作者不局限于个人体验，力求深度挖掘，在更高级别报刊发表文章，促进了抗疫散文创作质量的提升。

纵观四川省抗疫散文创作，也存在不少弱点。浮泛随意，浅尝辄止，拍照式记录者居多，精雕细刻、深入挖掘、艺术考究的稀少，毕竟文学创作是艺术性创作，来源于生活但高于生活，还需要创作者深思笃行。本次收集的作品，具有较高的思想性和艺术性，由于容量有限，收集不全，难免有所遗漏。

我在成都祝福你

罗伟章

近一年来，因工作需要，我也用了微信，算是被逼着与时俱进了一回。但到底只把微信当成短信用，几乎不刷朋友圈，对这次疫情，开始便只是听说，并没"看见"，而且以为很快就能止住。直到有一天，记得是 1 月 22 日，我去单位，出门前儿子递上口罩，说是他网购的，刚到货，非让我戴上。我虽接了，却嫌小题大做。那时候，成都戴口罩的人还不多，街上车水马龙，满城灯笼高挂——今天过了，再过一天，就是年三十了，眼里心里，都是年的味道。

然而，武汉封城的消息很快传来。

封，就是密闭，就是隔绝，进不去，也出不来。能自由进出的时候，进不进去，出不出来，都无所谓，可不让你进，特别是不让你出时，即使里面鲜花铺地，也会生出窒息般的压抑感。何况那是高发区。我立刻想到武汉的师友，发去信息安慰，叮嘱注意安全，多加保重。这样的话实在苍白，但此外我还能做什么呢？就像过后几天看到各地医务人员驰援湖北，集结武汉，恨自己当初没学医，否则在这关键时刻，也能出手相助。作为一个写作者，其实是多么无力，多么脆弱，大敌当前国家有难的时候，往往沦落为旁观者。

刘醒龙先生回信说："因为有你，孤城不孤，我心不孤！"我想，他定是用这话去回复所有问候他的人，他的感激、旷达和豪情，反而让我添了几分酸楚。

风声日紧，贺岁档电影都撤了，儿子是电影专业的，本来预订了两部，只好退票。年三十下午，四川启动Ⅰ级响应，关闭博物馆、图书馆、风景区，停止各类活动。我家附近，就是"惊现古蜀文明"的金沙遗址，一年一度的"成都金沙太阳节"，多日前就筹备停当，只等年关开门迎客，结果却是花团锦簇的拱门外两个对称的"福"字，还有门梁顶端两只披红着绿的老鼠，日日翘首空盼。口罩也吃紧了，我的几个同事都没口罩可用，说是准备自制。

老老实实待在家里，似乎就是对国家的贡献了。

不逛街，不聚会，对我们一家三口来说，倒也并非难事。平时，我和妻子各一室，在书桌前忙碌，儿子放假回来。也是待在自己房间，看影片或写剧本。但总得休息。我休息的方式，除看体育节目，就是和妻去河边散步。以前换上鞋就走，现在得多道手续：戴口罩。我大概是脸形长得不对，无论怎样侍弄，气流都关不严，顷刻间雾了眼镜，脚底模糊，寸步难行。这也罢了，据说口罩用过几次就得换，甚至说用一次就要换，但儿子当初也估计不足，仅买了五只，他小姨虽又送来几只，还是远远不够。那就不出门？我前面说了，平时可以不出门，当真的不能出门，那感觉就变了，坐不是，站不是，躺也不是。觉得是被囚禁，"出去"的念头，如干枝着火，如火上浇油。

人还好说，咬牙忍一忍，终究能忍些时候。

猫却不行。

我家前前后后养的数十只猫，都是流浪猫出身，自由惯的，平日里，半夜出，半夜归，叫一声，就给开门。流浪猫的领地意识，让它们永远居安思危，在家蜷上一小会儿，就出门巡视，去墙角、树下、垃圾桶旁，蹭一蹭，喷几滴尿，表明这是它的国土，警告觊觎者收心，误入者小心。我多次对它们说："别废神，你那没用。"可我又不是猫，我怎么知道有用没用？万一真的有用呢？即使有用，也劝这些天免了。无论咋劝，都不管用，在家乱窜乱嚷，喵一声，又喵一声，越嚷越响，类同嗥叫。没办法，只好给它拴上绳子，像遛狗那样出去遛几圈。

儿子为此很恼怒，说猫出去，猫也要戴口罩！

这些"90后""00后"的家伙，更知道珍惜，好像也更有责任感。网上多条消息说到这批孩子，怎样有条不紊地筹募物资，支援武汉。也是这批孩子，督促家长遵章守纪，注意防护，既为己，也为人。就说戴口罩，稍上年纪的，多少都有些抵触，是孩子逼着戴，孩子以恨铁不成钢的口气，反过来教育父母。还比如洗手，我弟弟打电话说，他去门口站一下，女儿让洗手，扫了地，女儿让洗手，抽支烟，女儿让洗手，他一天要洗三四十次，"一点儿不习惯，气人得很！"

是的，谁也不习惯。

怎么可能习惯呢？

往年的春节，出门旅行，饱览河山，亲朋欢聚，饮酒作乐，货物丰盈，随挑随拣。于是觉得，这一切都是自然而然的、理所应当的。可是突然，连父母家都不好走动。许多菜场关门。超市货架放空。网上订菜，唯白菜萝卜，且不能送到家，需去小区外取。上地铁前，有人拿个机器，打枪那样在你额头一扫，测你体温。从早到晚沿街吼叫的喇叭，不是告知广场上有节目看，而是反复提醒，不外出、戴口罩、勤洗手，所谓"宅、戴、洗"三字诀。

这是一场灾难。灾难不打一声招呼，说来就来，而我们有足够的精神准备吗？我们在欢呼太平盛世的时候，有猫一样的警觉吗？居安思危，不只是来自春秋时代的古老成语，它贯穿于我们的生活，因为"思则有备，有备无患"。必须承认的是，对这个世界，我们还知之甚少，未知太多。没有人敢说对一切都有把握。

所以要"备"。

但另一方面，这何尝又不是一次机会，教我们反思和检讨。

你不是在挨饿，不必非要捕食野生动物。可我们觉得，动物被人吃，也是自然而然的，理所应当的。灾难报道中，常常会听到一句很欣慰的话："幸无人员伤亡。"没提到过动物。前不久的澳大利亚火灾倒是说了，死了大约 5 亿只动物，"几年后才能恢复"——说得这般轻描淡写。早闻澳大利亚是个特别爱护动物的国家，但在这次事件中的迟钝和乏力，让我

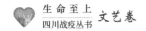

怀疑和轻看。即使不从生命本身出发，只为人类自身着想，大自然也是人类的皮肤，轻慢自然，是扒人类自己的皮。

我们还应该反省的是，在家里怎么就待不住了？不扎进人堆，不去灯红酒绿，怎么就如此焦躁不安？《古诗源》说，溺于河犹可救也，溺于人不可救也，我们被暂时强制不"溺于人"，怎么就这样空虚无聊和烦闷？我们是否丧失了偶尔慢下来的能力，同时也丧失了让自己片刻安静的能力？

平时不大看手机，这些天也看得多了。我看到了各种各样的消息，也看到了各种人。我从别人身上看到了自己，也看到了人类共同的命运。这意思不是说，我只从那些提供偏方、捐款捐物、奔赴"前线"等热心人和崇高者身上看到了自己，不是的，我也从卑微者身上看到了自己，包括那些恐慌的，散布谣言制造恐慌的，帮不上忙还偏要冷嘲热讽的，手中有权却不作为只空喊口号的，为出风头把生死大义弄成搞笑视频的，还包括那些从病源区归来，却不如实报告的。我把自己放在我的面前，悉心审视。

最后我对自己说：真可怜。

可怜的不是坏，是渺小。

就在昨天，离成都很近的一个地方，有人发病了，他前些时从武汉回来，隐瞒行踪，还到处打牌，待他病发，街坊怒了，百余人涌到他家紧闭的大门外，吼、骂、砸。我相信，他也不是坏，他就是怕隔离，就是想过正常的生活，就是不愿也不敢正视和规约自己的渺小。而那些骂的砸的，同样渺小，也同样可怜。

我们做了，我们终将付出代价……

妻子加入了一个微信读书群，有人在群里发问：这场疫情对你的生活将有什么改变？或者说，你打算做出怎样的改变？

回复者甚众。

比如：注重身体，加强锻炼。

比如：珍惜当下，学会宽容。

比如：认真生活，爱己爱人。

比如：以前厌倦工作，现在想工作。

获赞最多的一条是：以后对医务工作者好一点。

此刻，又有千余医生护士，正踏上去武汉的列车。

从电视里看着那些或高大或瘦小的身影，我禁不住热泪盈眶。我想起鲁迅先生的话：那些埋头苦干的人，拼命硬干的人……这就是中国的脊梁。

我祝福你们。

我祝福——每一个人。

原载《文学报》2020 年 1 月 30 日

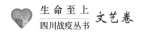
青羊宫到浣花溪

——成都新冠肺炎时期的民间生活文本

熊 莺

"社日节"要到了

口述人：吴必洲

年龄：73 岁

职业：剃头匠

地点：百花西路 7 号附 2 号小路边小摊

口述时间：2020 年 2 月 18 日

◎采访题记：成都百花西路 7 号附 2 号的超市门前，有六株榕树，最靠边的一株，一枝大的枝头垂下腰，仿佛有意为方便这位路边手艺人——73 岁的剃头匠吴师傅挂镜子。镜子、剃须刀、推子、挖耳、脸盆，都是老的。最老的推子生产于 1958 年。这棵树下，这片坐落于成都浣花溪风景区、一条旧宿舍旁弯弯的小径边，从外地来成都生活的老手艺人吴师傅，一干几十年。剃头为生，他来成都差不多整 60 年。

远远近近的人慕名来找他。奶娃娃剃胎毛、老年人刮光头，一旁快捷酒店的外国客人也来凑热闹，找他理个古老传统的"中国头"。每年正月十五过后，是他复工的日子。特殊的今年，树下空空。昨日路过那里，恰见老人从小径远处走来。"刀片、剪子，我来取回去磨一下，怕生锈了……"他的工具寄存在旧宿舍的门卫室。

"二月二龙抬头，您老要复工吗?"今年的阳历2月24日，即农历二月二。"二月二"，是传说中的中国"中和节"，也即民间的祭社（土地神）、"社日节"。"二月二日江上行，东风日暖闻吹笙"（唐·李商隐《二月二》），民间更有"二月二，龙抬头，风雨顺，又丰收"之说。相传这一天"剃龙头"，小孩理了发，会出人头地，大人理了发，一年顺遂吉祥。

"要来。那时候（疫情）该过去了吧?"他问我。

今年73（岁）了，二月份就满73，吃74的饭了。这几天给我打电话的人六七十个。有长沙的、云南的、上海的，全国各地都有。还有外国人，他们一到成都就要来找我剪头。

外地的，都是旁边那个快捷酒店的客人。第一次剃过了，他们都还满意，所以又要来找我。云南那些（人），只要来成都，就要来找我。还有长沙那个，年前还来过，大人娃娃三个人，父亲和儿子剃了头，老婆掏了耳朵，娃娃的爸爸剪的是个"三面光"，比寸头要短一点。娃娃剪的小学生娃儿头。一家人来成都耍的，自驾游。他们把我电话号码要去了。他们非要给我100元。

上海那个客人大概有三四十岁。也有从湖北来的，都是酒店的客人，开起车子来的。

社科院有一个唐院长——我听人家这么叫他，他每回来，也是客气，非要给我100元。年前还给我拿一包茶叶，茶叶管一两百块钱呢，茶叶包装都好贵。这些都是年前的事了。

（疫情）成都当时好像看不出啥。我一直忙到年三十下午，才收工。

剃胎毛的多，随时都有。打的来的，开车子来的都有。

外国人，我剪过两三个。都是旁边酒店的客人。

刮外国人的胡子才恼火，好难得刮呀。大胡子，又粗又多（老人家在电话那边笑）。

有次来个外国人，他的老婆是中国人，说中国话。他把手机递给我看，让我按照片的样子剪。我就剪了，他好高兴，还跟我合了影。

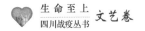

跟我最长时间的顾客，1968年以前就有了。

那个时候不能摆摊子，只能"转乡"，提起包包到处走村串巷。不担挑子，背一个包包，就是理发师。那个时候我剃过胎毛的娃儿，现在好多都50多岁了。

改革开放以后，允许摆摊子了。1980年我开始摆在百花潭对面一环路边，百花潭公园对面。百花潭公园原来是动物园，动物园后来才搬去了昭觉寺那边。

1986年扩建一环路。正月间开始砍树子，扩建一环路。我就搬到河边，现在狗市那个位置。2004年3月，才来到这里的（百花西路7号附2号）。

老顾客都是问来的，那个时候又没有电话。

现在固定来剃头的老客人，总有上百人吧。我天天摆摊子，每天最低也要来十来个。

星期六、星期天一般能挣两三百块钱，平常最低都是100多块钱。

我的绝活儿是"银珠洗眼睛"。珠子绿豆大，放到眼睛里滚。银珠不晓得是好多年前的了，我父亲当年传给我的。他1960年就死了，他死前把那颗银珠传给了我，就一颗。也可以用刀子洗眼睛，刀子就没有银珠好洗，银珠随便滚，刀子稍微不注意就要划到人。

还有另一个（绝活）叫"舒刀"。一般老辈人喊的是"跳三刀"，从颈项上砍到背脊底下。热天，把（客人的）衣服提起来，可以从上到下"砍"到背心下面去。用刀锋"砍"。一般"砍"三四刀。提神醒脑，舒服得很。

刮面的讲究"热天的颈项冬天的脸"，意思就是，热天的颈项有汗就不能刮重了，冷天的脸冻僵了，刮重了要裂口。

有些老年人刮惯了，不刮不舒服。好多人，因为喜欢修面和刮脸才来找我的。

我刮脸用土刀。刮脸这活从清朝就有了。

我父亲留下的土刀都烂了，我现在不止一把。最老的是1968年（生产）的，52 年了。刮之前要在"滚刀布"上荡一下，我们以前喊的是金贴（音），以前的理发店要吊一块牛皮，刀再"咣"一下。

剃头匠学徒，从前分"文"和"武"。文，剃头、盘头发、挖耳朵呀这些；武，就是"翻打"，那时我小，父亲没有传给我。听我父亲说，把人反背起来，把骨头都要松得咔咔响。

13 岁那年跟父亲做学徒，在简阳的乡坝头。学徒练一个"稳"字，手摇筷子，练手的弧度，一天下来手都僵了。我父亲当年，他上成都来学的手艺。

还记得，1958 年"大跃进"时代，做活路不给钱，也不记工分，农村"食堂化"。

1960 年后农村才开始记工分。

去每个农村食堂剃，那时食堂下队，我们父子俩包了一个大队（理发）。吃饭自己带上口粮——你要出去，食堂就把你今天的口粮称给你。一个人有一个人的口粮。

1968 年我就到成都了，住我姐姐家。姐姐嫁到了成都。那阵管得紧，派出所经常查户口，登记一下，住几天又回老家，住几天又回来。

1980 年开始办暂住证，我就开始摆摊子了。

2004 年搬过来，这里还没有开超市，超市是 2006 年开的。2007 年就栽树子。眼看栽的树子，树子到今年都 13 年了。从前在街边，镜子挂在电桩上。2009 年后，开始挂在树下的。

每天 5 点过就起床了，9 点钟上班，提几瓶开水。从前烧蜂窝煤，后来不准烧，提开水去。一天要三四瓶开水。中午老婆送午饭来。6 点钟收工回家。

一儿一女。女子嫁去长沙，儿子也开了理发店，算是我的徒弟。老婆在大石东路扫地。

我（理发）的价格一直合理。理发带刮胡子，12 元。不刮胡子的年轻人只收 10 元。银珠洗眼睛加 5 元。掏耳朵 10 元。宽窄巷子和锦里，听说那边掏个耳朵都要几十元呢。

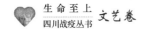

我的这些工具，剃须刀最早的是 1968 年的，"挡皮" 1960 年的了，推子还是 1958 年的。洗脸盆也是 60 年代的，上面写着 "春飞千万家"，瓷盆的，只是现在有个小眼眼，有点漏，我每天用来装工具。

好多老人，儿媳妇、女儿推来剪。还有些要去做化疗的人，也被推起来剃光头。

"二月二龙抬头"，就是 2 月 24 号。到那天，我想（疫情）应该没啥问题了吧？我可能要来开一下（老人家想正式 "复工"）。这几天还不能来，我看外面人也不多。怕人家说。

北京是最讲究 "龙抬头" 的，那天娃儿若是在成都的，他的妈老汉在北京都要打电话，要娃娃来剃一下。去年 "二月二龙抬头"，老人、学生娃娃、奶娃来的都多。

我们小区不用"口令"

口述人：王泽辉

年龄：38 岁

职业：百卉路十号某小区保安

口述时间：2020 年 2 月 18 日

◎采访题记：因为要采访一位保安，是不是心有所系，那日在朋友圈看到一段视频，外省某小区保安认真履职：女业主大包小揽被拦在门前，保安问："口令？"女业主一时狐疑，"啥？""你不是小区业主吗？'有朋自远方来'——"这是《论语》开篇的首句，"学而时习之，不亦说乎？有朋自远方来，不亦乐乎？"接头的"暗号"当然必须出其不意，只见女业主一抬头，"必诛之"……

笑翻过去。

温情的成都小区多发通行证，纸卡片。填上业主详细家庭情况、联系方式。一人一卡。持卡出入。有人说，此间成都比任何时候更加安然有序。可夜不闭户。

此前还看见有外地小区的出入"口令"：问："朱自清《春》第二段第一句？"答："一切都像刚睡醒的样子。"问："三个臭皮匠？"答："臭味都一样"……

防控，小区保安功不可没。拿起手中枪（测体温），他们也是战士。

1月23日接到经理（小区物管）通知，我们开始戴口罩。

24日，赵经理召集全体人员开会。那个时候，先给员工自己测体温。我们马上买了测体温的枪、84消毒水和酒精。小区一共有四道门，其中两道是侧门。我们立即封了两道侧门，只从两道大门，即一号和二号门出入。这样方便防控管理。

小区电梯和整个小区消毒，是从24号就全面铺开的。所有的电梯间、过道，主要的小区路面，进入的车辆，都要实行严格消毒。

电梯间，每天由专人消毒，每天一次，天天登记。电梯的按钮，贴上保护膜，便于喷洒消毒液。不仅出入的人、车、车轮，车开过后的地面，出入人员的鞋底，都要进行消毒。

小区门口，喷了消毒水的那张地毯，就是用来给出入小区的人员进行鞋底消毒的。

业主出入小区，首先要测体温、出示"健康卡"（防控期间的小区临时通行证），鞋底消毒。

这个"卡"，每个家庭两张。一张是居家人用叫"居家卡"，绿色。另一张是上班人开车出入用，红色，叫"上班卡"。如果维修人员上门、保姆回来等诸如此类情况，可以再办一张"临时卡"。办"卡"必须登记个人健康情况。如，有没有发热？去过哪些地方？

保姆的"临时卡"、业主返蓉等，全部都要进行登记。

对小区的全面排查工作，是从大年三十开始。小区共400多户业主，我们挨家挨户上门登记：家里人的健康情况？有没有外地来客？客从哪里来等。

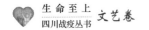

从大年三十夜（24 日）开始，外卖人员一律不准进入。所有的东西，放在小区门外，业主自己来取。

目前我们小区非常安全。

外地有的小区用"口令"，我也看到了。那些小区大，人多。我们小区只有 400 多户，百分之八九十的业主，我们都熟悉。外来人一眼就能认出来，所以我们用不着"口令"。

刚开始量体温时，我们也闹过笑话。红外线的测体温枪，一打，灯一红，把业主吓一跳。从前我们也没有接触过这些。

刚开始用消毒水喷雾器时，操作不来。84 消毒水倒进去，水压式的箱子背在背上，后来慢慢学会用了。每天上午消毒一次，下午一次。保洁和我们保安，都要加入这项工作。园区面积大，还是物管的同事想到了用喷雾器这个好办法。

空间比较小的地方，比如给车的 4 个轮子消毒，我们用水壶大小的那种喷壶喷。

体温枪筛查，有时候不准，比如清早很冷，员工六七点钟骑车过来一测，33 度，吓一跳。有的业主开车回来，车内空调温度高，一测超过37.5。赶紧让他们去车里休息一会儿，开窗吹一下凉风再来测。

这段时间出入的人，不像以前，少了三分之二。家家户户，都在家里隔离。

下一步我们的工作，上级说，主要是控制外来人口。要做好对返家的业主，以及外来务工人员的登记工作。目前，已有零星的几个保姆回来了。

外地回来的人，不论业主，还是家政人员，我们都要看一下当地给他们出具的"健康证明"。这个必须看，必须！（采访时，忽然想起口述人之一的肖浅浅教授，某次她驾车回小区，电子识别进门，保安喊住：通行证。"不认识我啦？"她诘问，大教授很自信。"都要出示来我看一看。""保安的权力，业主的权利，二者皆忘。"那天她笑安逸了。又想起，某日我的家人买菜回来，小区保安举起"枪"，遂又放下，"进去吧"。或许是看到刚出门不久即返回，抑或是因为年前我们曾慰问过辛劳的他们。特殊时期被赋予特殊使命，哪怕最小的权力，他们也会用来表达一点点善意。）

当然，我们小区外出复工的业主，同样需要办"健康证明"。社区街道办，贴的"二维码"，扫一下，可以申办一张全国通用的电子"健康卡"。

年夜饭在我们食堂吃的。腊肉、香肠、鸡、鱼都有。轮岗吃。

大年三十夜，我值夜班。当时小区门前非常冷清，七八点过几乎就没人出入了。路面上也没有车辆。路边有把大伞，到了夜里11点，值班人员就要坐在伞下的椅子上。不但要看到小区的门，还要看守到前后方的围墙。一个人一直值班到早上7点换班。

这是我在这里过的第三个春节。白班夜班都上过，从来没有这么冷清过。从前热闹，多晚还有人回家。路上的车辆也多。

我是雅安天全县人，原本要回家过年，疫情防控，怕忙不过来，主动留下来了。

我是老二，父母都好，家里还有一个姐姐。我老婆和我的女儿也在家。

我老家那边，听说封了村。村里人出来买东西，统一由队长带。村上有个群，需要的东西，在群里跟队长说。统一采购，然后到村委会领取。之前也每家每户办了一个出入证，但是，每次出村，要填上好多内容，比如去哪里，每次时间不能超过两小时。大家觉得很麻烦。

村上有三个出口，封了两个，留下的那个出口有人把守。我们和镇子一河之隔，村上的干部把守在桥上，不许出入。

农村买不上口罩。我们村在天全县石羊镇（音）镇边，山中人少，空气也好，没有人戴口罩。没有外人去打扰他们，不戴口罩，我想我们那里也是比较安全的。

外出务工人员出门怎么办？我想他们也需要去开一个"健康证明"吧。村上可能没有资格，得去镇上开吧。

（我给他讲了刚刚看到的一段视频，成都某报社宿舍小区，一女性业

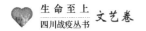
主大闹保安室。看上去，仿佛女业主忘戴口罩了，保安不让她出门。他在电话那端笑，他说，我想起小区里的一位老人家来，给你讲个她的笑话。）

一期"芝兰阁"那边有个冯婆婆，80多岁了，平时找不到耍的，爱跑到这儿来，找人说说话。要不在红旗超市门口坐坐（小区内的超市），要么在一期大门口，要不来我们二期大门口。天天都在，雷打不动，上班一样，天晴下雨，从不缺勤。有时候多晚她一个人都在。这期间，真是的，好久没有看到她老人家影子了呢，肯定憋坏她了。

原载《美文》2020年第4期

捐　菜

何盛龙

　　每晚 7 点，八十高龄的父亲，准时打开电视，收看中央台的《新闻联播》，关注湖北疫情。那几天我四门不出待在家里无事可做，潜心整理族谱——这是去年清明节承诺过的旧事，要在今年清明节前，把修辑过的族谱，分发到族人手中。父亲耳背，电视音量开到最大，声波在屋里震耳欲聋。我紧闭着房门，忽然听见父亲惊慌地叫喊起来："拐了，拐了，孝感都成重灾区了！"父亲这一喊，让我刻意屏蔽后独对的电脑里老气横秋的文字，顿时生动起来——我们这里许多家庭的族谱，和我正在着手整理的族谱，都有一个共同出处——"麻城县孝感乡"，那里是众多"填川"人的根系所在。

　　若干年前，父亲尚在壮年，便曾多次与族人聚议：找机会顺江而下，去湖北寻根。族人们也纷纷附和。可惜时不凑巧，一直没能成行。记得那年湖北发洪水，父亲也像今年闹新冠肺炎一样，天天守着电视机，关注着荆楚大地。其实我心里明白，父亲一介草民，他所牵挂的，与其说是国难当头，不如说，更多是麻城孝感，是他种植在族谱里的难以释怀的脉络根基。

　　血浓于水。

　　我拉门出去，和老人家一起观看电视播报。并非我不看电视，手机里来自各群和公众号的信息铺天盖地。现在距武汉封城，已经过去一周，孝感被感染，也在意料之中。父亲见我默然不语，唏嘘道："愿祖先保佑孝感的本家远离灾难！"

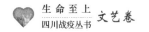
我为父亲的自私汗颜。但我不忍心当面拂逆一个善良的耄耋老人的初心，我对父亲说，相信人类一定可以战胜灾难！

说实话，那一刻我觉得我的话苍白无力。作为一个有血性的中国人，我觉得我每临国难只能用笔墨写一些无关痛痒的文字，近乎是一种耻辱。但凡能会一点医理，我想我断不会关在家中无病呻吟。

我住江之头，君住江之尾。日日思君不见君，共饮一江水……

封城！封路！封！封！封！

一个"封"字，直让我感到无比的忧伤和压抑。父亲错了吗？没有！我不合时宜地记起鲁迅先生的一句话：我只能用这样的笔墨，写几句文字，算是从泥土中挖一个小孔，自己延口残喘罢了。

待在家中就是贡献？我觉得至少于我，这是莫大的嘲讽。于是我把自己放逐在孕育春天的寒风中疾走。我在呼啸过耳的寒风中，仿佛听见武汉在哭！

然而别无是处，我只能待在家中。这样待着，好在还有另一个仿佛冠冕堂皇的说辞：督促年迈的父母洗手、消毒，阻止他们走人户、上街。看似自私的自保，实在也不给已然够乱的外界，再添混乱。

就在蹉跎中，村里通知捐菜了。听说只是我们这个村，自发组织的捐献行动。先是在群里倡议，随后并组后新当选的村民小组长戴着口罩骑着电瓶车，挨家挨户地上门知会。对了，是知会，而非动员。之所以是知会而非动员，是因为乡亲们积极性和自觉性都非常高，组长怕谁家不小心没看到倡议，过后落下埋怨。

原定装车的时间是中午，岂料乡亲们迫不及待，家家户户从各自菜地里采摘回来青菜、白菜、萝卜、芹菜……有束成捆的，也有散装的，或手提，或背背，或鸡公车推着，或电瓶车驮着，一齐早早地盘了来，整整齐齐地摞放在我家敞坝沿上，等待装车。青葱的菜叶上还带着夜晚的露珠，不小的敞坝里不一会儿便汇聚成绿色的菜的海洋。母亲砍好了菜，又专门去园地边上扯来一大抱葱蒜和芫荽，乡亲们都道母亲想得周到，有了主菜还不忘搭配香料。母亲的话却有点煞风景："猪不吃狗不闻的。"——她指的是芫荽，老人家一向闻不惯芫荽气味。牛肉服芫荽，一物降一物，种菜的时候，母亲却每每不忘，在边地上点缀芫荽。父亲每尝钻她的字眼："你不吃不闻，谁才是猪谁才是狗?"母亲回呵过来，不免怨艾自嘲。二老在菜园里，独自营造出一番情趣。

漫长的等待中，父亲看着那一捆捆青青绿绿的蔬菜，忽然异想天开：要是这些菜运到湖北，刚好配送到麻城孝感，再发放到何姓本家，可真就神奇了。父亲那样子，既天真又神往。我受到启示灵机一动，跑进屋找了张外孙女儿丢在床头的便笺，摸出随身携带的钢笔，伏案工工整整地写上"湖广填川麻城孝感何"九个字，趁人不注意，偷偷塞进待发的蔬菜中间。刚做完这一切，装菜的货车正好开进来，不待熄火，大家七手八脚把地上堆码如山的蔬菜装上车，货车司机松开刹车，一脚油门驶离了现场。

我在心中默默祈祷，愿苍天保佑武汉，愿父亲得偿所愿！目送着爱心的车轮滚滚向前，我看到我的善良的乡亲的脸上，写满望眼欲穿的关切，写满终于能亲自为疫区贡献一份微薄关爱的心灵慰藉。

我在暗中握手成拳，为武汉加油，为中国加油。

曾几何时，我已热泪盈眶。

原载《宜宾晚报》2020年2月6日

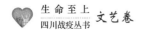
一个村支书的战疫笔记

廖兴友

盛开的百花，陪我们感受着庚子初春难熬又难忘的前后一个月。

这一个月，就像坐过山车，紧张且惊心动魄；

这一个月，就像在炼狱，难熬且痛苦不堪；

这一个月，从樱桃树残叶凋零，到骨朵立枝，到白花花漫山、凋零，再到豌豆大小的绿樱桃儿满枝。

樱桃花凋谢后，往往是雏樱桃儿长到女孩儿脸上小痘痘大小的时候，那嫩叶儿，才在日光洒下的碎金下，懒洋洋地从枝丫上长出来。

雏樱桃儿和嫩叶儿没有感受到那过山车一般的惊心动魄，它们的母亲，那在寒风凛凛中，光秃秃的瘦削的直插云霄的樱桃树，见证了这场惊心动魄。

2020 年 1 月 20 日，阴

腊月二十六，家门口这棵樱桃树上，己亥年干瘪发黄的最后一片枯叶随风轻撩，悄然归土。

"准拟今春乐事浓，依然忘却一东风。年年不带看花眼，不是愁中即病中。"

看着光秃秃的瘦削的樱桃树，突然让我想起了杨万里的这首诗，心里一阵淡淡的忧伤，油然而生。

已经忙得有一段时间没有打开电视机了。偶一开机，看到了一则令人睽目的新闻。这天，84 岁的院士钟南山通过央视平台告诉公众，新冠病毒感染的肺炎，是会人传人的。

连续数天，我看到很多在外的游子裹着满满的行囊，载着和亲人团圆的期望，盼着春天的到来，潮水般地奔向一个叫故乡的地方。

通常，从腊月十五开始，兄弟姐妹就会相互走动团年；

通常，从正月初二到元宵节，亲戚之间还会相互请客拜年。

此时，觥筹交错、推杯换盏的聚会，正在千家万户上演。团年的酒局上，亲人们纷纷谋划着排列春节请客拜年的时间顺序和外出旅游的地方。

而我一言不发，作为一个距武汉有着 1800 公里远的小山村的党总支书记，从腊月二十六开始到大年三十，上级党委和政府几乎每天都在召集我去开会。我的妻子和孩子在另一座城市，与我相隔仅有二十来公里的城市，我却抽不出时间回去陪他们，内心有难以言表的内疚。

内疚之余，我已经强烈地预感到，接下来的庚子春节，将是一个难熬的春节。武汉距成都虽隔万水千山，但是，我从新闻报道中看到，春节前，已有五百万人离汉，其中赴蓉武汉人，有数万之众。

2020 年 1 月 24 日

今天是除夕，站在龙泉山脉家门口往远处眺望。往年的这个时候，一马平川的山下，鞭炮声此起彼伏，五彩的烟花霓虹，会把夜空装点得绚丽夺目。尤其到了除夕夜 11 点 50 分至正月初一凌晨 1 点之间，烟花爆竹，就像金蛇狂舞，雄狮咆哮，让成都平原热闹非凡。伴随着此起彼伏的烟花爆竹，还有刺鼻的、呛喉的、令人窒息的烟尘。

今天晚上没有烟尘。山下死一般沉寂，一点也不闹腾。没有了往年同期的烟花爆竹烟尘遮盖，就像一面热气散去的镜子，远方变得清晰起来。

这一天跟以往所有的除夕都不一样。当日，四川省启动突发公共卫生事件 I 级应急响应。往年，大年除夕夜是寺庙敬香祈福最为热闹的时候。

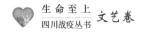
从昨天到今天，我陆续看到很多宗教场所广而告之："除夕夜，不开门"……

凡此种种，对于曾参与过 2003 年非典、2008 年汶川特大地震一线报道、从事过 20 多年主流媒体工作的我而言，已经敏锐地嗅到了其中的极端重要性和紧迫性。

一场战争即将开始，一场战疫即将打响。但是，怎么打，心里是蒙的。

我想，正月的假期泡汤，那是铁板钉钉的事。

2020 年 1 月 25 日，阴

今天是正月初一。早上，我把大多还在睡懒觉的小伙伴们叫起来，通知他们到村委会召开"战"前动员会。

为什么说是"战"？在我的印象中，新中国成立以来，从没有启动过突发公共卫生事件Ⅰ级响应。我想，国家启动突发公共卫生事件Ⅰ级响应，很大程度上是基于钟南山"人传人"这三个字考量的。

稍有一点常识的人都会理解钟先生所讲"人传人"的道理：细菌和病毒，都是致病性病原微生物。两者之间的细胞结构不同，细菌通过细胞分裂和定植存活。但是，病毒无细胞壁，靠细胞核自我复制，具有很强的传播性。所以，病毒具有传染性，而细菌大多没有。相较而言，病毒复制比细菌难杀灭。

所以，这场战争，不是人与自然，也不是人与人的战争，而是人与病毒的一场需要全民参与的战疫。

既然确定为"全民参与"，我想，我得首先把我们的"作战计划"搞出来，让全村的父老乡亲知道，要他们积极配合。

劳累了一整年，过去的每一年正月初一，我都犒劳自己——睡到自然醒。但是，今天早上怎么也睡不着。

春节前，已经有一波接一波从外地工作、学习的人返回村里。他们中，如果有一个人是病毒携带者，再经过家人传播给亲朋好友、左邻右舍，然后再呈几何增长，后果不堪设想。当务之急，必须阻断"人传人"的渠道！

一个鲤鱼打挺跳下床，我草拟了一份《告全村村民书》。其主要内容有三个：第一是请大家在春节期间老老实实待在家里，不要到"幺店子""围堆堆"打牌；第二是请村里面所有的农家乐暂停营业；第三，我布置的第三个"作业"是最让人头疼的，我要求村里所有的小伙伴（我们村党总支和村委的工作人员总计只有 8 个人）从正月初一开始，对全村 3400 多人，一个不漏，逐户逐人排查。有多少从市外回来的，有多少从省外回来的，还有多少是从湖北回来的，他们是途经过哪些地方，是乘"大鸟"回来的还是坐火车、自驾回来的？为了及时、准确无误地摸清楚信息，我们要求坐火车或者飞机回来的，要提供车（飞机）票、车（飞机航班号）次。

有个别小伙伴对我正月初一一大早把他们叫起来开会心生不悦，对我提出的关闭幺店子、农家乐明显持反对意见。首先，上级没有规定不准到幺店子打牌，更没有规定农家乐不准开业。这些幺店子、农家乐都是本村人开的，去叫停他们，不仅会把老板统统得罪了，还会把在外挣了钱回来准备在幺店子、农家乐"显摆"的人都给得罪了。再说，你廖兴友作为一个村书记，一句话就不准人家开门，于法无据，会遭"唾沫淹死"。其次，逐户逐人摸排，其工作量实在太大，他们说我是"站着说话不腰疼"，说我的要求是"小题大做"。就凭我们村"两委"8 个人，即便像拉磨的驴一样，360°转，24 小时跑，几天几夜也跑不完的（关于如何及时完成摸排，我是有另外考虑的）。

我逐个给辖区的农家乐老板打电话，告知他们要暂停营业。有很多老板叫苦：他们一年的生意，很大一部分收入，都是在春节前后的接待宴请。从正月初二到十五，每天的桌席都已经预订满了。农家乐的菜也备齐了，你说不开业，那么大的损失由谁来买单？

对于老板们的反映我是理解的。如果按部就班随大流,《告全村村民书》不发,我是不会有问题的。发了,会产生一系列的连锁反应,引发群众不满,甚至投诉,我是第一责任人,出了问题,无疑将会承担极大风险。但是,假如不发,乡亲们大量聚集,请客送礼,一旦有一个输入的感染者进入我们村里,那后果不堪设想。

这时,我成了一个吃了秤砣铁了心的人,我表现出了少有的固执:《告全村村民书》不但要发,还要马上发。出了问题,我承担全部责任!

"我们以表决的形式,决定《告全村村民书》发与不发的命运。大家觉得如何?"我一边说,一边举起了右手。接着,村党总支部的两名委员举起了右手,再接着,所有党员干部举起了右手!

《告全村村民书》发出去了,有没有老百姓聚集在一起打牌,得对辖区十四个幺店子逐个逐个地看一下。忙了一整天,晚饭后,我搭着治安巡逻员的摩托车,迎着刺骨的寒风,顺着乡村小道,一个一个地察看。手脚和脸都冻僵了,看到的情况不太理想,还有不少幺店子仍在营业。我们一个一个地把打麻将和打纸牌的人群劝散。再这样下去,如果出现人传人的疫情,后果不堪设想。

我对治保主任说,从明天(正月初二)开始,每天上午、下午和晚上,要对辖区所有的幺店子一个不漏地各巡查一遍。

2020 年 1 月 26 日,多云

今天早上,村干部小卜报给我在省外回村的人数是 24 人。我掌握的数据是,全村常年在外务工的人员有 240 多人。过年才回来 20 多人,难道这些人都乐不思蜀了?正在我纳闷的时候,一个有 300 多人的村民小组组长告诉我,他们一个组,从省外回来的人就有 20 多人。最后,小卜坦陈,她手上的数据,是各组组长报给她的。这个数据并不准确。

不准确的排查数据资料,将会给我们疫情防控工作带来误判。我告诉小伙伴们,不能坐在办公室里面打电话问,一定要下去一家一家地看、问、听。总之，活要见人，死要见坟。活着的人，不管是在家还是天涯海角，打开电脑，要保证在 30 秒时间内，查出当事人的住所和其他主要信息，并与之取得联系。

如小伙伴所言，单靠我们"七八条枪"，要在短时间及时准确把全村3400 人、1400 多户家庭的家底摸清，几乎不可能。

其实，我们打全民战疫的人力资源储备，还是挺充足的。我们日常的志愿者活动丰富而频繁，有一大批相对稳定的铁杆志愿者。

平时，在外工作的党员，一年到头，基本上很难回家参加一次组织活动，正值春节，大批在外的党员回来了，如何体现党员的先锋模范作用？如何体现国家在危难时刻党员冲锋在一线？如何体现基层党组织的战斗堡垒作用？疫情发生，突发公共卫生事件Ⅰ级响应启动，就是一张考卷。

村干部的会议结束后，我们开始分批通知 60 岁以下的党员和志愿者向村委会集结。我们分了 5 个组，白天、黑夜加班加点，采取村干部包组、党员包院落，组长、议事会、监事会成员包户的方式开展工作，紧盯新进入本村人员，深入每个组、院落，治理卫生死角，增设专用废弃口罩垃圾桶，防止废弃口罩造成第二次污染。

2020 年 1 月 30 日

正月初六、初七，口罩奇缺，不戴口罩的人，随处可见。

这是一场全民防疫战，我们全村乡亲们都是战士。我认为，你只要做到"待在家，不串门，不聚集，勤通风，勤洗手，出门戴口罩；有发烧咳嗽、有旅居途经湖北史，有接触疫情较重地区人员史，有外省回来及时向我们报告……"，你就是一个好战士。

小叶未出枝头，花儿已先探春。在两三个不算太暖和的春日过后，樱桃花苞已经渐渐舒张开来。在我们这个小山村，没有出现疫情，有点小情怀的人已经开始在花间流连。不了解疫情的人，开始蠢蠢欲动，三五成群

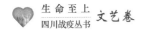

邀约共商"修长城"的大事。

起初，我们对村里的十多家幺店子，挨家挨户去看，发现有三三两两的在打牌，劝散了。第二天去，还有人打。跟我一起去执勤的派出所民警鲁大哥说，抗疫时期，又值春节，为了构建和谐氛围，避免舆情发生，暂扣几颗麻将，等疫情结束再还给他们。

经过跟群众持续的"博弈"，打麻将打堆堆的现象终于消停了。

2020 年 2 月 5 日

上午，我们召集各组组长到村委会开会。决定下午在村域内各出入口设立卡口，启动半封闭管理。下午 5 点，我到 14 个卡口逐一检查，发现有些卡口用竹竿拦起来，有些卡口就地取材，用路边的树丫枝横在路上。还有些地方更"横"，一个组有多个出入口的，他们把其他路口用石头隔断，统一在一个口子出入，这样就可以只留一个人值守。我问他们，能不能够确保特种车辆紧急出入？一位彪悍的汉子撩起袖口，一声震天吼，就把石头给搬开了。

除了保留为省外重点地区回来居家观察者服务的人员外，我们的小伙伴开始对村里实行更为严格的半封闭管理。以前入户排查的志愿者，开始转战卡点值守。有些村出入口少，设置一两个卡点就够了，节约人力资源成本。而我们村的卡点有 14 个，按照一个卡点两个人值守来算，也要近 30 个人。加上其他工作需要同步开展，虽有上级干部前来支援，可人手还是不够。晓得我们缺人，在 67 岁的党员周基松和 68 岁的党员李世全的带动下，邹万波、周素明、黄居桂、陈厚忠等一大批中青年无职党员，黄顺秋、黄顺田、陈志英、彭常会等普通志愿者开始在寒冷的村口值守卡口，让我十分感动。

2020 年 2 月 7 日

老梁是我们村的治保主任，当过兵，扛过枪，没打过仗。他除了负责巡逻察看有无人员在幺店子围堆堆打牌,每天还负责村办公室和垃圾房的消毒。今天来办公室,发现从不剃光头的他变成了光头。我正纳闷,现在到处都关门闭户,他从哪里找到师傅剃了头。老梁对剃光头做了解释——其实他不用解释的。

他说,他是一个比较注重仪式感的男人。昨天晚上,他自己拿出刀,对着镜子把一头黑发剃个精光,暗自发誓,全国疫情没有得到控制,他就不留头发。

2020 年 2 月 8 日,小雪

今天是元宵节。去冬今春以来,今天迎来了第一场雪。这雪,不是白色的雪花,没有飘落的轻盈和曼妙,是下雨一般,从天空直直落下的雪粒,着地后,要翻上几个跟斗,才停歇下来。雪粒除了带给我们刺骨的寒冷,没有一丁点令人兴奋的美观。

我们战斗在疫情防控一线的小伙伴(还有包括区里派驻我们村的干部)连续吃了半个多月的方便面和盒饭。每天的盒饭都是村主任官师提供的(官师名官久松,在场镇上开了 30 多年小饭馆,他又当老板又做主厨,所以大家都叫他官师)。疫情防控期间,包括官师的饭店在内,街上所有的大小餐饮、娱乐场所都暂停营业。官师就把他的夫人和弟弟弟媳们动员起来,给我们防疫一线的工作人员和志愿者做盒饭。每天中午的盒饭只有一个菜。为了照顾大家胃口,每天的菜都是不同的:有白菜炒肉、凉拌菠菜、蒜苗回锅肉、素炒藕片等。中午志愿者小廖开车去饭店取到盒饭后,把盒饭分发到全村的十多个卡口的值守人员手上后,再返回村部的新冠肺炎疫情防控指挥部。

因为是元宵节,大家都不能回家跟亲人团聚,细心的官师今天中午不仅给大家带来了蒜薹肉丝、凉拌猪耳,还煮了一桶热腾腾、甜甜的红糖醪糟汤圆——这算是大家春节以来吃的最为丰盛的一次盒饭。我们算了一下,春节前后,当地的蒜薹卖 70 多块钱一公斤(价格比上等猪肉还要贵

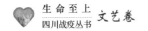
一些），加上凉拌猪耳和醪糟汤圆，一份盒饭的成本价，至少在 30 块钱（官师每盒盒饭算的是 20 块钱）。

为了保持足够的距离，我们每次吃饭的时候，都会独自端上一条塑料凳，把饭菜放在凳上，蹲在党群服务中心的大坝子上，人与人之间相隔几米、十多米远吃饭。不聊天。吃完了迅速戴上口罩，把饭盒装进垃圾桶，又开始各干各的活儿。

中午饭毕，我和我们巡查组的组长李静利用休息时间，一起到张家巷的卡口上巡查。李静是我们村年轻的党员。平时在成都市一家电信公司上班，做事认真严谨。在这次战疫中，党总支给她一个没有薪酬的临时职务——五桂村新冠肺炎疫情防控指挥部的督查组长。

我们遇到这样一件事：张家巷的老白通知朋友下午两点来接他去火车站，谁知这朋友太积极了，上午 10 点多就赶到了。卡口的值守人员易大姐是这个组组长的夫人。易大姐很坚持原则，她把这个外地朋友挡在卡口外面说，我们张家巷有 300 多人，我放你进去了，如果引发疫情，我就是这 300 多人的罪人。没办法，见朋友进不去，老白只好把饭菜端到卡口外给朋友吃，提前匆匆离开了。

在屋里待久了，很多乡亲蠢蠢欲动，想到卡口外走一走。卡口值守人大多像易大姐一样，是本组的村民。易大姐可以斩钉截铁把不认识的人挡在卡口外面，可是对一个大院子的人，大家乡里乡亲的，低头不见抬头见，最难为情。

中午，有一位大爷想出卡口，易大姐拿他没办法，于是，李静出马了。大爷算是遇上一个较真的督查组长了——他想从左边出卡口，李静就从左边给挡住，大爷想从右边开溜，李静又把步子挪到右边。这左右左右，左左右右"拉锯"僵持好一会儿，有人开始起哄："你一个老大不小的人，为难一个女孩儿，太丢人了。快回去带孙娃子耍。"这一说，让满脸胡茬的大爷脸上一阵阵发红，于是打消闯关念头，止步回家。

卡口的设立，无非是在疫情的危险和高发时期，尽可能阻断和减少疫情进入我们的村子。农村散居院落的人，对于卡口管理所产生的过敏和水土不服，是强烈的，极为不习惯的。

为了便于管理，我们在实行半封闭管理后，每一户发给他们一张生活物资采购出入卡，每户每两天可以派一人，经卡口值守人签字确认，出入一次卡口，方可进入半封闭管理的农贸市场采购生活物资。

2020 年 2 月 9 日

为了尽量减少人员外出，我们开始谋划在卡口内设置临时蔬菜及其他农产品交易点。从今天起，我们在林溪谷、张家巷和丁家山附近几个院落设置交易点。规定每天早上 10 点到 11 点半、下午 4 点到 5 点半为交易时间。

早上 9 点多，我开车溜了一圈，发现我们设置的农产品临时交易点买卖人员都很少。到了 10 点，人开始多起来。有些乡亲们没有戴口罩。我劝他们戴上，有些说戴着呼吸不畅，有些说现在买不到口罩，还有些对我们有口罩戴的心生不满，说，我拿钱给你，你帮我买嘛。确实，眼下口罩紧缺，上级政府每天发一个一次性的口罩给一线的工作人员。一次性口罩使用时间大概 4 个小时。为了延长使用时间，起初，我在口罩里面垫上一层餐巾纸。但是，餐巾纸不透气，戴上很难受。后来，我翻箱倒柜，找出了过去买的敷伤口的纱布垫在口罩里面。这样一来，一个口罩可以用上两三天。我把节约下来的口罩，送给那些卖菜的大爷大妈。

这个时候送口罩给一个平时连招呼也不打的人，其实是一件超级大方的事情。你想想，在年前猪肉涨价的时候，大家都说，请客点一盘回锅肉，比平常厚道。而在眼下，往日便宜的口罩，花五六块钱还无处可买。你想想，送口罩是不是比请吃回锅肉更大方？

戴上我送的口罩，卖菜的大爷也表现出了难得的大方，乡亲们买他的菜，价格比市场便宜很多，而且还连卖带送。他儿子见他戴上了口罩，甚感惊奇，未等相问，骄傲回答："村干部送我的口罩，村干部送我的口罩！"

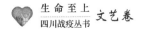

2020 年 2 月 25 日，晴

樱桃花已经由白变成暗黄，并逐渐飘落了。早熟品种的樱桃，已经结出了一粒粒青涩的小樱桃。樱桃花去，金灿灿的油菜花接踵而来，在阳光下被一群群蜜蜂簇拥。从正月初一至今，我们已经整整战斗了一个月。这天晚上，四川省应急委将突发公共卫生事件 I 级响应调整为 II 级。

晚上，准备把欠了一个多月的瞌睡补回来。可是，屁股坐在床沿上，两条腿却不听使唤，肌肉酸疼得就像一锅炖烂了的肉，怎么也挪不上床。

极度疲惫，反而很容易引发失眠。也罢，正好利用失眠的时间，来回顾一下这一个月在疫线战斗的感悟。

这一个多月来，媒体大多聚焦在湖北武汉。有朋友问我，作为一个没有发生疫情的小山村党支部，你认为，怎么样才算在这次防控战中取得胜利？

我说，从开始没有疫情发生，到结束时依然没有疫情发生，这就算胜利。

要走向胜利的彼岸，对本辖区所有人员的信息，要摸得准、管得住，严防疫情输入。这些事情做妥帖了，就是磨破嘴皮请乡亲们戴好口罩，不要打堆堆。

在没有疫情的地方，不少人会认为病毒离他们太远，不让他们聚集，出门必须戴口罩，是村干部们小题大做。所以，把口罩揣在兜里，挂在下巴上，戴得随意露出鼻孔，什么样的戴法都有。不让打麻将围堆堆，他也会认为你是有意跟他作对。因此，强化普通群众对新冠肺炎的教育显得尤为重要。只有人们对新冠肺炎的危害、传播途径有了充分的认识，产生敬畏的心理，才会有自我防护的意识。

新冠肺炎潜伏时间长，有些免疫力强的人受到感染，临床反应不明显，甚至没有症状。这时，如果你免疫力和抵抗力差跟他接触了，恭喜你，"中奖了"，也许那个传染病毒给你的人仍然无事。这时，躺在急救室里的你，是怎么冤死的，你都不知道。你的家人也跟你一起承受着难以言状的痛苦。

东西用了可以再买，人没了不可再活一遍。

"少出门、不聚集、勤洗手、常通风、出门戴口罩、有发烧咳嗽和疫情高发地旅居史及时报告……"一些看似让你耳朵听着起茧的话，实则是一个救命的良方。

原载《四川文学》2020 年第 6 期

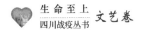
疫情面前，尽心、健康、平安

袁 进

    2019 年，对我来说是普通的一年，又是不一样的一年。这一年我有了可爱的孩子，家庭稳定幸福。休完产假，在这一年的年末回归急诊科护士工作岗位。每年的冬天都是儿科疾病的高发期，这一年也和往常一样，我们忙忙碌碌为生病的患儿做着治疗，期待着春节快点到来，趁机放松一下，节后再战。

    提前半个月和同事换好了班，春节期间可以休 6 天，这是我工作多年来休得最长的一个春节，计划好带儿子回老家看看爸爸妈妈，享受难得的团圆。休假前一天，新型冠状肺炎疫情消息传来，各个医疗单位积极响应，投身到这场战役中来。我们四川省妇幼保健院也开始构建对新型冠状病毒肺炎的防线，急诊科成为这道防线的第一关。交班后我们开始对每位进入急诊科的患儿和家属询问相关流行病学史，测量体温并登记，对于疑似病例做到早发现、早隔离、早治疗。工作时还在和同事开玩笑，哪有那么多从武汉回来的，就算有也不会到我们这里来。话音刚落，就见两个家属带着一个小朋友急匆匆过来，患儿高热两天，在家自服退热药后到医院，昨日从武汉归蓉！立即启动应急预案，我作为第一个接触者带着家属和患儿进入发热门诊隔离观察。其间刘医生进来询问相关病史，开检查单，我配合医生完成对患儿的抽血护理等工作。一个下午，忐忑不安，时间好像停滞了，那么漫长。心里想着嗷嗷待哺的小儿，对我呵护关爱的丈夫，万一患儿真是新型冠状病毒感染，最先接触到的我没有相关防护，被传染的可能性很高，要怎么和家人交代？千头万绪，只期待结果不是。下午4点过，经过院内专家讨论并结合检查结果、相关病史，患儿基本排除新型冠状病毒感染，解除医学隔离，居家隔离观察14天。我松了一口气，从发热门诊出来，只觉成都的天空是从未有过的湛蓝明亮。

丈夫接我下班回家，我跟他提起工作的事情，商量不回老家，就在成都过节。丈夫有他的考量，最后我们还是按原计划回老家。1月21日一早，我们全副武装，一路疾驰回到岳池家中。回家后家人自然一番亲热，然而电视上不断播报的新闻，和越来越不好买的口罩给这个春节蒙上一层不安的阴影。我们也响应国家号召，待在家里不出门，和妈妈聊聊天，逗逗自家晚辈，爸爸和丈夫聊聊工作，也是其乐融融。三十晚上，姐姐也从遂宁回来，除夕之夜，妈妈准备了一大桌年夜饭，感叹道，自从我们三姐弟工作开始，今年是唯一一家人都在的年！这个年夜里，我们一家人吃完团年饭，早早休息，只期待一觉醒来，新年带来的都是好消息。然而事情没有我们想的那么美好，岳池县开始出现疑似病例，小区开始对进出人员管制，全面排查从湖北武汉回来的人员。我和丈夫商量，要带着儿子提前返蓉，医院也发来消息，急诊科所有人员提前返岗。年初二我们又一早出发，匆匆回蓉。回之前，千叮万嘱父母疫情期间不要出门，父亲工作必须出门时一定戴好口罩，做好相关防护。

回蓉后医院也加强了对工作人员的防护，我们戴着口罩、防护面罩，穿着隔离衣，优化了急诊科进出通道的管理，加强了预检分诊，要求非急诊病人不得进入，并对每一位进到急诊科的患者和家属进行体温检查和流行病学史排查。在医院强有力的支持下，急诊科发现排查疑似病例20多例，进行相关检查、专家会诊后全部排除新型冠状病毒感染，为广大妇女患儿构建了安全的就医环境。我也连续工作5天，每天认真负责对待每一位患者，希望早日结束这场战役，然而每天不断增加的确诊人数还是让人不安。医院慢慢也开始出现防护物资紧缺，每天医用口罩限量使用，全院防护服仅剩37套，N95口罩也只余200个。工作虽然紧张，但是加强了自身防护，院感管理。我相信我们一定能够战胜病毒，早日恢复正常的工作生活！

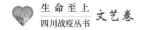
1月31日上午，我刚刚对一个患儿做完治疗，母亲一个电话打来，说老家表姐确诊为新型冠状病毒肺炎，排查表姐的活动轨迹，母亲为密切接触人群之一，疾控中心要求她居家隔离观察14天！我一听这个消息，心里一紧，回道，不是千叮万嘱不要出门聚会的吗？怎么会有密切接触？母亲回道，是在我们返回岳池当天中午，她应邀参加舅舅儿子的婚礼，表姐也去参加。表姐在参加这场婚礼的前一天晚上，参加了另一位朋友的婚礼，那场婚礼里有一位从武汉返回的亲人确诊感染了新型冠状病毒肺炎！母亲又道，她从21日起就没有出门了，算起来接触时间已经过了10天，没有任何症状。疾控中心的工作人员让她每日监测体温，再过几日无异常就可以解除隔离了。我听到这个消息，作为第三代接触者还是第一时间上报医院，照了CT，抽血检查后居家隔离。上班的时候总觉得病毒离我们很远，现在自己亲人里出现确诊病人，才发现这个病毒就在我们身边。居家隔离期间，我也算是偷得浮生半日闲，每日和母亲视频聊天，进行心理疏导，同时每日向护士长汇报自身状况，也密切观察丈夫小儿身体状况，好在一直都是平稳健康。

夜半，将小儿哄睡，想着近日发生的事情，不禁感慨良多。生命总是在不经意间给我们一点挫折，我们只有坚持初心，团结一心，科学防范，方能共渡难关。国家倾全国之力，保证武汉物资供应，各地同行也不顾自身安危驰援武汉，救助病危的同胞。又想起儿时那场非典疫情，那时我正年少，对于疫情也懵懵懂懂，只有模糊印象，依稀记得父亲让我每日喝一包板蓝根，说是可以防病毒入侵。现在想想，毫无科学依据，然而父亲的拳拳之心尽体现其中。17年过去了，我们面临更加严重的疫情，但是我们有了更加广阔的宣传途径，更有力量的社会支持，更加科学的防控措施，我相信这场战役一定会取得胜利！

突然想起西班牙有句俗语：爱与食物，以及享用它们的时间。愿所有人都能得到，愿所有人都平安健康。

原载《四川文学》2020年第4期

春到羊角村

罗瑜权

阳春三月，万物复苏。在这个春满花开的季节，北川羌山，漫山遍野开着各种花儿，成为美丽春光里的一抹亮丽色彩，吸引着四方游客。

坝底乡，属于北川关内地区。2016年，我曾参加公安部组织的"长征路上的坚守"文学采风活动，到过坝底，采访过坝底派出所民警。2018年，参加北川县文联组织的"深入生活、扎根人民"文学采风活动，到青片河，也曾路过坝底。印象中，坝底是地处国道公路边的一个小乡，山清水秀，依山傍水，羌藏结合。离坝底北边约十公里的马槽乡，现存红四方面军总医院旧址。南连的原墩上乡，1935年中国工农红军在境内千佛山与川军对峙73天，现建有一座千佛山战役纪念碑。去年底，北川羌族自治县乡镇行政区划调整，墩上乡、坝底乡合并，组成新的坝底乡。

三月初，正值疫情防控的关键时期，坝底一夜间成为网红之地。3月6日，《人民日报》官方微博刊发消息《海拔800米的万亩樱花开了》："四川北川羌族自治县的禹里镇、坝底乡，海拔800多米的山谷地带，上万亩野樱花正迎春怒放。野樱花盛开的山谷下边，国道347横穿而过，置身其中，犹如沐浴'樱花雪海'，呈现'车在景中行，人在花中游'的画面。"

微博发后，引起全国网友关注，很快转发量达3200多条，2600多人留言，数万人点赞，数十万人阅读。那几天，我不断接到成都、绵阳附近的朋友打来的电话，咨询北川野樱花开放的情况。也许是大家新冠肺炎疫情居家隔离的时间太久，心情需要放松，情绪需要调整，于是想到了大自然最美的风光。

　　3月12日，植树节这天，我们从绵阳城区出发，一路向西，到达坝底。随着一条陡峭的盘山公路，到了半山腰的坝底乡羊角村。羊角村位于红军战斗过的千佛山后山，是一个脱贫攻坚产业扶贫帮扶村，现有81户270多人。村主任邹国荣是一个"85后"，他和几个村民早早地在村委会门口等待我们的到来。

　　踏着春风，漫步山谷，数十里的各种花儿竞相开放，满山闹春。在山涧，白茫茫成片开放的是李花，站在树下，远远望去，恍然置身雪海。行走在李树下，迎面而来的一朵朵可爱的花儿洁白如霞，在枝头迎风招展。山峦起伏间雪白的花瓣上略带丝丝粉红的野樱花，花朵小巧玲珑，一朵一朵聚集簇拥枝头，舒展绽放。微风一吹，朵朵娇嫩的花瓣纷纷扬扬随风漫天飞舞，遍山飘香。野樱花掩映下的农家小院错落有致，干净整洁。

　　漫步农家小道，一阵阵油菜花香，在希望的田野中弥漫。怒放的油菜花在和煦的春风吹拂下，遍布田野，蝴蝶亲吻着花朵。

　　站在山上，凝视远望，满山的野花与苍翠的山峦、蜿蜒的小河，连成一体。花美了山，水净了地，大地斑斓，春意盎然，宛如一幅绝妙的自然山水画。

　　突然，在油菜地边，有几树金灿灿的小花挂满枝丫，十分鲜艳，让人眼睛一亮。同行人中有人说是蜡梅，又觉时令不对。又有人说还是野樱花，可能品种不同。当地老乡说，都不是，那是枣皮花。枣皮是中药材山茱萸的俗称，被誉为"红衣仙子"。每年开春以后，金灿灿的枣皮花竞相开放，煞是好看。

　　在农家竹林小径，我们碰巧遇到几位从成都过来的客人，他们其中一位老家在羊角村，本人在北川县城经商多年，开过一家"黔江麻鱼"餐馆，后转到成都发展。疫情过后，他们马上着手复工复产。他和几位朋友商量，在成都市中心城区开三家连锁餐馆，主要经营土鸡和鱼类产品。于是他想到了家乡，带上朋友来到羌山进行考察，准备在家乡投资兴办几个养鸡场，把家乡的农产品带出关外，销到都市。

　　在羊角村田间，我们遇见坝底派出所所长曹恒带着几个民警辅警，正在村上开展入户调查，鼓励村民在做好疫情防控的同时，尽快复工复产，抓好春耕生产。

一路上，我一直在想羊角村名是什么意思？村主任邹国荣告诉我，羊角花是羌族人民对杜鹃花的别称。羊角村，也就是杜鹃花盛开的地方。

春到羌山，花儿绽放，这是春的讯息，也是生命轮回的精彩注解。在这个不寻常的春天，我们徜徉在花海中，领悟春的神韵，享受人间美好的幸福生活。

原载《绵阳晚报》周末悦阅读 2020 年 4 月 4 日

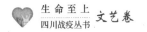
春天，会如期而来

李咏瑾

　　我当然知道迎向春天的路途从来不会笔直又轻松，但没有想到的是，从这个冬末一步步靠近春初，会踯躅得这般崎岖。天不亮就被闹铃声轰起床，忍着惺忪在阳台的夜色里洗漱，在飞快的节奏里我却忍不住慢下来几秒，我是喜欢这样的冬晨的，最后一拨蜡梅的香气从极遥远处游弋过来，但此刻却没有那份心境能够从容地欣赏，赶紧扎起头发，裹紧厚衣服，没有口罩，就拿大棉布围巾兜头围上几圈，一脚跨进夜色里，眼镜瞬间蒙上了一层白雾。

　　虽然还是春节的假期，但已经连续 3 天如此早起，昨天前天社区连锁超市的工作人员刚打开店门，一见我就抱歉地告之：口罩仍然没有到货。小区业主群里天天都在振奋地讨论，本地的口罩日产能已达到多少万只，据可靠消息，其中一小部分会被合理地分配到各个街道的社区超市以供大家限量购买。这消息燃起了我内心的希望，家里一只口罩也没有了，尽量忍着不出门，我是做得到的；疫情的形势严峻起来后，爸妈也无奈放弃了坚持了好多年的早晚遛弯。

　　这几天成都阳光正好，妈妈很憋闷地坐在客厅的飘窗前，望着远处公园里的郁郁葱葱叹了一口气："其实外边人也不多，我和你爸出去走走，大不了避开人多的地方……"

　　这怎么能够保证彻底避得开？每回看见新闻上宣传"中老年人为易感人群"我就心惊肉跳，有一次晚饭后父母还真就借口买酱油，打算不戴口罩地出门溜达一圈，被我"声色俱厉"地阻挡了下来，但是背地里我心里是难受的，"弄上几只口罩"就成了我心底热切而紧迫的愿望。

首先，我去的几家附近药店、超市里全部售罄了。转战到网上购买，经历了几波口罩价格虚高的浮动后，即使眼明手快地下了单，也被卖家无奈告之："口罩都被征用发往武汉了。目前厂里正加班加点生产呢，也需优先保障医疗重地。"这我是完全理解的，这当口，医生如战士，真是用血肉之躯冲刺在抗疫第一线。我们没有口罩，也就是个出门和不出门的区别；但对于医护人员来说，一层优良的防护用品，真的可以说是横亘在生与死之间的界限。

默默地关掉网站，那就在亲朋好友手里匀匀，往日仗义的朋友此刻少见的踌躇：要有多的一定给你没问题，但家里也就剩几个了，大人也舍不得用，都是留给老人和孩子的。人心相通，一声长叹。

昨天下午，高中同学兴奋地在微信上语音我："快来！我们楼下的药店里来口罩了。"我分外惊喜，旋又暗淡：眼下一个口罩也没有，我不会开车，而乘坐公共交通工具没有口罩是上不去的。再没有什么比此时此刻更能深刻地认识到疫情对我们每个人生活的影响！口罩，我们国家总体产能是全球最大的，保障供应的能力是够的，但需要一个恢复的时间。国泰方能民安，真的只有国家强大和安定，才能保障我们每一个老百姓自由自在地生活！

而眼下想买口罩，就只能指望楼下这个社区小超市了。我在寒冷里反复踱着脚步，棉布围巾里的呼吸炙热，声声敲打着耳鼓，我之外的世界恒静如常，奔腾不息的，反而是我的内心。来来回回的脚步忽然在路边的行道树下停了下来，我仰头望去，天色含雾，是一种非常美而缥缈的灰蓝，衬得行道树苍劲的枝丫好似书法里水墨的拖曳。我注视着这乔木向我递过来的一小段枝子，深棕的树皮上鼓起了一个个小包，蓦然反应过来：是春芽啊！是几周以后"遥看近却无"的那抹新绿，也将是遮盖一个夏天的树影摇曳、郁郁葱葱。我遥想着那样的夏天，也期待着那样的夏天，即使以前最怕炎热也不以为意：期盼着温度一升高，此刻肆虐的疫情就会迅速地消匿无踪，医生们终于可以返回家园，拥抱孩子、安慰父母；我们也可以

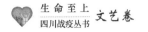
自由自在地出门走走看看，说起来我还没去过武汉，珞珈山下，黄鹤楼边，不知还能不能赶上今年的樱花？

想着想着，我忍不住伸出手去，想剥开一个芽苞，去张望一下今年最早的春天，想了想，又缩回了手，还是待春天按照自己的脚步、自己的韵律施施然地出现在我们面前吧。

身后一阵喧哗，社区小超市开门了，店员拿出一个硕大的纸板放在门口，上面醒目地写着"口罩"二字，下面注明：数量有限，每人限购1个！

我随人群急急涌上前去，那种淡蓝色的口罩，平时大家都视若无睹，而此刻简直珍贵得像青鸟的羽毛一样，我用手心托着它，像得了珍宝一样，有心想给父母一人争取一个，但看着四周围拢过来的都是拖着扫帚工作了许久的环卫工，他们比我们更需要口罩，我转头挤出人群。仔细想想，几条街外还有同样的社区连锁店，我大踏步地直奔而去，穿过红绿灯，穿过街道，穿过拂晓，穿过成都的年味，从这个冬天的深处穿越到下一个春天的门前！

早上8点，家里热气腾腾，爸爸刚刚蒸好我最喜欢的蔬菜包子，妈妈迎上来给我开了门，我把口罩递给她："外面的太阳真好，要不一会儿出去走走吧。"

原载《中国妇女报》2020年2月6日

封不住的春光

杨俊富

清早起来，院坝里撒着一层细细盐霜。二月的清晨，还透着冬天的寒意。

今年这个春节，因为一场突如其来的疫情，进出村的道路封了，不能串门走亲戚，村民们只得闷在各自家里，看电视、刷微信、炖腊肉、喝闷酒。厌了，烦了，倦了，就到屋檐下或者楼房顶站站，与相近的邻居摆一会儿龙门阵。内容也离不开防疫抗疫，比如某某村有从武汉打工回来的人，被强制隔离了，武汉又新增了多少确诊病例，又死去了多少人，等等。也会眺望一眼远处的庄稼地、果园、村道。幸好田间农活还没出来，不用去田边地角进行田间管理。村里高音喇叭和村道上的宣传车，每天都在播防疫宣传录音，让村民们不要出门，出门要戴口罩。

其实，好多村民都没买到口罩。村民们对于疫情的防护意识，比城里人慢一拍，起初认为戴口罩太矫情，等听到广播、电视宣传，要求出门必须戴口罩时，去药店买早已断货了。没有口罩就出不了门，也不那么焦愁，家里有腊肉、粮食，菜园里有蔬菜，不像城里人，啥都要去采购。

村道前段时间就设了关卡，进村出村，都要登记、查体温，外地车辆和人，是不容许进村的。乡场集市贸易也取消了，许多店面都被防疫工作组劝停营业。村民们要买日常用品，每天每个社只能派出两个人代购，这是村里定的制度。

其实乡邻们也没多少需要代购的。过年节时，家里囤积的年货很多，

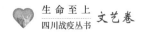
鸡、鸭和猪肉家里也有，只是苦了那些平常习惯坐茶铺喝茶搓麻将的人了。

这不，刚封村第二天，村里就有人坐不住了。几个在外打工回村过年的年轻人在微信上邀约，到村西彬娃家搓麻将，不知是谁打了电话举报，还是村防疫小组巡逻时发现，几个人被逮到村会议室，一人写一篇检讨书，在高音喇叭上向全村人民检讨。这还不够，防疫组长说，你们闲不住，正好缺志愿者，就到卡点蹲班执勤或帮村民们代购，做点正经事。

于是，村防疫小组多了四名志愿者。

吃过早饭，太阳已经离开东山顶一竹竿高了，昨夜那层细细薄霜早已化尽，戴上以前买的"3M9031"防尘防雾霾口罩，往后山坡走去。

一连几天的阴天，难得今天春光明媚，我想去屋后山上看看。

后山梁不高，一条毛毛小路弯上山，不到20分钟就能上顶。小路不常有人走，只是种地和收获庄稼时踩一下，路早已被野草淹没。坡上是一小块一小块的油菜地，地里的黄籽油菜已经热热闹闹地盛开了，波浪一样，一浪一浪往山顶涌去。这种油菜比黑籽油菜早成熟一个月，一般都种山坡地，它耐旱、早熟，收割后刚好赶上点播花生的节气。黑籽油菜一般种低平的田里，晚熟一些，收割后轮作水稻，水稻收割后又栽油菜。祖祖辈辈都是这样周而复始。

爬到半山腰往山下望去，连片的黑籽油菜苗地毯一样在村子里铺开，往天边漫去。它们也鼓起了密密麻麻浅黄的花骨朵，正蓄势待放。有些迫不及待的花朵已然绽开了金灿灿的笑脸。这些油菜花，没有因为这场人间的瘟疫而却步，一如既往地热爱着这片土地，热爱着这个春天。该回报播种者的，一点也不打折扣。

在山坡，在暖暖的阳光下，我陶醉于花香和鸟鸣之中。顷刻，又感觉到花丛中少了点什么。是什么呢？很快就想起来了，是往年蜜蜂忙于采蜜的"嗡嗡"声，是城里人来村里手举手机、相机欢欢喜喜忙于拍照的笑声。

我知道，因为全民抗疫，养蜂人和城里人的脚步都被疫情阻挡于村庄之外。如我和村里那么多打工者，也被封脚于家，不知何时才能翻过村子的那道垭口。

但是，春天里的各种花儿和去年一样，依旧在热热闹闹地绽放，把小村打扮得花枝招展。

春光，封不住。

原载《亮报》2020年3月4日，《北海晚报》2020年3月3日

静待春暖，繁花与共

杨 燕

一星期没出门，今天下楼拿快递，惊喜地看见小区的红叶李开得纷繁热烈，为之动容，心情豁然开朗。前两天看窗外树上的花儿还是含苞欲放，此时已笑逐颜开，一树树粉白粉白的花儿连成一片，小区俨然就是一个花园。

放慢脚步从花树下穿过，仰头注视这一树的迎春花，静美的花朵捎来了春天的讯息。连日来全国新增病例逐渐下降，向好的迹象表明胜利的曙光就在眼前，春天真的来了，期待着，期待武汉樱花再度烂漫。

李花怒放一树白，遥望疑是春飞雪。清风徐来，香韵悠悠，置身于花丛中，静静享有这一刻的美好。想起那些因为疫情，永远止步于这个春节的人，他们再也看不到花开，不禁黯然神伤。由衷地感到闲赏花开、沐浴春风真好！满足于拥有简单而平常的日子。

不知不觉已经宅家28天，近一个月儿子足不出户，真的成了宅男，这个春节尽管是一家人闭门不出，倒也其乐融融，相互陪伴渡过难关。自从儿子工作以后，难得有这样长的假期一家人朝夕相处。宅家的日子如常，餐桌上也不单调，肉食、蔬菜、鸡蛋、水果、牛奶样样不缺，前期储备的日常必需品所剩无几，因为不想出门，蔬菜省着吃，黄菜叶、老菜梗也舍不得扔掉。如今出门太难了，需要决心和勇气，出门要做好防护，口罩必须戴，回家还必须衣服鞋子消毒、洗手等弄半天，所以，不是必须我宁可不出门，同时，不出门也节约了口罩。好在现在可以在盒马、步步高、幸福有菜等线上买菜和生活用品，无接触配送到小区门口，因此减少了出门购物的麻烦。两个毛孩也渐渐习惯了不出门，只是喜欢趴在窗台上看外面的世界。2月3日儿子公司开始上班了，公司为做好防控，疫情期间在家线上工作，因此不必天天早出晚归挤地铁，也不必担心不慎感染，在口罩紧俏时期也不用愁没有口罩而不能出门上班，公司的举措深得人心。

宅家的日子闲散，作息无规律，不出门也懒于梳妆，抱着手机开启吃睡模式，自得其乐。每天用84消毒液在家里各个角落消毒，味道虽然难闻，但是有安全感。半夜睡不着刷手机，每天睁开眼睛的第一件事是关注疫情，有时静下心来审视自己的生活，直面自己的过往，过去的日子蹉跎光阴。其实，人生之秋也不需要轰轰烈烈，只希望未来的岁月无恙。经历了在家隔离才深知被忽略的寻常日子是多么的幸福，随性而行，不需要戴口罩任意往来是多么的美好啊！而今，想出门晒太阳，呼吸新鲜空气已然是奢望，继续坚持居家，离走出家门的日子越来越近了。还清楚地记得在2020年到来之时许下的新年愿望：顺畅、安康、快乐。虔诚地祈祷花开疫散，国泰民安。

欣闻小区物业要配送蔬菜，还有些半信半疑，然而，今天早晨物业已经开始送到每一户。收到一筐蔬菜，有西红柿、胡萝卜、秋葵等9个品种，满满的爱心礼包被物业送到家里，感动于物业贴心的关怀。疫情来临时，面对来势汹汹的病毒，小区物业冷静应对，第一时间采取措施保证业主的安全和正常的生活，抗击防疫落实到户，小区实行封闭管理，三次上门排查宣传防疫，进小区测体温等一系列精细有序的措施，昼夜加强巡逻检查，保证小区安全，管控措施不断升级，业主起初的忧患焦虑因物业的尽心尽责而得到了安抚，小区秩序井然，业主生活正常，疫情期间物业坚守岗位，舍小家为大家，情系业主和我们共克时艰，暖心！一场战疫，让我们明白，值得信赖的物业，是我们温馨的家，是我们的避风港。

虽然疫情未散，但是爱在蔓延。疫情期间不仅感受到了物业的关怀，也感受到了邻居的关爱。而今口罩是稀缺物资，一罩难求，费尽周折也买不到。上午忙忙碌碌没有看手机，下午两点过看见小区业主群有业主说从日本带回来一些口罩，还有四包可以分给急需的邻居。于是我就试着发了一条消息："哪位邻居有多余的可以分我 10 个吗？"立刻，17 楼的邻居回答："我这盒是 50 个，可以分你 10 个。"我喜出望外，如今口罩是多少人梦寐以求的啊，有钱也难买到，邻居竟然慷慨地分给我，有此邻居夫复何求？于是匆匆忙忙上楼去拿口罩。我说把钱微信转给你，邻居说红包发群里就行，我也没多想就发群里了。瞬间红包被抢，邻居未收到，我深感不安，邻居说没有关系，等会抢红包的邻居会退回。我不能让有爱心的邻居受损啊，因此加了她微信，重新发了红包给她，结果她坚持不收，还劝我口罩安心拿着，如果抢红包的人愿意退就退，不愿意退就算了，不必在意。群里的邻居们纷纷议论，过了很久抢红包的人也没有露面。我想抢红包的邻居也是无意，在群里说这事也不太好，于是我就加了他微信，不一会儿他通过我的好友请求，如数退回了。谢过抢红包的邻居后，告知楼上的邻居她才收下红包。虽然只是一包口罩，然而在非常时期也非同一般，邻居的爱尤为珍贵，我感动又感激，深深地感受到远亲不如近邻，何况又是在疫情时期。

在网上看到一句话：等疫情过后，你最想见到谁？不言而喻我最想见到的当然是你们。我最爱的家人和亲爱的朋友，我想你们了！疫情期间家人在不同的城市各自宅家，虽然不能见面，但是我们有电话和网络联系，相互温暖、问候，提醒疫情期间的注意事项和防护，感觉我们从未分开，亲情是我们快乐宅家的源泉。

亲爱的朋友，你们还好吗？还好我们可以经常在群里见面，各自分享宅家的乐趣。你们关爱家人，为保护好自己和家人的健康默默付出，使宅家的日子也不乏味单调。前段时间知道南溪有一位确诊患者，真的好担心你们，感觉病毒离我们好近，好像随时在身边，知道你们都安好，一直宅家没出门，我悬着的心放下了。好怀念那些我们在阳光下、花丛中的美好时光，你们笑靥如花在我眼前嫣然。

我静静地等待，等待春暖，我们繁花与共。

原载《宜宾日报》2020 年 3 月 4 日

寂静中的热烈

若 若

这是鼠年春节假期的第五个睡到自然醒的日子。

一觉醒来，周围安静着，跟昨日一样，跟前几日也一样。推开窗，院子里空旷一片，除了偶尔飞过的鸟。成串的灯笼，也笑得冷清。今天是正月初五，除了屏幕上的欢庆，现实的情景实在难与"佳节"这样的字词应得上景。电视上一天数回重复"宅"的意义，提醒人们少出门，不出门，宅出一方安全。

唯有微信群翻着热烈的波涛，新闻播报、疫情防护、各地现状、八方视频……都围绕着这场突如其来、无人可置身事外的灾难。有恐慌、有流言，但更多的是正能量。

只是这个宅字，把人们的身躯禁锢在高楼的框架里，把春节的热烈也封闭得只有微澜。

阳光伸出邀约的手，我探出窗，仰起脸，接住它的欢达。透过清透的浮尘，我看见一墙之隔的岷江大道，玉兰已含苞，路边的红梅，已有夭夭之势。

突然想出去走走。

但没有口罩了。出门要做好防护，这是起码的原则。为自己，也为他人。薄薄的纱布和过滤层阻挡了外出的脚步。我摇头低叹。

电话响了，心想事成的好事砸过来。

领导说，下午去走访生产防疫物资的企业，看看他们有什么涉税需求。没有口罩啊。我给你带一个。好呢。

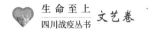
几乎要仰天大笑。已经要宅出霉的人终于可以出笼了。

沿途交通顺畅，路边花艳成灼灼，映着树上灯笼的喜红，看着倒也有别样的欣悦。

我们的目的地在金象园区。老实说，这里安静得让人有点不适应。以前每次来，耳边是机器隆隆，眼前是一片繁忙。有时到某个企业，隔着老远，说话就得扯起嗓子。现在，它就像陷入沉睡的大地，轻浅如我的脚步，也能踩出宽广的回响。

我们走访的企业在三楼，偌大的生产车间安安静静。几个工人忙得无声而有序。没有喧嚣。但显然，空气并不冷清。消毒液的气味扑得热热烈烈，煨得人心安定。是啊，在这抗击疫情的非常时期，它们和口罩、酒精一样，让太多的人一见倾心，甚而牵伸出非它莫属、不离不弃的情缘。

我们的到访没有引起工人的好奇。忙着灌装，忙着提放，飞快的手，飞快的脚步，飞快地弯腰，飞快地转向……他们忙得多一眼的工夫也抽不出来。穿过厚厚的气味，我看见那些口罩之上帽子之下的眼里，装着沉甸甸的疲惫和责任。

没错，责任。当我背着领导悄悄问出门拿东西的工人为什么要放弃休假来加班时，他搔了搔头："公司喊来就来了嘛。到处都等到要货，咋个会不加班呢。"直白的话，镶不上半点高大上的花纹。我又问加班好久了。"初一天都没耍成呢……"话没说完，看见玻璃里有人招手，又急匆匆进去了。推门的时候，我看见他摘了手套的手，肿得变形，不知是汗水还是消毒水的"功劳"。

疲惫，也是真的。"我们的工人已经连轴转了十多天了，没办法，到处都在催货。这个时候，我们能多生产点，就能给大家多一份安心。再累也要赶啊！"声音嘶哑，两眼血丝，简直没有半点总经理的样。

电话响声此起彼伏不断，全是要货的。"不会涨价。我们尽量加紧生产。放心，质量肯定保证。"沉稳，谦恭。

走出公司，周遭复归宁静。我抬头，看天蓝云白之下，几乎空无一人的道路，路尽头宅在家里的人们，都靠了这朴实的劳累，才不缺信心和打胜攻坚战的力量。

　　是的，这里是全市抗疫物资生产供应的定点企业。这里的工人们，加班加点，只有一个目的，生产出更多的消毒液。而这些消毒液，将从这里出发，在全市数十家医院、全眉山的千家万户中弥散开热烈的气味，把医护人员，把百姓群众包裹进安全的空间。

　　毫无疑问，离这寂静与热烈不远的地方，是春花百放。

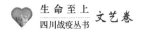

搬罾的春天

席文波

春暖花开，英雄凯旋。

看着南充援助湖北的医务人员平安归来，看着武汉的城门在期盼中徐徐打开，春天就这样来到我们每一个人中间。

回想起抗击疫情的日子，回想起在嘉陵江畔的小镇搬罾奔忙的脚步，这个春天让人难以忘怀。

疫情发生后，我带领 24 名党员先锋队员在党旗下许下铮铮誓言："我随时听从党的召唤，不怕困难，不惧危险，冲锋在前，服从命令，听从指挥；召之即来，来之能战，战之必胜！时刻把人民群众生命健康放在首位，竭尽全力坚决打赢疫情防控阻击战！"我们从教育一线奔赴战疫一线，前往南充市顺庆区搬罾街道开展疫情防控工作，肩负着看护员、守门员、调查员、宣传员、销售员等多重身份，与时间赛跑，扎牢疫情防控的篱笆。

一到搬罾，首先听到的就是广播里循环播放的宣传疫情防控的声音：不聚集、不出门，出门必须戴口罩；一人去聚餐，全家把心担。我们这里没有火神山，没有雷神山，也没有钟南山，出了问题只能把你抬到对面的狮子山。广播里的声音不停地警示着大家：要防控防疫，不能掉以轻心，一定要珍惜生命。特别是最后一句，听起来有种不舒适感，但也特别实在！

街道两边挂着的红灯笼随风摇摆，街道上空荡荡的，很少看到行人。一些人坐在自家院子里，从手机里获取疫情最新消息，谈论的话题也大多与此相关。与原来车水马龙的街道相比，搬罾在乍暖还寒的时节有些寂寞冷清。

记忆中，搬罾的春天是很美的，那花开四季的锦绣田园，那微波荡漾的青山湖畔，那碧水蓝天的嘉陵江，总是让城里人流连忘返。

走进锦绣田园，只见红色、粉色、黄色、白色的郁金香交相辉映，早已把锦绣田园染成了花的海洋。那静待花开的海棠，含苞待放的桃花，无不向人们昭示着春天的来临。而在这个疫情蔓延的春天里，它们却只有在那里自我陶醉，自我摇曳，而没有游人欣赏它那让人怦然心动的娇颜。

漫步青山湖，一边给周边的住户、商铺宣传防疫知识，一边走进那新农村建设的美丽春光里。湖边嫩绿的杨柳树上的枝叶随着微风在空中轻轻飘荡，尽情地向人们摆弄着各种风姿，但却没有人与它共舞。那些悠闲自在的垂钓人已不见踪影，整个青山湖也未能闻到往日在空中肆意飘溢的烧烤香味，青山湖变得安静了、寂寞了。

在嘉陵江边，只见平时运送客人过江的几艘客船静静地并排躺着。一望无际的油菜花虽然镶嵌在碧水蓝天之间，随着那微风涌起一股又一股的金色波浪，但已无法成为人们相机里的风景大片。只有那浓浓的花香飘向远方，想给大家带来春的气息。

那些日子，游客们无法到搬罾享受春天的美丽，但春光却在搬罾的每个角落沐浴。为加强搬罾街道的疫情防控，顺庆区教育科技和体育局的党员先锋队逆行而上：走家串户，宣传防疫知识；上门登记，摸排流动人员行动轨迹；购物售货，为老百姓解决生活急需。用老百姓的话讲，党员先锋队就是搬罾最美丽的风景，大家一起迎接春天、守护春天、呵护春天。

没有一个冬天不可逾越，没有一个春天不会来临。

时间，兑现了诺言。

如今，到搬罾游玩的人多了起来，搬罾依旧美丽。

原载《南充日报》2020年4月10日

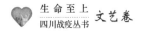

隔离的春节

杜阳林

这个庚子新年，注定要成为全中国几代人深刻的集体记忆。2020年的春节，一场突如其来的疫情，被一个叫"隔离"的词，挤到一边。这个春节虽然隔离了走亲访友和朋友聚会，但没有阻隔人性的温暖和希望。

一

春节前，我和亲友预订了1月23日的机票，准备到上海过一个特殊的年，顺便会见那里的朋友。从21日早上开始，我陆续接到一些朋友的电话和微信，他们知晓我们要飞上海，善意地劝说最好延期。20日，国家卫健委的专家已经出来说话了："现在能不到武汉去就不去，武汉人能不出来就不出来。"疫情最早是发自武汉，临近春节，正是全国人口大迁徙时期，极有可能接触病毒携带者，此时出行，不安全。

思量再三，我们决定不给社会添乱。退掉预订的机票和酒店的第三天，武汉封城，关闭所有离汉通道。这让人十分吃惊，17年前，全国上下一心抗击非典时，也未发展到封城的地步。随着武汉被隔离，各级地方政府积极出台了一系列措施，最重要的是自我隔离。除了抗击疫情的医务工作者、维持社会正常运转必须在岗的人员，每家每户，每个个体，都要尽量选择"自宅"。

这是一场敌暗我明的疫情战争，谁也不知道病毒潜伏何处，它又将蔓延到哪里，年过八十的钟南山院士苦口婆心地告诫大家，这个春节要待在家里，一切以生命为重。

二

计划忽然调整，将行李箱的衣物又归置原处。大年三十已经到来，才想起一件重要的事：之前并未打算在成都过年，家里没有准备新鲜蔬菜和其他生活必需品，就连一根葱、一头蒜都没有储存，现在又要居家"闭关"，我们怎么生活？家人急匆匆赶往附近菜市和菜点，不知是受疫情影响，还是春节休息，皆是"铁将军守门"。原计划外出的亲友，遇到相同的境况，纷纷向我告急。我的一个好朋友得知我和亲友"生活困难"，赶紧从乡下摘了一些新鲜蔬菜，化解了我们饭桌之急。

大年初一，开车驶过成都街道，忽然发现，自己在这座城市生活20多年，从未见过她如此清寂空旷。我明白不仅仅成都如此，在武汉新冠肺炎疫情的阴影笼罩下，全国的城市与乡村，大街和小巷，都陷入了突如其来的冷清寂静之中。

人是一种矛盾的个体，平常工作繁忙、应酬太多，大家爱在心中叹口长气，盼望有机会清清静静宅在家里，什么人都不见，什么事都不管，宅个天昏地暗。可真的"居家自宅"了，又觉得时日漫长，既心慌，又无聊。

从无所事事，到焦虑不安，这也许是面对灾难，人们甚为正常的反应，会有惶恐，会有畏惧，会有许多猜测。成都虽然离疫情高发区很远，可身边活生生的现实告诉我们，疫情的大浪袭来时，哪只鱼虾能够幸免？门可罗雀的商场、人迹罕至的街道、打烊的菜店，哪一个地方和哪一个人能完全置身事外？大家的生活与精神，难免都受其影响。

三

我身边的朋友，在这个特殊的春节，纷纷采取了"云拜年"的方式，大家在网上交流和沟通，彼此叮嘱保重身体。现在才知道健康是最大的财富，

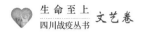
没有前面那个"1"，后面再多的"0"也没用。大家能意识到健康的重要性，本是件好事，可这认识，来源于对疫情的密切关注，对身边清寂环境的体悟，因为"自宅"无法与亲友见面的遗憾，这让很多人过犹不及，有了过度反应，越是告诫自己要保重身体，越是感到心理负担沉重，寝食难安。

与17年前的非典相比，这场疫情在信息的公开透明上有了更大的进步，人们能抱着手机一刻不停地刷"新型冠状病毒肺炎"的最新消息、相关评论。网上消息真假难辨，耸人听闻的谣言也一并"吞吃"，"服下"才觉心乱气短，惊悸难安。病毒被隔离在外，心病却让人思绪难安。

确诊病例、疑似病例、死亡人数，官方媒体以最冷静客观的态度，实时呈现疫情进展，绝对不是为了放大民众的恐惧，而是公开透明地让大家第一时间得知权威消息。若我们真正冷静而理智地思考，会接受当前发生的一切事实，灾祸就是灾祸，困厄就是困厄，战胜恐慌的最好办法，不是无节制地盲目自信，而是带着苦痛和畏惧，也要先接纳它。

四

人类常常会骄傲自得不可一世，以为自己已是这颗蓝色星球的智慧主宰，只有在突如其来的灾难面前，才明白人类自身的弱小，面对世界，我们还有太多未知。这样的醒悟，也许会让人心底打一个寒战，带来惶恐的回声，但直面恐惧并非坏事，倘若永远活在盲目与虚幻之中，才是愚蠢可悲的自欺欺人。正视灾难的存在，接受恐惧，并慢慢消化，与之平和相处，设法寻机击破疫病，在前线奋战的广大医务人员，他们正分分秒秒、身体力行地诠释着这一点。

这世上也许没有什么"天生的英雄"，却不乏临危受命的赤胆儿女。他们明知此刻的救治，是一场不见硝烟的战争，自己有可能被感染甚至送命，生死系一线，他们内心会怕吗？拥有害怕的情绪并不奇怪，甚至，正因为"怕"，才是对生命的敬畏之情，他们在这个原本属于团聚的春节，携带这份"怕"也要坚持奔赴前线，如同走钢丝般，行走在此刻最危险的悬崖峭壁，以自己的医术和爱心，帮助人们战胜病毒，帮助所有人一起战胜恐惧。

原来能与灾难作战的，是骨中迸发的力，更是心中滋长的爱。冷清居家的春节，心怀不安的隔离，倘若没有内心的温暖正信，我们又如何真真切切地触摸到爱的无私与温暖？朋友快马加鞭送来的新鲜蔬菜、亲友间络绎不绝的问候微信、不肯留下名字的好心人请快递小哥送去急诊室的团圆饺子、无偿送出六万个口罩的小超市老板、靠捡破烂为生的老人捐款一万元的举动，都在春节期间，给了这份温暖最好的注解。

五

在冰冷的数字背后，在恐惧与害怕背后，我们的这个春节，从不孤单。没有一座城、没有一个人是孤岛，就算一场疫情，一次全国规模展开的"自宅"，也并未割裂人心与人心的联系。前方的医务人员在治病救人，科研人员在争分夺秒地研究疫苗，坚守工作岗位的交警，照样指挥交通检查来往车辆，环卫工人一丝不苟地做好清洁消毒工作……谁能说我们所在的是一座"空城"呢？这么多的爱凝在一起，汇成一条河，聚成了一首无字的春节赞歌。

也许，一个富甲四海的人，难以明白穷人喝下一口热粥，是多么幸福的享受；一个健康强壮的人，也难以想象被病毒摧垮躯体是何种感受。我们曾经拥有的繁华与锦绣，因为熟视无睹，竟渐渐不被珍惜，以为这是理所当然之事。当灾难袭来，无数可爱可敬的人，以自己的血肉身躯，为更多的人筑起一道安全的屏障，我们才能醒悟，世上没有什么是唾手可得的，一个人、一个家、一座城、一个国家的健康和平安背后，是有无数普通人，默默无闻、日复一日在为我们奉献。拥有如此丰足"财富"的我们，难道不应该深味幸福、心怀感恩吗？

小到自己身体一个部位，大到整个国家社会，也许我们都应该具有这样"换位思考"的能力，去真正感受和体悟，察觉与认知。微弱而渺小的

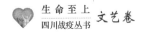
个体，不足为道的"我"，到底能为这场疫情做什么呢？安定自己的心，好好珍惜身体、爱护家人，在这个春节减免人情交际、往来应酬，不给社会添乱，不再为辛苦操劳的白衣天使增加负担，也是为社会做贡献。

六

即使蜗居不出，我的心，也变得越来越平顺坦然。我是一个平凡的老百姓，并不具备医学专业知识，无法像那些抛开生死之念的仁医一样，告别家中的父母爱人、至爱儿女，以逆行者的姿态，毅然走向疫情的战场。但至少可以从这些铿锵的脚步、无悔的誓言中汲取令人心安的力量，不是藐视困难看轻灾难，而是在高度重视的基础上，沉下一颗心，安抚自己战栗的灵魂。宅在家中，正好利用这段"假期"读读书、写写字，好好陪伴家人，分担一下家务。这是我力所能及的事，在自己的国度里，一砖一瓦构建安定祥和，并由衷相信，我们伟大的祖国终会战胜这场疫情，回归平安顺遂的生活。

没有谁是孤立的，在病毒面前一视同仁，在爱面前同样如是。守护好我们的生命安全，守护好对自己、家人和社会的责任，既是我们对待人生应有的庄重态度，也为战胜病毒奉献了绵薄之力。

单元楼道口一棵桃树，竟在今日绽开了蓓蕾，羞羞答答又无拘无束地开出了院中第一枝桃花。这是令人感动并振奋的花，带来春天的消息，带来和暖的喜讯，只要人间还有春风和真爱，再大的困难，再猛的浪涛，再陡的悬崖，我们都能万众一心，去战胜、去攻克、去征服、去跨越。我真的相信，爱能战胜恐惧，团结能带来力量，我们不是被隔绝开来的一个人，是无数双手臂相连的一双手，是无数颗蓬勃跳动心房的一颗心。一枝春桃，无言盛放，唤起心中更为坚强而柔韧的希望，让焦虑变得平静，积郁变得舒缓。因为我也相信，病毒一定会驱散，天地一定会清朗。

原载《四川作家》2020年第1期

缝口罩

海清涓

考虑到过年亲戚朋友都要回来，为了节约时间，婆婆把 80 岁生日从农历三月底提前到正月初三。为了节省开支，婆婆把寿宴从 30 桌压缩到 20 桌。

寿宴定好，客人请好，烟酒糖买好，一切准备就绪。没有想到，罪恶的新冠肺炎侵袭了鼠年春节。面对来势汹汹的新型冠状病毒，先生和姐姐们只得劝婆婆取消寿宴。婆婆当然不同意，把先生和姐姐们一顿好骂。婆婆说的也有道理，突然取消寿宴，不光自己没有面子，还会得罪许多亲戚朋友。先生和姐姐们没办法，就让我去劝婆婆。因为嫁给先生这么多年，我和婆婆从未红过脸，婆婆一直对我很客气。我先把手机上关于新冠肺炎的信息给婆婆看了一遍，然后大声劝起了婆婆（婆婆耳朵有点背）。婆婆点头后，先生和姐姐们赶紧承诺，如果三月底没有特殊情况，一定为婆婆正式举办 80 岁寿宴。

吃了团年饭，姐姐们陆续离开了婆婆家。接到因为抗击疫情上班延后的通知，先生和我索性在乡下陪起了婆婆。说来惭愧，平时工作忙回乡下时间少，婆婆和弟弟一家在乡下过惯了，又不肯到城里长住。戴着口罩靠在大核桃树上，看着一群芦花鸡和两条小白狗在坝子里撒欢，看着那些庄稼和蔬菜在瓦房四周水灵灵的鲜绿，看着消瘦但硬朗的婆婆在房前屋后行动自如，我不禁有些羡慕婆婆惬意的乡村生活。

初三上午，我准备戴口罩到井边洗衣服。打开行李箱，发现口罩只剩下一个了。回乡下时在药店买了一包口罩，除了一家人戴，只送了些给姐姐们，这口罩也太不经用了。网上买口罩贵又慢，而且乡下收快递不方便，先生便自告奋勇去小镇买口罩。

婆婆家离小镇虽说只有半小时车程，但是，处于病毒肆虐的非常时期，出门必须戴口罩。先生戴着最后一个口罩，从镇头找到镇尾，连一个口罩的影子也没有见着，更别说按我的要求N95口罩、普通口罩、棉布口罩、海绵口罩各买一包了。扫了一眼先生买回的与口罩无关的棉布、纱布和保鲜膜，我在朋友圈和相关群打听了一下，才知道，不仅仅是偏僻的小镇上，就连重庆这样的大城市都不好买口罩了。有微友用四个字形容：一罩难求。

"戴口罩是保护自己也是保护别人，没有口罩，寸步难行，我们回去的时候怎么办？"我愁眉苦脸地问。

"不用担心，我给你们一人缝一个口罩。"婆婆接过先生手中的棉布、纱布和保鲜膜，找出剪刀、针线，缝起了口罩。原来，棉布、纱布和保鲜膜是婆婆叫先生买回来缝口罩的。婆婆说口罩得由三层组成，第一层棉布（防水），第二层保鲜膜（防传染），第三层纱布（保护皮肤）。婆婆动作很快，不大一会儿，就缝好了三个口罩。虽说口罩有点粗糙，戴上甚至有点滑稽，不过，出门时凑合着戴一戴还是可以。

得到先生和我的肯定后，婆婆一高兴，就用棉布、纱布和保鲜膜给家里每个人缝了一个口罩。一连两天，婆婆都坐在床上缝口罩。家里老老少少都有口罩了，"妈妈，你还缝口罩干什么？"先生问婆婆。婆婆笑而不答，继续低头缝口罩。

初七上午，去小镇买生活用品，我准备换一个漂亮点的口罩出门，婆婆却说没有了。我半信半疑，婆婆一向节俭，估计是藏起来准备卖点钱吧。先生拉婆婆到一边问："妈妈，明明看见你缝了那么多口罩，昨天还花花绿绿堆了半个床，至少也有20个，怎么一夜之间就没有了呢。"

婆婆搓了搓手，像个做了错事的孩子，好一会儿才对我们说出了口罩的去处。昨天晚饭后，婆婆趁我们烫脚的时候，把缝好的30个口罩拿出去送给没口罩的人了。

"妈妈，送口罩给村里人是好事，但是，你不该一个人悄悄去送。黑灯瞎火的，你年纪大了，万一摔倒了怎么办。"先生的口气，一半赞许，一半责备。

"小虎为了去武汉修火神山，婚都不回来结了，年都不回来过了，我为什么不能在没有下雨的晚上去给大家送口罩？再说，我带了电筒。"婆婆回答得理直气壮。

小虎是村东赵叔公的孙子，在中建三局工作。我看过小虎的照片，一个戴着眼镜高瘦偏黑的帅小伙。1992年生的小虎，和相恋多年的女友把婚宴定在正月初四，因疫情取消婚宴后，又主动请战援建火神山医院。

"80岁老妈在后方一针一线缝制口罩，'90后'小虎在前线争分夺秒抢建医院，你们这一老一少，都成了抗疫战士。"先生冲婆婆竖起了大拇指。

扶了一下口罩，我噙着泪笑了。先生说的话也是我想说的话，昨天晚上，戴着口罩拿着电筒挨家挨户送口罩的婆婆，已经成了一名合格的抗疫战士。

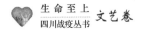
江城武汉与雪域甘孜的约定

—— 一封来自华西甘孜医院武汉出院患者的感谢信

新冠肺炎患者杨某某

这封来自 2 月 17 日华西甘孜医院治愈出院的新冠肺炎患者杨某某朴实的感谢信，让前线的"雪域天使"倍感温暖，更让我们有了继续战斗的力量！

众志成城，共克时艰，期待战疫胜利的那一天，期待春暖花开、疫情灭绝的那一刻！请记住，江城武汉与雪域甘孜的约定！

致雪域甘孜医务人员的一封感谢信

川西雪山素洁，贡嘎群峰傲立，一直是我们心中魂思萦绕的梦。海螺沟、八美、塔公、丹巴、亚丁、亚青河谷这些甘孜绝景已经吸引我们三上川西高原。

鼠年临近，寒假始来。川西雪山犹如勾魂魔杖，让我们又一次规划了上康定、登子梅、朝拜贡嘎的雪山之旅。但不想一场突发疫情从华中重镇武汉肆虐到神州大地。

除夕之夜，雪花飘舞。康定高速路口，一群甘孜卫士严阵以待，测体温、询行程。封城之前就出发、当时也没任何症状的我们还是被礼遇到政府设立的隔离点——百草堂骨科医院暂住下来。接下来的日子，疫情愈加严峻，多省份实施了一级防控，全国各地也都纷纷驰援重灾区武汉。尤为医者，遇有请召，不择高下，远近必赴！

就在隔离的第三天，无情的病毒终于击溃了我的免疫系统，发热、咽干、浑身酸痛，27 日转院到康定市人民医院，确诊后 28 日转到华西甘孜医院传染科。同时疾控中心的医护工作者也对无任何症状的我先生做了检测，遗憾的是也呈阳性，随即 29 日我们住进了同间病房开始医治。

老实说一开始还是有点害怕的，但医护人员的悉心照料、关切问候，让我们逐渐安心从容，身临其境感受到医护人员的艰辛与仁心，很让我们感动！今天我们已经连续三次咽拭子检测是阴性，CT 检查也没问题，终于可以出院了，但 24 天难忘的点点滴滴像放电影一样一幕幕出现在眼前：

忘不了大年三十，因为我们的到访，疾控中心宋主任放下还没吃完的年饭，带领团队与公安人员一起给我们测体温、问情况，耐心解释隔离的规定，并把电话留给了我们，一再说我们有任何需要和不满意都可以随时反馈。

忘不了因为不能出去拿车上带的水果，百草堂骨科医院的一位护士把她自己带的橘子给了我们，还一再说"不好意思，我们也几天没回家了，就剩这点"。我们无比感激，品尝到了世上最甘甜的橘子！

忘不了我发烧的那一夜，康定人民医院的护士一次次把我叫醒给我测体温，督促我喝水，每次叫我还说"不好意思叫醒你"，直到喂我喝了退烧药，体温正常了，还让我喝了两杯水，说"你可以安心睡了"。你比家人还细心地照顾我，可我都不知道你是谁。

忘不了立春当天华西甘孜医院给我们每位患者精心准备的贺卡及亲笔信，还有每天盒饭上的温馨贴，如此的细心、用心让被病毒侵蚀的我们备受鼓舞！

忘不了我们刚转到华西甘孜医院，杨建蓉主任就把电话留给了我，说有什么需要都可以随时找她。于是我晚上睡觉冷找她，第二天就送来了一个漂亮的暖水袋还有发热贴；我说十几天没剪指甲袜子都快破了，一个崭新的指甲剪就送来了；我说发的水果吃完了，隔不了两天香蕉、橘子也送来了；尽管杨主任一再说这里条件有限，但我们却感到被无微不至地呵护！

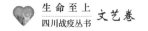

忘不了每天由远而近的推车声，那是每天三次医生护士轮流到我们房间，给我们测体温、血氧、血压；给我们送一日三餐；给我们收拾垃圾。一些原本不是医生护士的工作，也因为新冠病毒的传染性让你们承担了更多，你们却无怨无悔！

忘不了你们一声声"叔叔阿姨"的亲切称呼，顿时让我们觉得医患关系变成了家人关系，你们总会问"有没有不舒服"，你们总会叮嘱"多吃点，适量运动运动"；你们总会鼓励"安心啊，这个病一定治得好的"！于是我们逐渐变得安心，逐渐安排得有规律，每天锻炼一小时，唱歌一小时，于是你们又会称赞道"阿姨你的歌唱得真好"！

此刻，杨主任来电话，说接我们转院的车来了，这一幕幕难忘的事情还没写完，但我相信它们一定会永驻心间，就像你们都知道我们的名字，我们却很少叫得出你们的名字，甚至由于你们穿着全副武装的防护服，我们连你们的面容也没看清，但我们知道你们有个共同的名字，那就是"白衣天使"！虽然无法看到你们的面容，但我们深深感受到你们的医者仁心！

我们夫妻平时都很少进医院，我先生还是第一次住院，但相信这次一定是最最特别的一次！

我们出院了，按规定我们再隔离 14 天就可以回家了，但你们还要在岗位上坚守，真心地祈愿你们在全心全意照顾好病人的同时，也一定要保护好自己，请相信，你们的平安也会一直被我们惦记与祝福！

期待春暖花开，疫情灭绝！壮美的川西我们还会再来！会让更多的朋友来领略甘孜的山川人文！也欢迎你们前往美丽的江城武汉，到那时，我们一定会热情地带领朋友们看樱花飘雪，游两江四岸，登白云黄鹤，品遍地美食！

别忘了我们的约定，我们在美丽的武汉等你们！

新冠肺炎患者杨某某

2020 年 2 月 17 日

小 说

四川战疫小说饱含真情

　　四川全省作家及文学爱好者们报送的小说作品312篇，经过初选，选出作品十余篇。

　　在疫情面前，四川的文人直面现实，积极创作。本次应征作品站在人民的立场，记录了这场没有硝烟的战争，以人民为中心的创作导向突出，主题大多是描写抗疫前线和全民抗疫中的突出人物和感人事迹，讴歌人民的奋斗精神和团结精神。作品选材广泛，表现形式灵活多样，或中篇或短篇，或小小说或闪小说，从多角度、多层面反映抗疫众生相。这些作品主题指向一致，针对医护救治、城市现状、百姓生活等方面，聚焦人们在疫情期间的生活状态，凸显医护人员救死扶伤的人性光辉。作者们用小说的形式围绕奋战在疫情防控一线的工作人员的感人事迹开展主题创作，展现抗疫中各行各业的感人故事，讴歌人间大爱，引导大众正确认识新冠肺炎，提振鼓舞人们战胜新冠肺炎的信心，为打赢疫情防控阻击战提供文学作品的强有力支撑。

　　初选出来的小说作品，先后发表在《解放军报》《华西都市报》《小说月刊》《当代人》《小小说月刊》《成都日报》《晚霞》《四川小小说》《辽

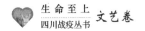
河》等报刊，有的作品被中国作家网、四川作家网、《小小说选刊》等媒体转载。

这些作品中，有书写普通民众全力支持抗疫感人故事的，如发表在《解放军报》的《寻找幺妹儿》（作者税清静），发表在《华西都市报》的《拿不出的手》（作者醉猫）；有讴歌医护人员与病毒博弈，舍小家、为大家，自发奋力战斗在抗疫一线感人篇章的，如发表在《华西都市报》的《温暖的雪花》（作者欧阳明）；还有展示各行各业干部群众自发抗疫的，如发表在《小说月刊》的《逆行》（作者侯文秀）、发表在《当代人》上的《喂，安贤》（作者曾训骐、周晓霞），发表在《华西都市报》的《失踪的病人》（作者张向前）等。这些作品从生动的个人事迹入手，多角度、多层面、深层次地反映抗疫期间的感人事迹，读来厚重、灵透、韵味隽永。

本次应征作品中，还有很多作品可圈可点，比如杨俊富的《丈母娘来了》、廖伯逊的《重逢》、佟掌柜的《咖啡师在武汉》等。这些作品都满含真情，用心书写，真实感人。

当然，由于本次征稿时间紧、任务重，没能全方位收集到发表在省级以上媒体的抗疫小说作品，遗珠之憾在所难免。在此，向所有作者和读者朋友致歉。

温暖的雪花

欧阳明

交完班，就可以回家了。

窗外，雪还在下。夏雪心里却像放了个火盆，热烘烘的。今晚，终于可以一家人一起吃顿年夜饭了。去年三十，她上夜班。

半下午的时候，老公秦越来微信，说婆婆已接回家，香肠腊肉已经煮好，要炒的新鲜菜也准备完毕，就只等她回家了。

想起秦越，夏雪心里便甜蜜蜜的。秦越对她好，更重要的是，一个大男人，还会家务，家里什么事都不让她操心。她唯一愧疚的是，不能把婆婆留在家里。去年春天，婆婆突发脑梗死，落下个半边瘫痪。由于她和秦越都要上班，不能随时照顾，不得不送去医养中心。那里条件比家里还好，可缺少亲人陪伴。她为此心里很过意不去。婆婆一直对她好，亲闺女一般。

今晚一定要好好陪婆婆吃顿饭。夏雪想，换上羽绒服就奔向电梯。从八楼到一楼，就一两分钟。可这次，夏雪觉得电梯太慢。她一直盯着楼层数字的变化，8、7、6、5、4、3、2、1。终于到了一楼。

"雪绒花，雪绒花——"出电梯，夏雪的手机铃声就响了。

催啥呀！她以为是秦越。一看，却是猪头。猪头是科室主任，姓朱。大家就开玩笑叫他猪头。

"在哪？"猪头问，语气急切。

"楼下。"

"快回来，有急事！"

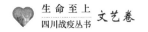
不会又叫加班吧？夏雪很不高兴地回到电梯。

办公室除了猪头，就是几个护士。猪头说："刚接到通知，叫我们科室确定两个护士支援疫区，你们有没有主动去的？如果没有，就抓阄。"

"我去！"几个声音同时发出，几只右手同时举起。猪头惊得像根木头，半晌才回过神来提醒说："想好啊，这可不是闹着玩的。"

秀子抢过说话："谁闹着玩了?！我们真的想去！"

灵儿说："你身体那么瘦弱，去了肯定吃不消，我身体结实，我去！"灵儿是科室最胖的，天天嚷着要减肥。

夏雪说："我最应该去！地震那年，要不是解放军救我，我就没了。"

……

猪头没想到，这几个女人，平时喊加点班，都说东道西的，现在，居然争先恐后。便更拿不定主意了。

夏雪见状，说："猪头，不为难你，全部报上去，由院办定，定谁谁去。"猪头想了想，一咬牙说："你们忙去吧，我这就去院办。"

"雪绒花，雪绒花——"人刚散，夏雪手机又响了。这次是秦越。

"啥情况?"秦越问。

"医院还有点事，你和儿子先吃吧。"夏雪说。

"等你，抓紧点。"

挂掉电话，夏雪想，都报上去，万一没安排到我怎么办？不行！得想想办法！于是，急忙拿出纸和笔，写了一份请愿书。

尊敬的院领导：

请让我这次去疫区吧，不去，我一辈子都不会安心，请给地震中获救的孤儿一次报恩的机会吧！

夏雪

2020 年 1 月 24 日

写完，还觉得少了点什么，便拿起一颗针头，扎破食指，在名字上按了个血印。

回到家，秦越便给她舀了一碗热汤。夏雪喝了一口，便放下碗，一动不动，一副若有所思的样子。

"怎么？不合胃口？"秦越问。

夏雪摇了摇头，欲言又止。

"雪绒花，雪绒花——"这时，手机突然响了。一看，是猪头。

"准备一下，明早八点，医院门口集中上车，去省上集合。"猪头说。

接完电话，夏雪脸上立刻露出了微笑，举起杯对大家说："来，今天过年，干杯！"

吃完饭，夏雪争着要洗碗。秦越硬把她按在沙发上，说："还是我来，去陪婆婆和儿子看春晚吧！"

夏雪问："你给医养中心说好没有，婆婆今晚就住家里。"

"我办事，你放心！"秦越说完，收拾碗筷去了。

"婆婆，最近，我们医院病人多，天天都要加班，就没空去看你了，你别怄气啊，需要啥，就给秦越说。"夏雪拉着婆婆的手说。

婆婆笑着说："我怄啥气呀，你要注意身体，别累坏了。"

不一会儿，秦越就忙完了，过来坐在夏雪身边，说："现在，该告诉我什么事了吧？"

"你怎么知道有事？"夏雪很惊讶。

"都挂脸上了，说吧！"

"说了可别怪我，明天，明天我要去武汉。"夏雪说。

秦越愣了一下，问："院里安排的？"

"不是。"

"你是不是有意见？"见秦越不说话，夏雪接着问。

"可以带家属么？"秦越问。

"不准带宠物。"

"胆子大，敢说我不是人？！"

"说正经的，究竟有没有意见？"

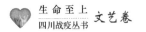
"我是那种抱着老婆大腿不松的人么?"秦越哈哈一笑。

"原来你早就想撵我走啊!"夏雪嘟噜起嘴巴,一副生气的样子。

"傻瓜!谁想孤枕难眠呀?现在,疫区太需要你们这种人了。我要是学医的,早就去了!"

夏雪一下子扑到秦越的怀里,紧紧地抱住他。

2020年的年夜,很静。比任何时候都静,静得似乎可以听见雪落的声音。

次日7点,夏雪吃过秦越煮的汤圆,看了看熟睡中的婆婆和儿子,就出发了。

到医院门口上车时,夏雪问秦越,我说的你记住没?

秦越说,记住了,你也得记住,一定要好好回来!

夏雪咬着嘴唇点了点头。

雪还在下,无声地落在每个人的衣服上、脸上。不知为什么,夏雪居然没感到冷。不仅不冷,还觉得有一丝温暖。

原载《华西都市报》2020年2月14日

逆　行

侯文秀

一下班，王梅就迫不及待地打开手机。点开微信，紧接着点开支付，最后点开火车票机票一栏，自动跳出广州—遂宁。指尖对着屏幕往下滑，显示的是一小行红色的字体：该车次座席均售空。

王梅皱紧了眉，长长地叹出一口气。一连好几天都是这种状态，没有一张余票，连一张无座也没有。

有好多次半夜醒来，王梅都会不自觉地把手机打开，每次都扫兴。她非常不满意枕边睡得死死的丈夫。她故意把手机屏幕调成最亮，对着他的脸晃来晃去。

离过年的日子越来越近，王梅心越来越慌，购不到票咋回。

试试抢票软件吧，该花点钱就花点钱。在工友的推荐下，王梅试了一次未成功，又接着试了一次，还是未成功。

照这样下去，真得把人给逼疯。

无论如何，必须在年前买上。

终于在一个凌晨三点，成功抢购一张。王梅推醒身边的丈夫，抑制不住地兴奋，大叫了一声："老公，我买到了。"

第二天又成功给丈夫抢到一张。

回家的事就这样顺利地提上日程，王梅赶紧打电话问母亲："萱儿衣服穿多大的？鞋穿多大的？"

得知萱儿的衣服和鞋子的尺码后，王梅特意去商场给家里的父母一人买了一套衣服，给萱儿买了两套衣服，还买了一支英语点读笔和一些玩

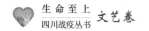
具。回出租房收拾收拾，竟收拾出几大口袋。

自己一个人提着大包小包挤上火车，因为她和丈夫买到的车次不一样。

火车上十分拥挤，过道上都塞满人。王梅根据车票，找到位置，赶紧把自己塞了进去。

王梅看了一下，大家都和她一样，疲倦中夹杂着兴奋。她坐在位置上，从包里掏出耳麦，闭眼听歌。三十多小时的车程，说长不长，说短不短。走之前，刚刚上了十二小时的夜班。此刻，倦意明显袭上来。

迷迷糊糊中，王梅被电话铃声吵醒。她半睁开眼，是主管打来的电话。

王梅揉了揉发疼的眼，问："主管，什么事？"

"王梅，你能不能马上返回？这次突发疫情，需要大量口罩，工厂急缺人手……"

从主管迫切的话语中，王梅知道这次情况的特殊性，她从朋友圈和群里也看到新冠肺炎的传播速度之快，口罩是保护全国人民的第一道安全措施。

她是组长，她不能拒绝，也无法拒绝。

她给工厂肯定回复后，迅速在网上买了下一站的返程票。然后挨个挨个给组里的人打了电话，没想到大家都一口答应下来。

她睡意彻底没了，抬眼发现一位年轻的母亲坐在过道上，正在哄孩子。孩子被过往的人挤来挤去，烦躁不安地哭起来。年轻母亲手足无措，强行把孩子按住，不承想孩子哭得更厉害了。

王梅站起来，说："来坐我这儿吧。"年轻的母亲感激地看了王梅一眼，王梅伸手把孩子接过来。年轻的母亲整理好衣服，坐在王梅的座位上。孩子吃了奶，安静地睡了过去。

看着孩子安静的模样，王梅又回想起五年前萱儿的样子。那时，萱儿也这么大。

萱儿总是很调皮，每次到做饭时，他就像被上了闹钟一样，准时醒来哭个不停。王梅只得一手抱着他，一手做饭。一放下，便是哇哇大哭。农村的活儿，细碎又看不见。王梅只有趁孩子睡着了，才能做一些杂事。每个夜晚最是难熬的，萱儿患了湿疹，老是反复发作。为了萱儿，王梅一直不敢吃辛辣的，穿的衣服也尽量是纯棉的。可晚上睡觉时，萱儿的小手依旧是抓个不停，有时把脸抓破，有时把身上抓出血痕来。王梅只好轻轻挠着萱儿的后背，哼着儿歌，等他慢慢睡去。睡着的萱儿格外安静，格外乖巧。

农村里的钱不好挣，王梅在萱儿十个月大时，就随丈夫一起去了广州。上班的时候，还好，只顾忙。一回到租住的屋子，思念就开始折磨着王梅。想萱儿，特别是看到有的工友带着孩子在这边念书，王梅就萌生让萱儿也过来的念头。听母亲说，萱儿的湿疹在三岁的时候基本好了，也快读一年级了。

五年不见的萱儿，是王梅最大的亏欠。王梅觉得都是自己不好，没有给萱儿最美好的童年。多少次，王梅躲在被窝里抹眼泪。

这五年，王梅拼命挣钱，但凡有加班，她总是第一个报名。工厂放假时，她拜了一个师傅，学理发。她想学个一技之长，想用短暂的离别换取长久的相处。她希望萱儿能体谅她。每次打电话回去，萱儿总是那一句："妈妈，你什么时候回来？"

火车到茂名站，上来一些人，也下去一些人。王梅在这里下了车，换上返程的车。王梅重新坐上座位，火车外，天色渐晚。再过几个小时，就返回到工厂了。对不起了，萱儿，妈妈这次必须返回。王梅明白，除了自己的孩子，此刻有更多的人需要她，有更多的家庭需要她。

不过她暗下决心，等打赢这场疫情，一定再安全返家。在镇上开间理发店，守着萱儿，守住他余下不多的童年……

原载《小说月刊》2020 年第 4 期

给狗倒碗饭

骆　驼

父亲转过老家的墙角，一直顺着蜿蜒的石梯路向上。然后转过一个胳膊肘大的弯，再从坎上的那根田埂上走过去。因为双手端着一个较大的碗，父亲的脚步十分缓慢，他的背看上去更加弯了。

抗疫期间，父亲每天都要在这条路上往返三次。

这个画面，是我哥通过微信视频发给我的。

父亲是去给坎上那户人家养的狗喂饭的。那狗的主人叫春林子，从外省回来，有症状，被拉走隔离了。

其实，父亲要去的目的地与我家的直线距离就几十米。但要去到那家，必须绕道数百米，方能到达。

对于父亲的举动，很多邻居都不解。二表叔说父亲："没有骨气，春林子那样伤害你、伤害大家，你还去管他家的烂闲事，没骨气！"

父亲没有回复二表叔。他对村干部说："你们安排人把也被隔离了的春林子的老母亲照顾好就成。那狗东西没回来之前，给他那条狗倒饭，我管了。"

村干部叹口气，离开了。

二表叔说的没骨气，是因为父亲说过气话"就算春林子死了，也没人管他"。有一条祖辈留下来的老路，连接着邻近的几个村、几个组，那条路一直经过春林子家房前，几年前，春林子突然将那条路拦腰挖断了，并在断口的两头，栽上了两丛刺藤。他的理由是，过路的人经过他门口，将他家的狗吵醒了，严重影响了他家的狗睡觉。乡亲们骂他挖断祖辈留下的老路，做的是断子绝孙的事。春林子却大笑几声："我老婆都没有，还怕断子绝孙。"没办法，父亲和院子里几个老人一起，花了半月时间，将我家旁边竹林里的竹子砍光，修出了一条路来，重新连接起祖辈留下的那条老路。事后，春林子站在坎上骂父亲管烂闲事，砍了竹林，影响他看风景……

一提起春林子，镇村干部和乡亲们就没有好脸色。那年，村里新修柏油路，目标是路通到每个村民小组。通到我老家那个小组的路，要经过春林子的自留地的坎下面、我三爷家的自留地，我三爷爽快答应，不要一分钱的补助，还捐出 2000 元用于修路。时近年关，路基很快铺好，若铺上沥青，过年大家都可以在新路上行走啦。那天，路铺到三爷的自留地时，不知春林子一下从哪里冒了出来，躺在工程车前就不起来，他说修公路震动了他家自留地的地基，伤了他家的风水，自己除了不交那户均 800 元的集资款外，还要求院子里凡是要过这条路的人，每人给他拿 100 元钱作为补偿。否则，他就不起来。

父亲当即说："你没钱就直说，不要要这些横。集资款 800 元，我给你垫付了，你啥时有，啥时给。没有，就当我捐给集体了。"

春林子说："我昨晚数了一下，我们院子里和周围要走这条路的，至少 56 人，啥时把钱给我凑齐了，我就起来。"然后，他摸出一支烟，点上，仰面朝天，吐着烟圈。

哪个不知道春林子啊，包工头一声令下，工程队和工程车半小时之内，就拉到其他村民小组去了。时至年关，人家工程队俏着呢。

就这样，通往我老家村民小组那条路，多年以后才铺好。

怎么说呢，我老家那个村，只要是关于乡村发展的事，比如修水、修路，捣乱的一定有春林子；只要是有告状、惹事的，比如上访、打架，主角多半是春林子；哪家园子里菜少了，圈里的鸡丢了，明知道是春林子干的，乡亲们问都懒得问，就当喂了野物了。很多次，派出所来人要将他带走，但还是被春林子气坏了的乡亲们，一起出面替他求情——春林子还有一个 79 岁的、瘫痪在床的老母亲无人照顾啊！

就这样一个人见人骂的角色，人们看见他家的石头都会来气，谁还愿意管他家的狗哦。

父亲却一直坚持着这件事，乐此不疲。

昨夜，很晚了，我哥打来电话，要我马上看几段他发来的视频。

第一段视频里，春林子已经回到了老家，他坐在他老妈身边，说谢谢村干部在他们被隔离期间，发来的那些大家照顾他老妈、照顾他家的狗的视频。春林子痛哭流涕，直骂自己以前猪狗不如，关键时候，还是乡亲们在帮他，连他的狗，都管得那么好。

第二段视频里，春林子像疯了一样，拼命地挖着他自己栽下的两丛刺藤。然后，将那条他挖成的沟里填上土，夯实，铺上了石板。

我打电话问父亲，为什么要坚持帮助春林子。

父亲说："这哪里需要理由啊。狗的主人再怎么不叫人，但狗没罪嘛，那毕竟是一条命啊。乡里乡亲的，谁不遇到难处啊，只要用真情，石头都可以给它焐热了……"

原载《华西都市报》2020 年 4 月 11 日

寻找幺妹儿

税清静

"幺妹儿跑了!"老婆打来电话,火急火燎的样子。我赶紧安慰她:"不要着急,她能跑哪儿去呢?你是大姐,你若乱了阵脚,妈怎么办?"

"幺妹儿"是我们家乡方言,指最小的妹妹。我要讲的幺妹儿,是我的小姨子。我那小姨子刚满 18 岁,却让人伤透了脑筋。

幺妹儿出生那年正赶上非典疫情。我岳父在医院当护工,结果不幸被感染去世了。岳父去世后,岳母并没有改嫁,而是拉扯着三个女儿艰难度日,同时把对丈夫的爱全倾泻给了幺妹儿。都说穷人孩子早当家,老大老二还行,可这老三就是长不大,天天惹是生非,调皮捣蛋,比很多男孩子都淘。下田摸鱼、上树掏鸟算是轻的,扯坏别人书包抓破脸,那是经常的事。可岳母每次给对方赔礼道歉后,却舍不得打骂幺妹儿,她知道自己心里苦,孩子心里更苦。

十多年过去了,幺妹儿虽然从来没见过爸爸,但在她眼里爸爸跟那些医生护士一样,是救死扶伤的英雄。尽管幺妹儿学习成绩时好时坏,但初中毕业时,她居然踩着分数线考上了卫生学校。这对于她们的家境来说,上职业学校其实比上高中再考大学要现实得多。磕磕绊绊历时 5 年,终于毕了业。身材模样都不算出众的幺妹儿,去年下半年才好不容易在县人民医院当了一名临聘护士,能够学有所用,也算幸事。从此,白大褂一穿,帽子一戴,口罩把大半边脸一捂,总算安定下来了。可是,这才干了几个月,她怎么又跑了?

"妈和二妹在不在你跟前?农村亲戚家、县医院都找过了吗?你问问

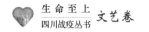

幺妹儿跑之前家里发生了什么事？她离家出走一定有原因。"我一直坚信，这个世界就是由很多的因和果构成的。

"我们都在一起，哪儿都找遍了，她才18岁呀……"话还没说完，电话里就传来岳母一声紧过一声的哭泣。

果然不出我所料，幺妹儿离家出走前，确实跟岳母发生过激烈争执。原因很简单，武汉发生了新冠肺炎疫情，幺妹儿要去武汉当志愿者，岳母坚决不让去。后来，幺妹儿就失踪了，随她一起失踪的，还有她平时上下班骑的那辆自行车，以及她的护校毕业证和护士资格证。

听到这里，我已经猜了个八九不离十，心里不禁对幺妹儿生出几分敬意来，不过也很担心她，要知道老家距离武汉可是有近300公里的路程啊。现在火车汽车都停运了，难道她能骑自行车上路吗？她这个散兵游勇可没法跟我们正规军比啊。对了，忘了告诉大家，我也没敢告诉岳母，其实，我就在武汉。我们医院这次只选派了三个人参加支援武汉医疗队，若不是我业务强、申请书写得早，估计我也来不了。因为岳父那档子事，家里人始终有心理阴影，我才没敢告诉他们。本想着情况稳定了再说，没想小姨子弄了这么一出，话到嘴边却更不好说了。但愿，接下来的时间里，能在武汉发现幺妹儿的踪迹吧。

我安慰老婆说："劝劝妈，幺妹儿都参加工作了，是大人了，她不会出事的，说不定明后天气儿消了，她就回来了。"最后，我和老婆说，妈要是问起来，就说部队有任务，一是野外信号不好，二是有保密纪律，所以不能随时打电话。有急事，最好微信里留言，便匆匆挂断了电话，因为我们马上要开展岗前适应性培训了。

我们要接治的病人实在太多，一天到晚累得人都快散架了，根本没有时间和精力去寻找幺妹儿。抽空，我给幺妹儿打过几次电话，她都没接。我在微信中给幺妹儿发了几回问号。终于，在第五天晚上，幺妹儿回答了我的问号。她说她已经平安到达武汉了，叫亲人们别为她担心。

那一刻，我为幺妹儿流下了激动的泪水。我赶紧把消息告诉老婆，让家里人放心。同时，我也把我的地址发给幺妹儿，也要给她一个惊喜。第二天，我找到院长，说我有个做护士的妹妹，从老家骑自行车来武汉，能否来咱们医院当志愿者。没想到院长掏出手机说："这是你妹？新闻都出来了你还不知道？她已经在一家社区医院参加志愿服务了。"我接过手机一看，新闻照片上那个一脸自信的姑娘正是我家幺妹儿，我心里一阵激动。我们印象里那个倔强、调皮、似乎永远也长不大的幺妹儿的确长大了……

原载《解放军报》2020 年 4 月 1 日

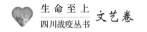
拿不出的手

醉 猫

突如其来的疫情，让整个春节都失了年味。初三，我带着一肚子愤懑去上班。这该死的新冠肺炎，出门还要戴口罩……

"叔叔，出门要戴口罩哟！"只见一个左臂戴着红袖章的中年男子正客客气气地拦住一位老大爷。可能是因为天冷的缘故，他的左手始终揣在衣袋里。

"戴口罩干啥子？我七八十岁的人了还怕死？"大爷脾气挺大。

"不能恁个说嘛，戴口罩可以保护你，还可以保护别人，现在这个新冠病毒凶得很……"中年男人继续和颜悦色地劝。

"你这个人硬是怪哟，戴不戴口罩是我个人的事情，你管得还宽哟！"老大爷边抱怨边往前走。

"叔叔，你恁个说就不对了嘛，我是为了你好，为了大家好，我这有个干净口罩，送给你戴好不好？"中年男人紧紧跟着老人家劝说。

老大爷"腾"地火了："爬开，我要去赶公交车……"

中年男子几个箭步，堵在老大爷身前："叔叔，要搭公交车，更要戴口罩哈，不然，不让你上车的。"一边说，一边从右边的衣袋里摸出一个口罩，递了过去。

"老子不要……"老大爷彻底发飙了，直接推了中年男人一掌。"你戴个红袖章了不得，给你个鸡毛你就当令箭，你凭啥子不准我走路，凭啥子不准我搭公交车……"中年男人什么话也不说，挺直了腰杆，就是不让路。

老大爷更生气了："你是土匪还是棒老二，光晓得制造紧张空气，我今天偏不得怕你。"说完这话，老人家从口袋里摸出手机，"你不让路，我就报警了哈。"

中年男子不急不恼地说："叔叔，我真是为了你好……"

"你爬哟，你以为把手揣在包包里头你就是领导了？我就要怕你了？我活这么大岁数，就没有怕过哪个！"老大爷的嗓门隔着两条街都能听见。

"大爷，莫闹了，赶紧把口罩戴上。"我实在是看不下去了，硬着头皮上前劝了一句。"就是就是"，围观的人也开始多了起来，有的也跟着附和。

中年男人有些急了，冲着我们就吼："你们围这么多人干啥，都散开！散开！"一边吼，一边挥舞着右手，颇有些领导派头。

我还没来得及委屈呢，老大爷倒是先替我出了一口气："嘿嘿，老子今天硬是遇到了哟，你戴个红袖章了不得的很！"说完这话，他坚定地在手机上按下了三个键。

没过5分钟，警车就来了，下来一男一女两个警察。在了解了事情的经过之后，两位警官就开始做思想工作："大爷，你莫生气，人家在这里做文明劝导工作，你理解一下，好不好！"

"我不理解！"老大爷气得吹胡子瞪眼，"你看他那个态度，把左手揣在口袋里跟到我说话，他洋得很！必须给我道歉！"

女警官赶紧劝道："大爷，不戴口罩确实很危险，人家也没得小看你的意思。"说完对中年男子说："还不赶紧把手拿出来，你看把大爷给气得……"

"就是，拿出来嘛，道个歉算了，过年过节的……"围观群众七嘴八舌地劝。老大爷好似战胜的斗鸡一般，得意地仰起头。

中年男子无奈地叹了一口气，用右手把套着红袖章的左臂从衣袋里掏了出来，左臂下半截的袖管空荡荡的……

老大爷最终戴上了口罩，围观的人也远远地散去了。中年男人默默地把空荡荡的袖管塞进了衣袋，走向下一条街道。

原载《华西都市报》2020年3月5日

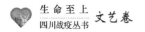
喂，安贤

曾训骐　周晓霞

乘客拉开车门的那一瞬，一股"寒流"突然钻进车内，我不禁打了一个冷战。凌晨四点半的成都，还是有点冷的。我看了一下手机，1摄氏度。

这是二环路边的汇融名城。这个蓉城东北角的小区，由内向外，分为A、B、C三个区，大着呢。因为来过多次，进进出出，对高车一路的汇融名城也就比较熟悉了。

待乘客坐好，我迅速掉转车头，从C区门口向二环方向驶去——这个乘客是深夜两点预约的车，我得将他送往昭觉寺。

"师傅，这么早去昭觉寺啊？"我有点好奇。

成都以前是工业城市，不认识的成年人，大家都互称"师傅"，显得很亲切。

"是的"，乘客一边系安全带，一边说，"我是志愿者，去给寺庙做义工。——上面已经通知，因为冠状病毒闹得凶，成都市区的各大寺庙，停止接待香客。担心有的善男信女不听招呼，执意去烧香，所以我们这一群志愿者提早前往，做好劝阻准备。"

"啊，原来是这样。"

"我还是背着老婆，偷跑出来的呢！病毒这么凶，她不准我出门呢！——师傅注意，马路边有人向你招手呢！"乘客提醒我。

我"嘎"的一声，将车停住，摇下车窗，伸出头去。只见马路边有两个人在招手，是一个男子和一个女子，站在街边，一个拉杆箱，一个背包，貌似要出远门的样子。

"师傅，您能不能行个方便，"男子焦急地说，"我要送我老婆去东客站，乘动车去武汉呢。"

我看了看副驾的乘客，有点犹豫，对男子道："不得空呢，我要送人去昭觉寺。"

"现在不好打车，——要不，我们多给点车费？"街边的男子恳求道。

"要不我下车？"见我迟疑，乘客征询我的意见。

"你不忙，我问一下——"我问街边男子，"啥时候的动车？"

"成都到福州的 D2244，六点半发车，经过汉口。"

"噢，还早呢，"我瞟了一眼手机，松了一口气，道，"你看这样好不好？我把乘客先送到昭觉寺，然后回来接你。——你记个我的电话，我回来之前你们若打着车，就告诉我一声。——放心，时间充裕，来得及的！"

"噢，那这样就圆满了。""义工"对我说。

轿车右拐，飞奔上二环，在高笋塘再右拐，到昭觉寺南路口再右拐，很快就到昭觉寺山门停下。下车，倒车，原路返回。成都就是好，平原大坝，街道宽阔平坦。凌晨时分，又不堵车。

一路上没有接到街边男子的电话，我直接将车开向汇融名城 A 区。刚刚拐进高车一路口，我就看见刚才那两个人还在街边等着，一边立等，还一边搓着手。这鬼天气，确实有点冷。等我将车刹住，才发现等车的似乎多了两个人。仔细一看，原来多了一个大妈，大妈怀里还有一个五六岁的男孩。我一看时间，刚好 5 点。

"师傅，您可回来了！"男子拉开车门，对我说，"我们等了这么久，一直打不到车，滴滴车也没有！——谢谢您啊！"

"怎么，你们一家人都要去东客站吗？"我有点好奇。

"不是不是，儿子半夜醒来，吵着找妈妈。姥姥说他妈要去武汉，他就硬扭着姥姥带他下来……"男子解释道。

一见出租车到来，男孩挣脱姥姥的怀抱，跳到女子的怀里，大声地叫道："我要妈妈！我要妈妈！我不准你走！不准你走！"

儿子的声音，在寒风中显得特别刺耳。女子搂着儿子，大滴的泪水滴

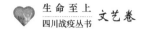
在儿子的脸蛋上。她一边擦拭着儿子脸上的泪花，一边情不自禁地吻着儿子的额头。

男子对儿子说："你妈是去打怪兽，不久就会回来，你别难过，那样你妈会担心的！"

男孩不管不顾，扭着身子拼命跺着脚，继续哭闹着："不嘛！不嘛！我就要妈妈！就要妈妈！……"

"安贤，你一个人在外，一定要小心！国家有难，那也是没有办法的事！"孩子的姥姥叮嘱道，"到了武汉就来个电话，免得大家担心！"

孩子的姥姥在男子的帮助下，将男孩死死抓住他妈衣服的手掰开，使劲将他从母亲身边抱过来。

"妈你放心，我们是一个援助医疗队呢！"女子安慰道，"我又不是三岁小孩子了！"

行李在后备厢放好，两夫妇在后排坐好，摇下车窗，挥手告别。男孩又奔向轿车。他姥姥用尽力气，才将他拉开。我将车驶出。身后，传来孩子撕裂的叫喊"妈……妈，你别走！我要妈妈……呜……呜……"后视镜里，孩子双手乱舞，双腿乱蹬，身子拼命向车开的方向伸着。孩子的姥姥死死抱着孩子，身子不停晃动，一边抹泪，一边向我们挥手告别。后排也传来抽泣呜咽的声音……

轿车出高车一路，左转上了二环，跨过刀具立交，就上了二环高架。

"真舍不得你走！"男子的声音低了下来，"家中有老有小，还有我这个……"

女子轻轻叹息一声，道："又不是生离死别，那么伤感干啥！——再说，钟南山不是说了吗，最多三个月，疫情警报就会解除。"

"我不想听钟南山，我只想听你……"

"那好，既然听我的，我的话就是：自己照顾好自己，照顾好老妈和孩子。不要让我分心！你们平安，我才能在前线全力以赴！"女子略带磁性的标准成都话传来，"你放心，我毕竟是学医的。再说了，我们是有组织的行动，绝不会有危险的。"

……

夫妻俩的对话时紧时慢，传入我的耳朵。原来，女子是成都某医院的护士，这次被抽调，成为四川省第二批奔赴武汉的医疗救援队（俗称"敢死队"）的成员。年轻夫妇，都不到三十岁，在春节阖家团圆的时候，却要分开，并且是女人远赴武汉疫区。想起来，确实有些伤感。我们这一代人，生活是多么的幸福，可上天却又突然开这么一个残忍的玩笑。我不由得想起家中的妻子和女儿。她们也许还在梦乡，可这一家人却马上要分成两处。想到昨晚妻子和我赌气，叫我大年三十晚上不要出车，到处传说冠状病毒如何凶猛，说是在家里享享好不容易的清闲，和家人在一起，不很好吗？

可我总觉得在冠状病毒闹腾之下，我应该做点什么，不然心里不踏实。这几天晚上都不大好打车，作为一个出租车司机，我多跑两趟车，让更多的人团聚，不也很好嘛。可是，可是今天我这一趟车，却是将一个家庭分成两半……

"啊，到双桥子立交了，快了，"女子的声音从后座传来，"时间完全来得及。"

"我还是不忍心让你去……"男子还是有点依依不舍。

女子咯咯地笑了："别再婆婆妈妈了！振作！——你不是说听我的嘛！"

"那——好吧！"男子似乎有点无奈。

轿车很快在东广场取票口外停下。一看时间，5:20。

年轻夫妇买了单，下了车，拿好行李，向取票口走去。取票大厅里，灯火辉煌，一些在排队取票。门口，几个女子向着我们这边挥手致意："哎，我们也到了哟！"年轻夫妇见状，不由得加快了脚步。

望着他们缓缓前行的背影，我的眼睛突然朦胧起来……不行！这样不行！我得为他们做点什么！

"喂——"对着他们的背影，我大喊一声，但年轻夫妇没有一点反应。是啊，谁的名字叫"喂"呢？眼看他们几步就要跨进大厅，我突然想起什

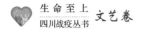
么，高声叫道："喂——安贤——"

年轻男子和女子正说着话，同时吃了一惊，回过头来，见我在朝他们招手，急忙三步并作两步，向我跑过来，急切地问道："是钱没有付够吗？"

我摇摇头。

"那是——"夫妻俩异口同声。

"我……我想将打车款退给你们……"我嗫嚅着，好不容易说出一句完整的话。

"为什么啊？"男子瞪大了眼睛，女子微笑着看着我。也许，在他们眼里，今天是专门去接送他们，我没有多要车费，就已经不错了，怎能退回车费呢！

"是这样的，你们看，安贤——是叫安贤吧？——你一个弱女子都能奋身前往疫区，救死扶伤，我一个大男人，却一点也做不了什么！将打车款退给你们，虽然只有区区 35 元钱的车费，但也是我的一片心意啊！退给你们，我也心安一些、踏实一些。我家那一位昨晚就叫我不要出车，说我出车也不能给国家帮忙，反而可能添乱。我今天回去，也可以堂堂正正告诉她和女儿，在冠毒逞凶的时候，我也做了一件有意义的事！"

男子和女子对望了一眼，女子稍一沉思，便点了点头，男子摸出手机，打开微信的收付款，我拿出手机一扫，庄重地将款退给了他们。

"师傅，您这份情谊，我们收下了！"女子双手合十，作揖行礼，道，"非常时期，非常感谢！祝您平安！"

男子见状，也抱拳行礼。我也不由得向他们行了个拱手礼："大家平安！早日归来！"

年轻夫妇拉着行李，到大厅取票去了。看着他们的背影，我的心一阵激动。虽然是春节了，不过成都还是冬天。

但是，这个冬天的凌晨，我已然感觉到了春天的温暖……

原载《当代人》2020 年第 2 期

谎　言

黎　凡

　　6点的闹钟一响，老胡就爬起来敲隔壁房间。敲了个空，才想起，文俊昨晚回自个儿家去了，不用催他早起背书了。又重新躺下，望着乌压压的窗口等天亮。

　　要是以往，老胡5点半就起床忙乎了，吃罢早餐，碗碟往厨房一堆，提上水杯，赶往宏星广场，参加7点的老年健身操。然后去农贸市场，挑买几棵新鲜蔬菜。再扎在几个老年人中，拉杂些道听途说的新鲜事。退休后的日子，就这样一天天闲暇地过了。

　　不料几天前，城市的上空突然刮过一阵风，将老胡的生活全刮乱了。先是路上到处是戴口罩的人，商场、茶馆、餐馆全关了门，小区的两扇大门插上了锁。再是儿子儿媳送来了不少粮食蔬菜，还送来了孙子文俊。

　　"爸，您得好好待在屋里。另外督促文俊把功课做好，高二了，得加把劲。"儿子说。

　　"爸，这段时间科室病人多，有些护士又抽调到一线抗疫去了，缺人手，所以特别忙。文俊就辛苦您啦。"儿媳说。

　　直到老胡口头做了保证，两人才匆匆离去。谁知文俊没待到3天，就嚷嚷要回家住。理由是好多题目不会做，晚上要让父母辅导。没办法，老胡征得儿子儿媳同意，放了行。在老胡看来，文俊要辅导功课是假，想逃脱他的监督才是真。

　　天逐渐放亮了。老胡住在3楼，从卧室窗口望出去，透过那棵香樟树，他一眼看见大门口那红底白字"抗击疫情，人人有责"的横幅，在风里威然抖动。小广播里那个女高音，又开始慷慨激昂："只要还有一粒米，不往人多地方挤；只要还有一滴油，待在屋里不露头……"看门的王老头，正把出入人员登记本、体温枪、消毒喷雾器依次摆到大门旁的方桌上。他弯着腰，蹙着眉骨，一副没睡醒的样子，脸皱成一颗干核桃。

老胡居住的这个小区，是80年代的老房子，里面住的大都是些老人。也正因为是老人群体，社区安排抗疫部署时，没招募到小区内部的志愿者，于是让门卫王老头兼顾小区封闭式管理工作。

看见王老头的模样，老胡又为自己的身份自傲起来。再怎么说，自己是这个小区的业主，有两千多的退休工资，有自己的老窝，可以孵在屋里，远离病毒。而看门的王老头，与自己就迥然不同了。

这样一对比，老胡又想起文俊，长长叹了口气。

对文俊，老胡是爱恨交加。老胡一家三代单传，自己虽然是个普通的退休工人，但儿子却是本市中心医院内科主任，儿媳是护士长。老胡铆足了的面子，在孙子这里挂了彩。文俊学习成绩不好，吊儿郎当，贪玩好耍，你看他，天天捧着手机，耳朵里插两根细线，不是摇头晃脑扭胯摇臀叽叽呱呱唱歌，就是咧着嘴自顾自说笑打游戏，不时还粗口连连："后面！后面有枪！你猪头啊！"老胡斜吊着眼，看手机屏幕上几个小人端枪拼杀，心里急得要命。要是搁以前老胡的家长脾气，一个巴掌就扇过去了，"跪下"的怒吼声能震动地板。而现在，不同了。

"文俊，要看书写作业哦，不能老玩手机。"吃饭时，老胡细声软语地说。

"唔。"文俊瞅着手机，扒饭。

"你爸爸小时候，作业不做完不准睡觉，错一道题不准吃饭……"

噗！文俊喷饭，满脸不屑："爷爷，您那一套，早过时了。把学习跟吃饭睡觉，搞成阶级仇恨似的。"又扬扬手机："游戏也一样，跟学习没矛盾。"

"你……"老胡喉头噎了噎，眼睛鼓了鼓，一头埋进碗里，"咕噜咕噜"喝汤。

老胡心里愤愤然。

但再恨铁不成钢，文俊也是自己唯一的孙子。他吃饭了吗？吃的啥？老胡实在放心不下，拿起了手机。好半天，那边传来文俊的声音："爷爷，有事吗？"

"你在干啥哩？"老胡问。

"爷爷，我正写作业呢，回头聊！"不待老胡回神，文俊挂了电话。

文俊究竟在干啥，老胡持严重怀疑态度，但又无法考证。儿孙自有儿孙福哦，瞎操心干啥。自己今年 72 岁，黄土都埋到脖子上了，管好自己就行啦。老胡嘟哝着，摇摇头。他不禁回忆起自己少年时候，上山、下乡、回城、考学，经历了很多事情。哪像现在的孩子，个个温室里的花朵，手无缚鸡之力，以后走上社会，能胜任什么？老胡心里，总有挥之不去的隐忧。

老胡打开电视机，翻到地方台，开始关注本地疫情报道。电视里，记者正对一个搬运医疗物资的志愿者进行采访。志愿者戴着口罩，看不清是什么样子，他说："……国家有难，我不想袖手旁观，就来啦。"记者问："爸妈知道吗？"志愿者晃头一笑："他们都主动去了抗疫一线，救治病人忙得很。我不想告诉他们，怕他们担心。"随着画面推进，志愿者的特写镜头出现在老胡眼前，老胡的眼睛越瞪越大，最后盯在屏幕上！那右眉心的黑痣，那熟悉的眼神和声音，他愣了几秒，猛一拍桌子："哟呵，偷偷摸摸全家出动了？糊涂！"

老胡一激动，脑袋有些晕。他瘫在沙发上，一种被欺骗的疏离与失落，盘桓在四周，将他紧紧包裹。阳光从香樟树空隙穿过，地板上团团絮絮的树影，随风推来攘去。一层光影，爬上老胡的脸，斑驳陆离。下巴密匝的花白胡子，像裹了一层薄霜。老胡看起来真的老了。

不中用了。成了多余的人了。老胡望着墙上的老伴，诉说。

老伴看着他，微笑。就像生前那样好脾气地微笑。老胡在一种想象的温暖里，迷糊过去。

醒来的老胡做了一个决定。他戴上口罩，出了门。"我可不想掉队。

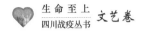
老胡家的人，历来都不掉队。"老胡在心里说，斩钉截铁。

从那天起，小区大门口，不再是王老头一人把关了。有了老胡这个志愿者加入，王老头有了上厕所的时间，有了吃饭休息的时间，那颗干巴巴的核桃脸，有了些润泽的水分。两人隔着两米的距离，捂着口罩也能拉上好些话。

这些，老胡的儿子媳妇和孙子都不知道。每次他们打电话来，老胡都愉快地说："待屋里呢，好着呢，哪也没去。"不是不告诉吗？大家都不告诉，彼此省心。

但老胡还有个不便启齿的愿望：记者能采访到小区来，有机会自己也能像文俊一样在电视上露个脸儿，嘿嘿。但老胡知道，这是不可能的。因为这次疫情非同一般，记者要采访宣传的人和事太多太多了，自己又算个啥哩。

原载《达州晚报》2020 年 2 月 16 日

重　逢

廖伯逊

　　单丹是中心医院的护士，人漂亮，又有好的工作，很是骄傲。男朋友选来选去，终究是三个字：不满意！

　　眼看都快 30 岁了，她妈急得就像烧红了的一块生铁，丢到水里，便会冒出一股青烟。东打听西打听，终于相中了不远处木瓜医院里的一个病毒学博士。

　　博士叫宋春，也老大不小了。宋春也是一表人才，又是博士，单丹是满意的。

　　两人确立关系不久，单丹发现，宋春胆子小，畏首畏尾的，就像小姑娘；单丹还发现，宋春特别节约，比如用面巾纸，宋春是一张一张地抽。可单丹就不一样，有时是抽一张，有时抽两张或三张。让单丹不能忍受的是，宋春把钱看得紧，每次外出用钱，就跟在实验室里用量筒量试剂一样。

　　单丹妈说，这就是博士，会精打细算，过日子正好。单丹妈还说，你们年纪也不小了，赶快结婚吧。单丹说，妈，不着急呢。

　　春节前，两人休息，一起到附近的窦圌山耍。爬了一天的山，玩得是很嗨，但也很累。回城吃晚饭的时候，单丹拿起菜单，一口气点了五个菜，正要加个汤，就被宋春叫停了。

　　单丹翘起了嘴巴，说："都累了，多吃点。"

　　宋春没有注意到单丹的情绪不对，就说："我们就两个人，吃不了那么多哦。"

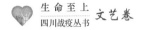

"我就知道你节约，舍不得给我吃。"单丹就像一颗炸弹，"那，我走，你慢慢吃。"

说完，单丹真的起身，拦了辆出租车走了。宋春在后面喊也没有喊住。

接连几天，宋春又是打电话，又是发微信，单丹也没有理宋春。宋春想，这下完了！

新冠肺炎疫情暴发了，要抽调医务人员到武汉，宋春是科里的骨干，也没法跟单丹商量，就第一个写了请战书，第一批到了武汉的东湖医院。

后来，单丹所在的中心医院也接到任务，要抽调医务人员。单丹也想去武汉，想跟宋春商量一下，哪知道宋春的手机没人接，发微信也不回。单丹想，哼，跟我要脾气。

单丹的业务也是一流的，她想，抗击疫情，人人有责。于是，单丹就写了请战书，盖了红手印。单丹的申请，得到批准。

坐在飞往武汉的飞机上，单丹想起了与宋春在一起的一幕幕，觉得宋春还是好，那天自己太冲动了，不该发那么大的火，更不该几天不理宋春。现在，她多么想给宋春道歉啊。

飞机在武汉天河机场落地后，单丹所在的医疗队也被安排到了武汉东湖医院。

医院的病人很多，单丹紧张地忙碌起来，几乎把宋春搞忘了。忙了一天，单丹觉得腰酸背痛的，想说个知心话的人都没有。

第二天上午，单丹在五区病房里护理病人。她突然发现一个熟悉的身影一闪，就不见了。等她搜寻的时候，那个身影再也找不到了。单丹想，难道他也来了？不会吧，他胆子那么小。

中午休息的时候，单丹听见窗子上的玻璃就像啄木鸟逮虫子，呱呱呱地响。单丹转过身一看，是一个戴着口罩的男子在敲。单丹以为隔壁病区有啥事？但这是特殊时期，两边是隔离开的，有啥需要，也不该找她们病区呀。

戴口罩的男子还是在敲，并不停地用手比画着。单丹这才发现，是宋春，真的是宋春呢！意外的重逢，让单丹有了依靠，她觉得他们再也不会分开了。

单丹急忙跑到玻璃前，大声喊："宋春，宋春……"可是，宋春根本就听不见她的呼喊。

单丹也戴着口罩，她突然觉得有好多话想给宋春倾诉。宋春把正脸贴在玻璃上，单丹也把正脸贴在了玻璃上。隔着厚厚的玻璃，两张嘴唇挨在了一起，单丹感觉到宋春传过来的巨大的热能。

宋春用手比了个心形，意思是我爱你；单丹的眼睛湿润了，也用手比了个心形。宋春比了个大拇指，单丹也给宋春点赞。宋春比了个 OK，意思是我们结婚吧；单丹再也没脾气了，她比了一个比宋春更大的 OK。

原载《四川小小说》2020 年 1 期

失踪的病人

张向前

护士李丽慌了神，23 号病床的王强不见了。

李丽清楚地记得，早上 8 点钟例行查房的时候，王强正躺在床上听收音机，还朝她微笑了一下。收音机里正播放着各乡镇新的疫情报告。

问了一些基本情况，量了量体温，李丽就继续查房去了。等她发现王强不见了时，已经 10 点多钟。她急忙把这一消息报告给了主治医生刘杰。

刘杰对王强的情况了如指掌。他前年被查出白血病时，觉得是家里的负担，曾经几次想寻短见，被家人及时发现，苦口婆心地拦了下来。去年做骨髓移植手术时，乡邻们自发地为他捐款：1 元，5 元，10 元……爱心一点一滴汇聚起来。手术很成功。考虑到他家的实际困难，村里干部按政策给他申请了低保。这一切，让王强心里感动感激。他说，等他病好了，一定要回报大家。这个时候，他会去哪儿？

回家取钱去了？他预存的账户里还有啊。去找病友聊天了？不会啊，现在是疫情关键期，他知道是不能串门的。是想不开？不可能啊，他一直坚强乐观……刘杰假设了好几种预案，都觉得不是。他只得组织医护人员楼下楼上寻了个遍，连厕所等犄角旮旯儿也找了，还是没找到。

实在没辙，他掏出手机，给王强的妻子周英打电话。

"王强回家了吗？"

"没啊。不是在医院观察治疗吗？"

"上午发现他的病床上空了，找了一遍也没找到。这样，你也不要着急。我们继续找，你也在村里附近找找吧。"

周英气不打一处来："现在是非常时期，不在医院里好好待着，到处乱跑啥。"说归说，她还是赶紧戴着口罩挨家挨户找人，仍然没有王强的消息。

社区是资甘路的必经之地，那儿设有一个防控检查站，有几个志愿者正在忙碌着：宣传防疫知识，发放宣传资料，为往来车辆消毒……突然，一个矮小的身影进入周英的视线。只见他穿着一件橙红色的马甲，左胸上贴有"防疫志愿者"标志，手里拿着个体温计，认真地为行人和司机量着体温，走路一瘸一拐的——那是得白血病关节痛引起的。特别是那顶红蓝相间的毛线帽子太熟悉不过了，那是自己亲手织成的。

"这个该死的，不要命了。都得了血癌，正花钱住院治疗着呢，还来当什么'防疫志愿者'？"又气又急的周英累得腰膝酸软，瘫坐在地上，哇哇哭了起来。稍后，掏出手机来，把刚才的来电回拨了过去："喂，刘医生……"

原载《华西都市报》2020年2月20日

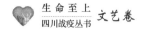

丈母娘来了

杨俊富

10点钟，我和儿子又开始了每日的"午间操"。院坝里的小狗突然吠叫起来。我立即停止了抬起的右腿，站我前面领舞的儿子也把刚抬起的右腿轻轻地放在地板上，回过头来看着我。

这段时间宅家抗疫，儿子成了我的老师，教我幼儿园学来的舞蹈，一起锻炼身体。我成了儿子的全职保姆，让笨手笨脚的我原形毕现。

儿子有几分舞蹈天赋，会好几种曳步舞，比如原地奔、搓步、凌波微步。从正月初一宅家起，练到今天，儿子会的我都会了。我们父子俩每天在手机上放着广场舞音乐，上午跳半小时，下午跳半小时，直跳得额头冒汗，宅家抗疫的枯燥生活过得也算有了生趣。

妻子是县二医院的一名护士。我这样一说，你一定就明白为啥我在陪孩子了。

我关了手机上的《酒醉的蝴蝶》音乐，要去阳台察看外面是谁时，儿子已经趴在阳台上兴奋地高呼："外婆！外婆！"

"安安好乖哦。"丈母娘在院门口脆生生地应道。

她怎么来了？我心里咯噔了一下。

说实话，我有点怕她。丈母娘是个很难应对的人。去年65岁生日，我因厂里任务紧，没请到假，没开车陪妻儿回去。他们母子只得坐公交车，下车后要走一段山路，儿子追一只蝴蝶摔了一跤，膝盖破了皮，丈母娘却生我的气，打电话狠狠批评了我一顿。

今天她来，会不会因为初二没去给她拜年，来兴师问罪呢？

以前每年正月初二，我们一家人都要去丈母娘家拜年，她定的规矩，风雨不改。今年尽管因为众所周知的特殊情况，到处都在宣传不走亲访友，我们想到岳父走后，丈母娘一人孤单，还是决定去看望一下她。开自家的车，也比较安全。

一家人刚坐进车准备出发时，医院的电话打来了，要妻子带上换洗衣服，马上回医院上班。

妻子初二刚轮休，接到电话，像军人听到军令一样，马上跑上楼，提下一只行李箱，说："送我去医院。"

路上，妻子给丈母娘打了个电话，说今年不回去了。我听到丈母娘在电话里连问了几句："为啥？为啥？为啥？你们是不是吵架了？闹矛盾了？"

妻子说："没有，妈，我忙，挂了哈。"

10分钟就到了医院门口，下车时，妻子特别叮嘱我："不要带儿子出去与村里人接触，好多人都是外地打工回来，说不清他们接触过些什么人。"

深夜1点过，我被妻子的电话吵醒，说白天丈母娘给她打了十多个电话都未接到，刚刚回了过去，但怕丈母娘担心，没告诉她上班抗疫不能回家的事。妻子跟我说，她妈真以为我们在闹矛盾，说哪天要来家里看看，叮嘱我要好好"接待"。

没想到，今天真的过来了。

丈母娘戴着口罩，手里提着两袋礼品盒，背上还背了一背篓青笋、棒菜、蒜苗之类的蔬菜。儿子已经跑下楼，我忙追去一把拉住，小声叮嘱他："不要往外婆身上扑，外婆坐了公交车，有细菌，不安全，知道吗？"

儿子点着头，老实地跟在我身后。这段时间，儿子也乖了很多。

我开了院门，喊丈母娘先别动。我举起手里的消毒液，说："妈，你别见怪，现在公交车上很不安全，我给你喷喷，这是蓉儿吩咐的。"我怕她生气，故意把她女儿搬出来。

"喷嘛，喷嘛，我不怪你。这一路上，被盘问了两次，还测了两次体

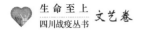

温。"丈母娘说。

"这个高危险时期，你干吗冒险来呢？等过了这阵子再来嘛。"我故作担心样。

丈母娘心情似乎很好，她笑着说："你们不来我家，就不兴我来你家么？我想看看我的孙子呢。"

丈母娘这样说着，就伸手去拉儿子。刚伸出，又缩了回去。

儿子倒很安静，没像以往那样扑进外婆怀里。我接过丈母娘手里的礼品盒，又把她背上的背篓接下来放地上，请丈母娘进屋。没想到丈母娘一改以往的习惯，先去洗了手，再麻利地脱外衣，边脱边说："我晓得，现在外面传染病厉害，多穿了一层罩衣。这背篓里是我菜园里的小菜，外人没摸过，安全着呢。"

脱了外套后，丈母娘喊我再给她消毒，我说不用了。她坚持："不行，再喷喷，才放心。"

儿子真乖，在我给丈母娘二次喷消毒液的时候，他已经拿来拖鞋，把丈母娘乐得眉开眼笑。

我给丈母娘倒了一杯开水后，想解释为什么没去她家拜年，却被她拦住了，说："你不用说了，我又不是聋子瞎子，这些天村上高音喇叭、村干部天天都在宣传防那个传染病，电视里我也看到了，那么多染病的，那么多医生护士熬更守夜救人……唉，只是辛苦蓉儿了。"

怎么，她不是来兴师问罪？心中一块石头落地了。

我看了下时间快到 12 点了，起身要去厨房做饭，被丈母娘拦住了，她说："你煮的饭菜不合我口味，我去做。我这次来，就是来照顾你们父子俩的，好让我那个护士女儿安心救人。"

原载《辽河》2020 年第 3 期

咖啡师在武汉

佟掌柜

清晨，林海打开窗，沁凉的微风冲淡了房间里本已稀薄的消毒水气味。从武汉封城开始，他起床的第一件事，就是看看朝日。即便是阴天，他也要看。

今天是"幽谷咖啡店"为中医院的一线医护人员免费提供 500 杯咖啡的第 20 天。这些天，林海白天忙得什么也不想，可一到晚上，时常出现幻视，总看见对面高楼里，躺在床上喘不上气的病人。有时，还会有一双双蛇皮一样的手，在眼前晃来晃去。

林海出生在成都的郊县，本来应该爱茶，可偏偏爱上了咖啡。

那年考完高考，他去上海玩。在徐汇路一家咖啡店里，看见咖啡师在调制咖啡，手指和手臂灵活得像表演舞蹈，简直帅到爆表。

等他随意点的那杯"黄金曼特宁"端到面前的时候，林海的下巴差点掉进杯里。柔和的黄褐色液体表层，漂着乳白色凤凰羽翼，在咖啡的微微颤动中，扇动着翅膀缓慢飞翔。这哪是咖啡，简直就是一件精美的艺术品！它像一颗炸弹，在林海心里爆炸开来。

大学期间，他把省下的零花钱和打工赚的钱都用在买咖啡豆和学习制作咖啡上。毕业后，在网上看到南京的"雕刻时光咖啡店"招人，就跑去应聘。两个月期满那天，店长将印有"barista 吧员"的胸牌套在他脖子上，指着 1 米见方的吧台，说："以后这就是你的舞台了。"

他强忍着内心的激动，悄悄喊了声"耶"！两月里，洗过的无数杯子、挖出的无数冰淇淋，像一沓沓堆积的答卷，终于让他迈过咖啡师的第一道

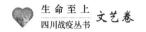
门槛。

林海洗漱完毕早早来到店里，他先将打奶的温度调到 80 摄氏度，以免咖啡在运输的过程中变凉。他今天上午的工作是制作咖啡，下午要在每杯咖啡上写上"有您真好！"几个字。

看着眼前的咖啡杯减少，林海甩了甩有些僵硬的手腕，突然听到店长兴奋地叫喊："快来看，天啊，120 万！120 万！"

他放下手里的笔，跑了过去。

店长指着屏幕上云买单后台的数字，手有些颤。自从咖啡店被电视台报道后，全国各地通过云买单方式支持的人越来越多，网友们的留言几次让他们抱头痛哭。

人世间，还有什么比在灾难时刻的真情奉献更珍贵的东西呢？！

这时，林海的手机响起蜂鸣声。他打开一看，是曼婷发来的微信：看到你们店的报道了，我为你骄傲！你一定要保护好自己，等疫情过去，我要喝你亲手调的咖啡。

他的眼睛停留了几秒，把手机揣进兜里。

有前辈说，做咖啡师慢慢会没有女朋友。开始他不相信。他和女友曼婷从小青梅竹马，父母又是世交。他出来打拼，除了爱咖啡，更是为了有一天在成都有一家属于自己的店。

去年夏天，曼婷打来电话，哭着说："你在外面漂了 4 年，除了咖啡还是咖啡，我看不到任何希望。"

"你以前不是这样说的，你说我做什么都会支持我！"

"那是以前，现在我不这么想了。我是女人，我要我的男人陪在身边有错吗？！我真不理解你，背井离乡的，一个月才赚 4000 元，你图什么？！"

"婷，你知道调制咖啡的感觉吗？那种感觉就像和你谈恋爱……"

还没等他说完，曼婷大声打断他的话："林海，你真病得不轻！咖啡和我，你只能选一样！"

林海默默挂了电话。

和曼婷分手不久，他来到武汉。"幽谷咖啡店"清清冷冷的装修风格，一下就抓住他的心。闲暇的时候，他经常去别的咖啡店串门，或者找国外制作咖啡的视频研究。失恋的痛苦，慢慢变淡。

除夕那天，曼婷突然打来电话："怎么没回来过春节？你现在怎么样？"

"我没事，每天都忙。"

"你一定要注意……一定！"她的声音带着哭腔。

"嗯，放心。"

挂了电话，他哭了。她不知道，其实他回去了。那天店长在群里发微信，"回店给中医院送咖啡，愿意的小伙伴报名"的时候，他正从成都机场赶往火车站。再有两个小时，他就能看到爸爸妈妈了。正犹豫要不要返回去，看到西纳说，他不回伊朗，他要留在武汉。林海立刻订了飞回武汉的机票。中国的事，外国的爷们儿都能伸手，他怎么能当逃兵！

当林海和伙伴们准备好第二天的工作，路灯已经点亮空寂无人的街路。他摘下口罩，坐到橱窗前的椅子上。

窗外，三两枝梅花在光影的氤氲中摇摇曳曳地绽放着。他想起白天曼婷发给他的微信，回到：此刻，我只希望能安稳地睡着觉……

原载《林中凤凰》2020 年 1 期

艺术篇

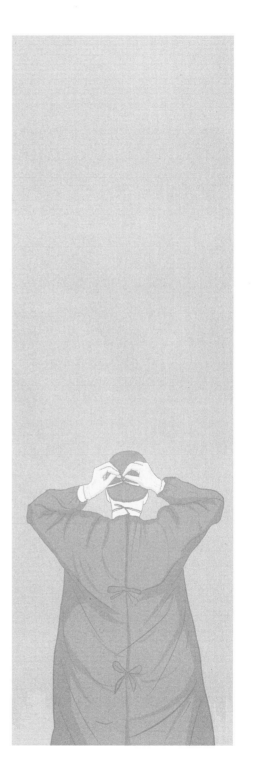

戏 剧

"剧"力齐心战疫情

新型冠状病毒肺炎疫情暴发以来，牵动着全国人民的心。习近平总书记对做好疫情防控工作、打赢疫情防控阻击战多次作出重要指示。在党中央正确领导和部署下，全国人民团结一致，万众一心，以巨大的勇气和决心面对和抗击疫情。为讴歌一线英雄、凝聚抗疫力量，四川省戏剧家协会第一时间发出倡议，号召全省戏剧工作者投身抗疫，积极创作。

在这场抗击疫情的艰苦战斗中，戏剧作品以它特有的力量记录抗疫、讴歌医者、鼓舞士气、传递温情，广大戏剧工作者们立足四川乃至全国抗疫一线，用戏剧的形式反映疫情防控的进展，定格无数感人的瞬间，具有浓郁的人文色彩。本次创作的作品，主题鲜明、内容丰富、形式多样，既有话剧、川剧、方言小品，也有戏曲和音乐剧。逆行的英雄、无言的婚礼、亲人的离别、孩童的憧憬无不感动着每一个中华儿女的心，无不激励着他们为之去奋斗、为之去写下一封又一封的请战书。大难面前，有真情，在这场没有硝烟的战役中，每个人都是战士。致敬英雄，刻画他们从平凡到伟大的转身，弘扬他们为爱逆行、救死扶伤、甘于奉献的崇高精神。将"大我"和"小我"结合起来，以小见大，见微

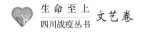
知著。

在征集到的各类戏剧作品中，作者们通过有限的表达形式，拓展无限的空间，用戏剧作品记录这场抗疫战斗中的种种感人场面。这些作品构思精巧、情节生动、故事精彩，寄真情、录实感，或从大处着眼，或从小切口入题，叙说了一幕幕抗击疫情的感人故事，定格了一幅幅逆行者的永恒瞬间，为大家呈现了一道道独特的视觉精神盛宴，充分发挥了戏剧作品鼓舞士气、凝聚力量、振奋精神的重要作用。

我们正经历着一段重要的历史，在抗击疫情的战斗中，戏剧作品应以自己特有的形式发挥作用。广大戏剧工作者们用不同形式的作品生动地讲述着逆行者的感人故事，展现着全国各地人民抗击疫情的热血担当，讴歌逆行者的奉献和牺牲，向奋战在抗疫一线的英雄致敬，为打赢疫战鼓劲加油，期望这些戏剧作品能够传递力量、驱散阴霾、温暖人心，为历史留下珍贵的记录。

在重要的历史时刻，在抗疫的战斗中，戏剧应以自己特有的形式发挥作用。入选作品《疫战中的婚约》，是一部记录抗疫、讴歌医者、鼓舞士气、传递温情的话剧。它立足于川鄂两地，具有浓郁的地方特色。话剧通过一段曲折的婚约、两次武汉保卫战、两次地震，将现实与历史、灾难与生活、爱情与死亡紧紧联系在一起。在这场没有硝烟的战役中，每个人都是战士。作品把疫情期间真实的事件搬上舞台，将现实与艺术有机融合。剧中多处情节，都是真人真事，疫情期间四川人民宅在家，煮火锅、下面条；"英雄机长"刘传健执飞运送四川医疗队驰援武汉；华西医疗队和齐鲁医疗队在武汉会师；2月3日成都地震，等等。作品将祖国的命运和人民的希望紧密相连。真实的事件，让作品更为贴切，更近人心。

疫战中的婚约（节选）

李　珂

时间：2020 年新冠肺炎疫期

地点：成都、武汉

人物：

周川川——女，25 岁，四川女孩，蓉城有名的美食主播。她左腿残疾，曾
　　　　经内心自卑。

陆晓武——男，29 岁，武汉××医院医生，周川川的恋人。

川川爸——男，54 岁，外冷内热，刀子嘴豆腐心的老顽童，疼爱妻女的
　　　　"耙耳朵"。

川川妈——女，49 岁，四川华西医院医生，四川第一批援助湖北医疗队
　　　　队员。

黄叔叔——男，50 岁，武汉××医院外科主任，周川川的救命恩人。

医护人员若干。

第三场　地震

〔2 月 2 日夜，周川川家客厅里，手机架在拍摄脚架上，周川川正
　面对手机镜头直播。川川爸提着水壶倒水，准备烫脚。

周川川　亲爱的好吃嘴们，我是最会做川菜的川川，今天我是来答疑解
　　　　惑的！

〔舞台的屏幕上出现直播的界面。

周川川　咱四川给湖北捐献了大量蔬菜，却有很多湖北的朋友向我诉苦。

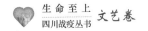
〔直播界面出现武汉网友和四川网友的对话。

〔幕后音：川川，我是武汉的，今天社区给我们发放了四川的方便火锅、郫县豆瓣、黄果柑，我们都很喜欢，可是这个儿菜和折耳根，真是难倒我们了。没见过，也没吃过呀！

折耳根可是咱们四川人的心头爱呀，咱们把最爱都捐了。为了支持武汉，除了大熊猫，咱四川能捐的都捐了。

周川川　儿菜和折耳根在我们四川有很多种做法，蒸、煮、炒、拌，样样都好吃。今天川川就来教大家做两道菜：清焖儿菜和凉拌折耳根。保管朋友们都会爱上它们。

〔地震预警幕后音：5，4，3，2，1。

川川爸　（吓得扔掉水壶，大声喊）咋个了？

〔突然间，屏幕剧烈地摇晃，地震了，三脚架倒在地上，手机还在保持拍摄。

周川川　爸，是地震。

川川爸　快跑！

〔川川爸拽着川川朝门外跑，川川左腿无力，跑起来一瘸一拐。

周川川　爸，没戴口罩！

川川爸　哎呀，戴口罩！

〔两人折返回家戴口罩。

周川川　爸，外面冷！

川川爸　把羽绒服穿起！

〔两人又折回来穿外套。

周川川　爸，酒精喷雾。

川川爸　哎呀，差点忘了。

〔两人在门口进进出出，犹豫不决。

周川川　在家有地震，出门有病毒。咱四川人真的好难呀！

川川爸　算了，咱别跑了。反正也没有 N95 的帐篷，还是宅在家里安全。

周川川　爸，八级地震我们都经历过了，这样随便摇两下就出去，好像有点丢人哦。

川川爸　对，不能跑，待会儿进小区门保安还要"来一枪"（模仿扫额温枪的动作），跑热了，体温超标就回不了家了。

周川川　那下次再地震，我们就去厕所里躲一下。

川川爸　不行，厕所更危险。钟南山院士说他们在粪便里面检测到了病毒。

周川川　那你说咋个办？

川川爸　该干啥干啥，我接着烫脚，你接着直播。（回到沙发上，继续烫脚）差点忘了，我还要发个朋友圈（掏出手机对着自己自拍一张，再打字）：临危不惧，川人本色！想调虎离山，没门！

〔川川扶起地上的拍摄脚架，手机响了，是陆晓武的视频电话。

〔舞台分成两个空间，周川川家和武汉××医院。

陆晓武　川川，成都地震了，你和家里人还好吗？

周川川　哎，小地震，我没事。

陆晓武　你没事就好，我正准备换上装备去接班，就听见四川医疗队在喊四川地震了。

周川川　四川医疗队？

陆晓武　多亏了他们来帮忙，我们终于可以正常轮班了。川川，谢谢你。你募集来的那 3000 多只口罩帮医院解了燃眉之急。现在好了，全国都在支援武汉，每天都会调配医疗物资给我们医院。

周川川　晓武，你的脸上全是血痕。

陆晓武　没办法，长时间戴口罩、防护镜就会这样。怎么？嫌我丑？想悔婚？（将手机架起来，对着镜头穿戴防护装备）让你见识见识，我是怎么穿戴防护的。

周川川　晓武，你瘦了。

陆晓武　（洗手消毒）没办法，穿上这身防护服就不能吃东西，不能喝水，不能上厕所。防护服不宽裕，得省着用。我偷偷告诉你，我穿了成人尿不湿，哈哈，这是我第一次穿尿不湿。刚开始，我真尿不出来，一直憋一直憋，膀胱都快爆炸了，急得直跳。嘿嘿，突然间我就尿了，哇，瞬间轻松了。现在我在任何时刻，想尿就能尿，像婴儿一样。

周川川　哈哈，晓武，穿尿不湿的晓武。

陆晓武　（戴第一层帽子）我真担心疫情结束后，我会戒不掉尿不湿。

周川川　陆大夫，我很好奇，你流鼻涕了怎么办？

陆晓武　（穿上手术衣）嘿嘿，很简单，吃掉它。（咳嗽）

周川川　你怎么咳嗽了？

陆晓武　没喝水，嗓子干痒。川川，给你看看我的战袍。（陆晓武背对着手机，防护服上写着大大的"我爱周川川"几个字）（表演夸张的武术动作）你见过这么帅的白衣战士吗？

周川川　我—爱—周川川，你怎么这么不害臊呀。

陆晓武　（戴第一层手套）这有什么可害羞的！其他医生有在防护服上写胡歌老婆、刘亦菲老公的，还有人请求国家给她发个男朋友的。他们都是可怜的单身狗，我可不一样，我就要娶你了。我恨不得向全世界宣告"我爱周川川"（咳嗽）。

周川川　晓武，你又咳了。

陆晓武　（穿上医用防护服）川川，告诉你几个好消息。今天 57 床的阿姨已经撤掉呼吸机了，32 床的老爷子吃了两碗稀饭，可以下床走动了，还有 5 个病人已经转去轻症病房了。

周川川　真好！陆大夫你真厉害！

　　　　［幕后音：陆大夫，23 床老林刚刚走了——

陆晓武　（正在戴第二层手套，如同被雷击中）老林走了？（泄气，哽咽）他怎么能走呢？

周川川　哪个老林？你们医院门口小卖部的老林？总帮你收快递的那个老林？

陆晓武　（抽泣着点头）他是个特别好的人。他把自己的 N95 口罩都捐给了医院，自己却戴着一次性口罩给我们送吃的，送快递。我给他看过你的照片，他说你好漂亮，夸我有福气。

周川川　我知道，他打过我的电话。有一次我邮给你的特产寄放在他的小卖部里，他特别细心，问我需不需要放进他的冰柜里保存。

陆晓武　（戴上护目镜）他的状况很不好，血氧饱和度下降很快，器官衰竭，上了呼吸机也不管用，他憋着气，用力地抓着我的手。我也用双手紧紧地抓住他，我跟他说坚持！熬过这两天就好了。川川，他爱人也被感染了，现在还躺在病房里，我不知道怎么告诉她，我开不了口。（咳嗽）

周川川　晓武，我担心你。

陆晓武　（穿上鞋套）川川，我刚刚做了咽拭子核酸检测，明天才能拿到结果。我们医院已经有二十几个医生被确诊感染了，可能下一个就是我。

周川川　晓武，不会的，不会的。

陆晓武　为什么我拼尽全力，还是无法挽救他们。（用力捶打自己的胸脯）我以为在 ICU 待了两年，已经将生死看淡。可是看着病人一个接一个没了，我还是不能原谅自己。

周川川　晓武，这不是你的错，你已经尽力了。

陆晓武　川川，谢谢你听我发泄。谢谢你做我的树洞。

周川川　晓武，想哭就大声哭出来吧，你会好受一些。

陆晓武　川川，我不能哭。眼泪会弄花护目镜，我要把眼泪都吞进肚子里。

周川川　晓武，一切都会好起来的。协和、湘雅、齐鲁、华西中国医疗界的四大天团已经会师武汉，我妈妈也到武汉了。我们一定能打赢这场战役。

陆晓武　你妈妈？

〔武汉医院场景的灯光熄灭。

川川爸　川川，你好像忘了你还在直播中。

周川川　（大惊）天啊，我忘了。（慌乱架好手机，点开直播）

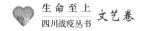

[直播间已经炸了，网友极尽嘲讽。

[幕后音：川川，你不是说你擅长民族舞吗？还标榜什么无美颜、无滤镜，我还真以为遇上何仙姑了，结果是个铁拐李。快来围观呀！网红川川直播现场翻车！她是个骗子！她是个瘸子！她是躲在屏幕后的小丑！

[川川爸想去关掉手机直播，被周川川阻止，她故作镇定，继续直播做菜。

周川川　大家火气那么大，咱就先凉拌一份折耳根给大家清清火。选取新鲜的折耳根250克左右，加入酱油少许、辣椒油两大勺、白糖一小勺、花椒油一小勺。

[幕后音：她脸皮怎么这么厚呀？装腔作势？川川，你还要继续演到什么时候？

周川川　（强忍着内心的愤怒）喜欢吃醋的朋友，可以加点醋，再来点蒜泥和盐。一定要将调料拌均匀，这道凉拌折耳根鲜香麻辣、脆嫩爽口，保管湖北的朋友们会爱上它。

[幕后音：川川是个骗子！他的男朋友陆医生肯定也是假的，还有一个什么黄医生。他们就是个诈骗团伙，趁机发国难财。他们骗大家捐了那么多口罩和防护服，全都拿去高价卖了。我们报警吧！

周川川　（情绪爆发）够了！你们可以嘲笑我，可以辱骂我，但是你们绝不能侮辱陆晓武和黄叔叔。你们不就是想看我的笑话吗？

川川爸　（用手挡住屏幕）川川！别播了！我不允许这些人给我女儿泼脏水。

周川川　爸，你别再保护我了，让我自己来面对。（用力推开面前的桌子，退后两步，解开印花的长围裙，露出绑着理疗带的左腿）

[幕后音：天啊！太可怕了！川川，你到底经历过什么？

周川川　我叫周川川，从小爱跳舞，5岁进入少儿艺术团学习舞蹈，12岁时，我开始跟着艺术团在全省巡回演出。小时候的我多么快乐，醒着的时候在跳舞，梦里面也在跳舞，我天真地以为只要一直努力，就能成为一名舞蹈家。

川川爸　川川，别说了，别再提起那场噩梦，别把你的伤口再撕开了。

周川川　爸，我已经可以坦然地面对过去了。13 岁那个黑色的 5 月，一场大地震彻底击碎了我的梦想，楼塌了，我被压在水泥板下整整 50 个小时，左腿渐渐、渐渐失去了知觉。

川川爸　（捂着脸痛苦号叫）地震后，我赶到学校，我听见你在楼板下叫我，我拼命地用手刨呀，刨呀，刨到双手血肉模糊依然够不到你。爸爸没用呀！

周川川　爸，那不能怪你，我身上压着两层楼呀。救援队用了整整两天才把我救出来。我被救出来的时候，左腿感染严重，重要脏器功能衰竭，生命垂危。我抓住大夫的手说，叔叔，别把我的腿锯了，我还想跳舞。大夫点点头，说一定会保住我的腿。他就是湖北医疗队的黄叔叔，感谢他一路护送，将我转运到武汉的医院，前后为我做了 18 次手术，陪伴我闯过一道道鬼门关。4 个多月，130 天，在医生、护士们的仔细呵护中，我的左腿恢复了大部分功能，我又能走，又能奔跑，又能跳跃了！我在武汉浴火重生了！

[幕后音：川川，对不起，我们不知道你经历过的苦难。原来武汉是你的第二故乡。川川，你的腿为什么还是一瘸一拐的？

周川川　黄叔叔虽然保住了我的左腿，但创伤实在太大，腿部神经受到损伤，肌肉部分萎缩，我再也不能登上舞台跳舞了。我承认我很自卑，害怕在真实的世界里与人交流，只能躲在手机屏幕后面和你们做朋友。可我没有撒谎，12 年了，我从来没有放弃，每天都在练舞。黄叔叔说，只要我不放弃，总有一天我左腿的神经会被重新唤醒，我能再次登上舞台。

[幕后音：川川对不起。其实每个人都是不完美的。

[川川爸关闭掉直播，坐在地板上叹息。

川川爸　川川，对不起。你出生的时候，爸爸就对自己说，一定要保护好

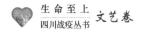
你，让你健康、快乐、无忧无虑地成长。结果却……哎！（拍打自己的头）我不是一个好爸爸。

周川川 爸爸，我不怪你。

川川爸 可我怪我自己呀，是我没有好好保护你。爸爸发誓不能再让你受一点委屈。

周川川 所以初中班上有同学笑我是瘸子，你就跑到学校来教训了他一顿，你知不知道从那以后，再也没有人敢和我做朋友了。

川川爸 对不起川川，爸爸只是想保护你。

周川川 大学时候，追求我那几个男生也是被你吓跑的吧。

川川爸 爸爸不是不支持你谈恋爱，我私下打听了他们的情况，一个考试连挂4科，另外一个是个花花公子，追你的时候还交往着好几个女孩。还有一个本人倒是没有什么问题。

周川川 那你为什么还阻止我们交往？

川川爸 因为他们家是漠河的，漠河你知道有多远、有多冷吗？你从小就怕冷，一到冬天就手脚冰凉，绝对不能嫁去漠河。

周川川 爸，你无理取闹。

川川爸 我这不是无理取闹，是为你想得周到。

周川川 武汉可是三大火炉之一，你为什么不同意我和晓武在一起？

川川爸 我怕你去外地水土不服，吃不习惯，我怕你受了委屈，爸爸不能第一时间赶到保护你。爸爸就是想陪在你身边一直照顾你，补偿你。

周川川 爸爸，我长大了，应该自己选择人生，你不能一辈子像老母鸡一样护着我。

川川爸 是啊，爸爸老了，不可能一辈子陪在你身边。那个臭小子真的爱你吗？

周川川 嗯，晓武他真的很爱我，他不介意我有残疾，也不介意我没有稳定工作。

川川爸 时间过得真快，你跟小六已经认识12年了。我还记得黄叔叔的女儿玲玲带他进病房的那天，他说他是玲玲班的学习委员，以后你的功课他全包了。本来我还挺喜欢这小子的，直到我发现他对你有企图。

周川川　爸，他姓陆，大家叫他小陆，不是小六。你想多了，我把他当成哥哥一样信赖，他也把我当作妹妹一样疼爱。

川川爸　小陆和小六有区别吗？你们叫他小陆，我偏要叫他小六。我那天在门口听见他对你说"关关雎鸠，在河之洲，窈窕淑女，君子好逑"，把我气得呀，这个臭小子。

周川川　爸，那是初中的语文课文。

川川爸　那他给你写的信呢？每周一封，你收了整整几箱子的信。我让你们断交，你不肯，还跟我保证，说你不喜欢小六，你们俩绝对没可能。

周川川　爸，我知道我的腿可能一辈子都好不了了，我不想拖累他，所以一直没有回应他。直到去年春天，我们在武汉重逢。爸，你还记得去年春天，我们去武汉拜访黄叔叔吗？咱们一起去东湖公园看樱花，那天的樱花开得好美，就像天边的云彩一样绚烂。

川川爸　我记得，那天下午我陪着你黄叔叔喝茶，你和黄叔叔的女儿坐不住，闹着要去划船。

周川川　其实，那天玲玲是带我去见他了。

川川爸　原来是玲玲在撮合你们俩。

周川川　我们三个人坐船环湖赏樱，我猜到他会对我表白，我也想好了拒绝的理由。可那天出了点意外，船上有个孩子不小心掉进水里，晓武立刻脱了外套，跳入水中，拼尽全力将孩子救上船。

川川爸　东湖水深，春水刺骨，这小六还真勇敢！

周川川　他用外套把孩子裹起来，自己却冻得瑟瑟发抖。孩子一直哭，他赶紧掏出糖哄孩子。我看见他手中的那把糖，脸就红了，那是我最喜欢的酒心巧克力，这么多年了他一直没忘。小时候，每次清洗伤口，我都会疼得满头大汗。他会用手绢给我擦汗，喂我吃酒

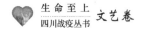
心巧克力。他说："川川，这糖可甜了，等你尝到里面的酒味，就醉了，感觉不到疼了。"

川川爸　那时你才13岁，他17岁。你们什么都不懂。

周川川　因为不懂，才无惧。那时我想如果能活下来，等我长大了，一定
要嫁给他。我活下来了，长大了，却害怕了，变得畏首畏尾，患
得患失。

川川爸　（大笑）我没想到让你对他敞开心扉的竟然是几颗糖。

周川川　（害羞地）回到成都后，我陆续收到了他寄给我的理疗带和药包。
为了答谢他，我自己做了麻辣兔头和冷吃牛肉，抽了真空寄给
他。他说太好吃了！又给我寄来了武汉最有名的鸭脖子和麻烘
糕。鸭脖子啃起来真香呀！我又回赠了他叶儿粑和辣子鸡。
他又——

川川爸　够了够了，你们这礼尚往来，没完没了了。

周川川　七夕那天，我收到了他寄来的一幅汉绣，图案是一个女孩在樱花
树下翩翩起舞，旁边还绣着一句"窈窕淑女，君子好逑"。

川川爸　我没看走眼吧？12年前他就有那个意思。你开始学蜀绣，是为了
他吧？不过你那两只鸭子也绣得太花哨了吧！

周川川　爸，那是鸳鸯！

川川爸　好好好！你说是鸳鸯，就是鸳鸯。真是女大不中留呀。等疫情结
束让他来家里吃饭，这次再敢放鸽子，我饶不了他。

〔暗转。

幕间

〔舞台上的大屏幕播报前线抗疫的片段。

〔幕后音：苟利国家生死以，岂因祸福避趋之，截至2月14日，
全国共有1716名医务人员感染新冠肺炎，其中武汉1102例，6
名医护人员永远倒在抗疫的一线。感谢用生命逆行的白衣天使
们，他们是这个时代的英雄。

第四场　雪夜

〔2月14日夜。

〔周川川家客厅里，周川川对着手机镜头直播。舞台大屏幕同步播放直播的界面。

周川川　（一边做面，一边哽咽着说）今天是情人节，川川不做菜，只想做两碗最朴素的面，送给两个最爱的人。这第一碗是咱成都的担担面，是我妈妈的挚爱。

川川爸　（走到镜头前亲手做面，参与直播）我来做吧，平时你妈无论多晚下班，我都会给她做一碗担担面。她说吃完担担面，这一天才算圆满。

周川川　（边说边做面）我妈去武汉支援已经20天了，医院的饭菜还算丰富，可她却吃得很少，我知道她想念爸爸做的担担面了。

川川爸　川川妈，我多加点你喜欢的肉臊子，眼馋你，你嘴馋了就会早点回家。

〔川川妈幕后音：川川爸，你这臊子也太多了吧，厚厚一层，我都看不见面条了。

周川川　我要做的第二碗面是武汉名小吃热干面。我爱的陆医生，是一个地地道道的武汉人，在武汉出生，在武汉长大。他每天早上都要吃一碗热干面再去医院上班，现在他躺在 ICU 病房里，什么都不能吃。可我知道，他一定很想念热干面的滋味。今天也是他 30 岁的生日，这碗热干面是给他过生日的。

川川爸　这热干面呀，讲究三分调料七分拌，拌的时候注意面条不能断。小六生日快乐！叔叔祝你长命百岁！我写给你的那封信，都是些气话，不算数。但最后那句是真心话，臭小子，你给我好好活着。

周川川　（抑制不住激动，号啕大哭）陆晓武，你快点好起来！武汉，你

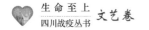

快点好起来!

[大屏幕上滚动各地网友的留言。

[幕后音(用各地方言演绎):川川,我是重庆人,我在家做重庆小面,武汉雄起!重庆给你扎起!川川,我在西安做油泼辣子面,武汉等你!我在哈尔滨做冷面,武汉支楞起!我在香港做车仔面,武汉嘎油!

[舞台的大屏幕上出现全国各地的面条拼图。

[幕后音:武汉,我们牵挂你!热干面,我们想念你!

[手机铃声响起,舞台划分为周川川家和武汉医院两个表演区。

[陆晓武躺在病床上和周川川视频,他浑身插着管子,身边的各种仪器发出有节奏的嘀嘀声。

周川川 晓武,没想到我们俩的情人节竟然是这样的,没有拥抱,没有亲吻。不过咱们隔离不隔爱。生日快乐!以后你的每个生日我都会陪你过。

陆晓武 对不起,川川。我没有保护好自己,给同事们添了负担,还让你担心。

周川川 晓武,你别多想,好好养病。等你的病好了,又可以继续战斗。

[川川爸提着浇水壶从阳台跑进来。

川川爸 (激动地喊)川川,川川,告诉你个好消息,下雪了,成都下雪了!

周川川 你看我爸,就像个孩子一样。我去看看。

川川爸 川川,瑞雪兆丰年呀!我太激动了!我要吟诗!啊!"窗含西岭千秋雪!门泊东吴万里船!"

周川川 爸,我根本看不见雪,会不会是你的头皮屑?

川川爸 真的是雪,我刚刚用放大镜看了,六边形的。你见过六边形的头皮屑吗?

[武汉病房内,陆晓武看着窗外的雪景发呆。

陆晓武 (喘息着)武汉的雪下得好大,雪花大片大片落下来,染白了屋顶，也染白了街道。你看那棵树，它的树干白了，枝丫也白了，就像我的肺，全白了。

周川川　晓武，不会的。春天已经来了，雪很快就会融化，那棵树又会郁郁葱葱，你的病也会好起来。

陆晓武　我已经给同事交代过了，如果我呼吸困难，不要插管抢救，插管风险太大，我不想他们再有人感染，就让我安静地离开吧。

周川川　晓武，你把手伸出来。

　　　　〔陆晓武对着手机伸出手掌，周川川用手指在空中比画。

陆晓武　川川，你干什么呢？

周川川　（强颜欢笑）在你手心里画只乌龟啰！你说过，乌龟活得长，我希望晓武长命百岁。

陆晓武　（苦笑）川川，没用的。

周川川　武汉封城那天，你对我说，你学医是因为我。

陆晓武　嗯，我17岁那年，遇到了一个四川来的小姑娘。她在地震中受了很重的伤，她做了很多次手术，伤情反反复复，几度垂危。我在她的眼中看到了一道光，我被那道光深深吸引，我多想帮她，却无能为力。

周川川　因为我，你第二年报考了医学院。

陆晓武　因为你，我成了一名医生。

周川川　那你为什么不肯为了我离开武汉？

陆晓武　川川，你知道吗？我在病人的眼中也看到那道光，我才明白那是对生命的渴望。我是医生，救死扶伤是我的天职。川川，我爱你，很爱很爱你，可我却只能辜负你。

周川川　晓武，我已经准备好了户口簿，等你好了，我们立刻去登记结婚。

陆晓武　川川，我的户口簿一直压在病床的枕头下，它支撑着我熬过了10个日夜。可是川川，我的病越来越重，我不能履行自己的承诺了。

周川川　陆晓武，你答应要娶我的，你不能耍赖。

陆晓武　川川，以后，别再和医生谈恋爱了。

　　　　〔川川妈穿着防护服上。

川川妈　臭小子，胡说什么呢？

陆晓武　川川，给你介绍一下，这是我的主治医生刘大夫，她是四川来的，你们俩是老乡。

周川川　不用你介绍，我一眼就认出来她来了，她是我妈妈。

陆晓武　什么？（看着川川妈很难为情）阿姨，你好。川川你怎么不告诉我，你妈来了我们医院呢？

周川川　妈妈说不能告诉你，她要暗中观察你、考察你，关键时刻还要敲打你。

川川妈　我第一天来医院，就看见了这个瓜娃子，他背后写了几个大字"我爱周川川"，真是唯恐天下不乱。穿着防护服本来就心慌气闷，他一直在我眼前晃呀晃，晃得我头晕眼花。

周川川　妈妈，你别怪他，他是写给我看的。

川川妈　最近好几天没见到这个瓜娃子，我还有点不习惯。一打听，才知道他确诊了，病情发展得还很快。我主动要求把他转到我这儿来，他们觉得我这儿病人太多了，不肯把他送过来。我说我就是周川川的妈妈！

陆晓武　不好意思，我给阿姨添麻烦了！

周川川　晓武，我把妈妈借给你，你一定要加油！快快好起来！妈妈，你一定要把晓武平安带回来！

陆晓武　川川，为了你我会努力活下去！（剧烈地咳嗽）

　　　　〔监测仪器发出刺耳的报警声，几名医护人员赶来支援。

川川妈　晓武，别说话，你的血氧饱和度下降到70%了。

护　士　刘医生，血氧饱和度下降到50%。

　　　　〔陆晓武艰难地喘息着。

　　　　〔周川川大哭，川川爸闻声赶来，紧紧地抱住女儿。

周川川　妈妈，妈妈，你快帮帮晓武！晓武！用力呼吸！

川川爸　川川，你要相信你妈妈的技术，有她在，晓武不会有事的。

川川妈　（大喊）准备插管！其他人都出去！

　　　　〔川川妈迅速戴上防冲击面罩，冷静、熟练地进行气管插管，护士在旁边协助她。其他医护人员远远看着。

川川妈　保护口唇！插入喉镜！上提喉镜！插入气管导管！

　　　　〔仪器刺耳的报警声消失了。

护士　　刘医生，病人血氧饱和度逐渐上升。60％、70％、80％。

周川川　妈妈，晓武怎么样？

川川妈　放心，晓武脱离生命危险了。（突然一阵眩晕，差点摔倒）

周川川　妈妈，你怎么了？

护士　　刘医生，我给你测个体温。（用额温枪扫了一下）38.5摄氏度，刘医生，你发烧了！

川川爸　川川妈，你怎么了？你别吓我呀。

　　　　〔川川妈走路有些摇晃，护士想上前搀扶，被她躲开。

川川妈　别靠我太近，我这两天有点头晕，可能中奖了，得马上做个核酸检测。

川川爸　川川妈，你千万不能有事呀！

　　　　〔武汉医院表演区灯光熄灭。

　　　　〔周川川和爸爸两人在家中坐立不安，周川川的手机响了，是玲玲的电话。

周川川　玲玲，怎么了？你别哭呀。

川川爸　快按免提。

　　　　〔幕后音：玲玲的哭声。

玲玲　　（撕心裂肺地哭喊）川川，我爸爸今天走了，我没有爸爸了——

周川川　不可能，黄叔叔昨天还给大家报了平安。他说，他一切安好，亲友们勿念。

川川爸　（不敢相信）黄老弟？没了？

玲玲	爸爸半个月前就确诊感染了新冠肺炎，他害怕大家担心，瞒着所有人。一周前他病情恶化，在转入 ICU 病房前，他把手机交给我，让我替他每天报平安。可我没想到，那竟是我和爸爸的最后一面。
周川川	黄叔叔，黄爸爸，您还没看过川川跳舞，还没尝过川川做的菜呢！您的恩情，川川还没来得及报答呢！
川川爸	黄老弟，黄老弟，你怎么就走了呢？咱哥俩的酒还没喝呢！
玲玲	川川，爸爸进 ICU 之前让我转告你，他当了一辈子医生，没有遗憾，唯一放心不下的就是你的腿，很可惜他没有看到你跳舞。他希望你变得乐观、自信，希望你能重返舞台，希望你和晓武能开花结果。
周川川	（抽泣）黄爸爸没有了，晓武病危，妈妈疑似感染，这个冬天到底还有多长？
	〔川川爸站起来，开始收拾行李箱。
周川川	爸，你干什么呀？
川川爸	我要去武汉！现在就要去武汉！
周川川	整个湖北都封锁了，你怎么去呀？
川川爸	大不了，我走着去。（从柜子里拿出睡袋）
周川川	这睡袋是买来自驾旅行的，不是用来离家出走的。
川川爸	你妈妈现在需要我，快装几袋你妈妈喜欢的牛肉干进来，还有她喜欢的豆腐干，还有你昨天做的冷吃兔，也用袋子装好。我这次不会再鸡飞蛋打了。
周川川	爸，你不能去。妈让我们在家好好待着，别给她添乱。
川川爸	你黄叔叔就这样走了。我害怕，我真的害怕你妈妈会出事，我怕我再也见不到她了。
	〔川川爸在收拾行李箱时，发现了一封信，周川川拆开信。
周川川	爸，是妈妈写给你的信。"老周，当你看到这封信的时候，我已经不在了。很多事情，本想出发前跟你和川川交代，又怕你们多

心，就写了这封信放在行李箱里，如果我能平安回来，我会亲手烧掉它。若你收拾行李准备出发来武汉，那一定是来接我的骨灰回家吧。"

川川爸　（拿过信来念）"老周，我亏欠你和川川太多，已经没有办法弥补。我走以后，你们父女俩要好好活下去。我看得出来，川川很喜欢晓武，你别总是棒打鸳鸯！孩子喜欢就依她吧。川川，你小时候，爸爸妈妈因为工作的原因，成都、绵阳两地分居，妈妈没有好好陪你。你在地震中受伤，被转运到武汉，躺在手术台上的时候，妈妈还在帐篷医院里抢救伤员。我不是个好妈妈，缺席了你的童年，错过了你的青年，以后我也不能看着你结婚，看着你做母亲，妈妈好抱歉。川川，妈妈不在了，你要坚强，要勇敢。你要多出去走走，多交朋友，多接触社会。不要把自己关在家里，人不能永远都活在网络世界里。答应我！你们俩要好好的，我爱你们！"

周川川　爸爸我好后悔，妈妈走那天，我没有多抱抱她。妈妈——

川川爸　原来你连遗书都写好了，把咱爷俩也安排好了。我还是那句话，我不同意！不同意！（号啕大哭）

周川川　爸，我和你一起去武汉，去给黄叔叔送行，去照顾妈妈和晓武。

玲玲　　周叔叔、川川，你们别来武汉，这里危险。我再也见不到爸爸了，他写下遗言将自己的遗体捐献给医院，用于研究新冠肺炎的病理。爸爸将自己的一生都奉献给医学事业，无怨无悔。我也会像爸爸一样，做一个好医生，一生无悔。

周川川　（号啕大哭）黄爸爸，川川就在这儿跳舞为你送行——
　　　　〔音乐起，周川川深情起舞，她努力克服左腿的缺陷，几次摔倒，坚持完成舞蹈。最后向着远方深深地鞠了一躬。
　　　　〔川川爸打开酒坛，倒满一杯酒，悲恸地洒在地上。

川川爸　黄老弟，一路走好——
　　　　〔暗转。

二　美　术

以艺抗疫，笔墨传情

　　面对疫情，四川省美术家协会的艺术家们以画笔作为武器，自觉担当起美术工作者的责任，描绘了奋战在抗疫一线的医生、军人、工人等人物形象，展示了中国人民面对疫情的奉献精神以及中华民族抗击灾难的坚强意志。抗疫系列作品坚持艺术来源于生活又高于生活的原则，在此基础上，将美术作品的观赏性与思想性融于一体，给予观者无限的精神激励与美善体悟，具有极强的艺术感染力。

一、抗疫一线的医者群像

　　在四川省美术家协会入选的抗疫画作中，刻画医护人员形象的作品数量最多。这类作品以丰富的表现视角、充满张力的绘画语言，展示了医者的无私精神与崇高形象。其中《天使·阵地》等作品将医护人员抗击疫情的具体场景作为表现对象，具有强烈的现场意识。作品多呈现具有典型意义的事件，给观者以身临其境的强烈震撼。通过再现现场，医护人员恪尽职守、无私忘我的精神也得以体现。

　　兰承兵的油画《天使·阵地》将医生对病患的救治与病人家属的期盼

纳入同一画面中。画作所表现的"阵地"既是逆行者们的抗疫战场，也是承载着家属希望的地方。作者用细腻的笔触营造医生身上的微光，病房中也荡漾着静谧的空气。作品表现出了饱受病痛困扰的感染者，在白衣天使们的呵护下，获得了祥和、宁静与内心的安慰。

《义无反顾》以浅灰色为基调，刻画了身着防护服、头戴护目镜的医护人员的大幅肖像，展示了抗疫工作中最具代表性的形象。

在一系列描绘医护人员的作品中，《妈妈，等您回来》等作品体现了多样化的艺术表现方式。它们选取了独具特色的切入点，或刻画医生队伍的背影，或是以孩童的视角展现医护工作者的艰辛……这类作品丰富了医者形象的表现层次，使其形象更加立体、多样。

吴英的《妈妈，等您回来》以独特的视角展现了医护工作者的艰辛与付出。画中，孩子望着电视机里的妈妈，似乎在唤着母亲的归来。画作聚焦于"逆行者"们的家庭，令观者体会到，勇赴战场的医护人员同样是父母、儿女，是亲人的牵挂。作品所展现的孩童翘盼之姿格外令人动容，其对医护工作者的深切关怀自是不言而喻。彭程的《最美的面孔》将16张神情各异的医护人员肖像展现在同一画幅中，主要表现他们摘掉口罩后满脸勒痕的模样。在人物脸庞的刻画上，作品刻意表现人物的疲态和脸上的勒痕，并用偏写意的形式描绘人物的精神状态。画作展现了医护人员奋战后疲惫不堪，却又坚定乐观的职业操守，并借此讴歌了抗疫战士们的奉献精神。

作品《抗疫战士》与《庚子鼠年的那个春节》，采用传统中国画笔法，传达出了医护人员的信念感，凸显着人物的沉着与坚毅。在水墨的点染中，原本冰冷的医疗器械平添了一分温情，残酷的抗疫战场也满含着同胞互助的暖意，这使上述作品整体洋溢着光明的氛围，昭示着胜利的决心。

胡应俊的《抗疫战士》在构图上将多个故事情节置于同一个画面中。几位医疗工作者站在画面正中，身后则是乡村消毒人员与防疫宣传人员，作品以写实笔法展现了多条防疫战线各司其职、共抗疫情的场景。钱磊的

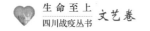

《庚子鼠年的那个春节》在构图上采用结合传统中国画卷、轴形制的方式，将一众人物、多个镜头展现在画面中，多角度、全方位地展现了医护人员忙中有序的抗疫工作。

在刻画医务工作者的美术作品中，《光明使者》展现了别样的艺术手法。它以焦墨勾皴的豪放用笔，塑造坚毅果敢的医护群像与神采。

二、抗疫卫国的军人英姿

在抗疫战争中，中国人民解放军是守家国、卫人民的重要力量。《待发》《来了亲人解放军》等作品，着力刻画了军人的战疫风采。这些作品中整饬威严的士兵队伍、坚毅果敢的军人风貌……给人以强烈的安定感，强化了观者抗击疫情的信念。同时，国家战胜疫情的决心与力量，也在对人民军队的描绘中得以展现。

邝明惠的《待发》，以出发前检查医药用品的解放军医护人员为表现对象，用机翼、装载车、人物的不同姿态来分割画面。画面中，迷彩服、机翼的重色和药品用具包装箱的灰色形成有机的对比，营造了一种稳定感。在有序的形象展现与墨色表达中，抗疫必胜的决心也得以彰显。

陈建新的作品《鲲鹏出征——逆行的光辉》将我国的大型运输机运20（绰号"鲲鹏"）置于画面正中，一群军队医护人员在机舱外列队前行，画面逆光的设置将人民军队一往无前的精神展现得淋漓尽致。同时，背景中的朝阳冉冉升起，象征着在军民的共同奋战中，战疫胜利的曙光即将到来。作品的两侧，作者还结合了中国书法讲述画面故事，既是对油画语言的补充，也是对传统文化的体现。

窦进平的作品《即刻出发》采用了黑白版画的形式，在强对比中增强视觉冲击力，同时也表现了军人的刚毅、果敢。画面的中心点着重表现部队正在集结队伍、整装待发，即将奔往一线的场景。背景采用大面积留白来衬托人物，烘染出了紧张的气氛。

袁泉在作品《来了亲人解放军》中描绘了一群空军军医刚刚走下飞机，连夜急速奔赴抗疫前线的场景。画面采用写实的手法，前景是几位军医拎着医用包，目光坚定、大步流星走来，远处绘有众多军医的身影和军用飞机。为了表现夜晚情景，画面远景墨色深暗，前景人物光亮，这一表现手法也暗喻了解放军战士必将驱散黑暗，带来光明。整个画面充满视觉张力，展现了中国人民解放军高大的形象。

三、举世瞩目的抗疫工程

画作《中国速度——记火神山医院建设第8日》《日夜兼程》展现了以火神山为代表的抗疫工程的建设。作品既有抗疫工程风貌的全景式展现，也有对建筑工人的刻画。令世界瞩目的中国力量与令国民动容的奉献精神，在上述画作中得到了全面呈现。

杨洪作品《中国速度——记火神山医院建设第8日》聚焦于火神山的建设场景：吊车在画面中交错穿行，建筑物已颇具规模。宏阔的画面彰显了傲人的中国速度，昭示着强大的国家实力。

敬业佳的作品《日夜兼程》通过水墨的绘画语言描绘了两名建筑工人建设火神山医院的场景。画中两位看似普通的建筑工人，以一丝不苟的工作姿态彰显着平凡中的伟大。作品所刻画的工人，是抗疫工程中无数建造者的缩影，他们创造了举世瞩目的奇迹，他们的汗水滋养了希望与春天……在对劳动者深切的关怀与致敬中，中华儿女日夜奋战、齐心抗疫的伟大力量也蕴含于画作之中，使人过目难忘。

四、全民抗疫的生活情状

抗疫既是一场攻坚战，也是一场全民战。在四川省美术家协会的抗疫作品中，有一系列深入群众战疫生活、展现抗疫众生相的作品。组画《疫情·面孔》《成都老头抗疫宅家记》《疫情无情·人间"邮"情》，描绘了多样的社会群体，展现了艺术家敏锐的生活体悟。《同心协力》《不留死角》等作品，刻画了少数民族、乡村群体所做的抗疫贡献，同时也将防疫志愿者的工作纳入了表现视域，体现了宽阔的艺术视野和以人为本的艺术关怀。

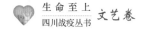

牛杰的作品《疫情·面孔》采用组画形式，以 16 张肖像构成宫状格，展现了各条抗疫战线上的不同"面孔"。作者笔下的抗疫群像囊括了工人、医生、教师等各类从业者，他们身份各异，但为了共同的目标坚守在各自的战线上。作品采用水彩技法，在水与色的交融中刻画出了每一张"面孔"的自然情态，疫情期间的众生相被点染得真实而灵动。徐遥作品《疫情无情·人间"邮"情》以连环画的形式展现了邮政系统中的工作人员为抗击疫情所做的贡献。组画选取了窗口服务、物资运输等画面，以细致、流畅的笔触展现了抗疫保卫战中的具体环节，将命运共同体中的同胞之情表达得淋漓尽致。欧阳戈的《成都老头抗疫宅家记》以 10 幅漫画反映了个人的居家抗疫生活。作品形式简洁、意蕴风趣，贴近大众生活，在谈笑之中蕴含了无限的余味，引人深思。组画中，每一幅画都配有诗歌一首，诗歌采用四川方言，既便于画面理解，也颇具地域风采。

罗如敏的《不留死角》与张国忠的《严防，严控》对防疫工作进行了表现。《不留死角》的表现对象为参与防疫工作的教师志愿者，整个作品采用了暖黄色调，传达出了一种高度警示的氛围。教师们统一着黄色防护服，但鞋子却颜色繁杂、样式各异。如此设置表明，每一位抗疫工作者都是斑斓的个体，但当面对国家危难时，他们自愿披上相同的战袍，为集体纾难。《严防，严控》描绘了小区出入排查的画面，展现了防控人员进行车辆消毒、检测体温的画面。作品在写意的刀笔结合中，传达出了粗犷豪迈的视觉冲击力。

曾高潮的《同心协力》以羌族人民为疫区运送新鲜蔬菜的场面为表现对象。少数民族同胞搬运蔬菜的场景，显示了各民族团结互助的力量。作品以绿色为主色调，彰显着生命的活力与对美好未来的希冀。

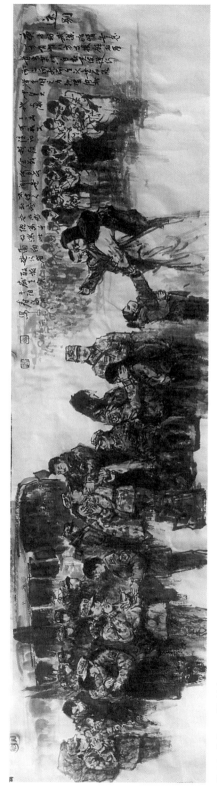

《送别》 武海成／绘

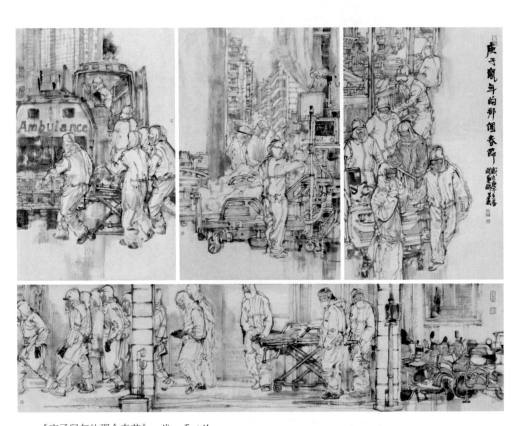

《庚子鼠年的那个春节》 钱 磊/绘

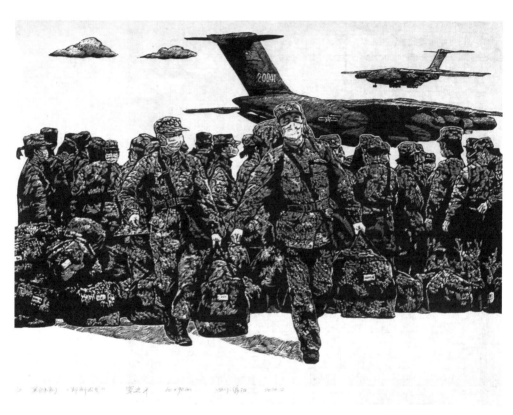

《即刻出发》　窦进平／绘

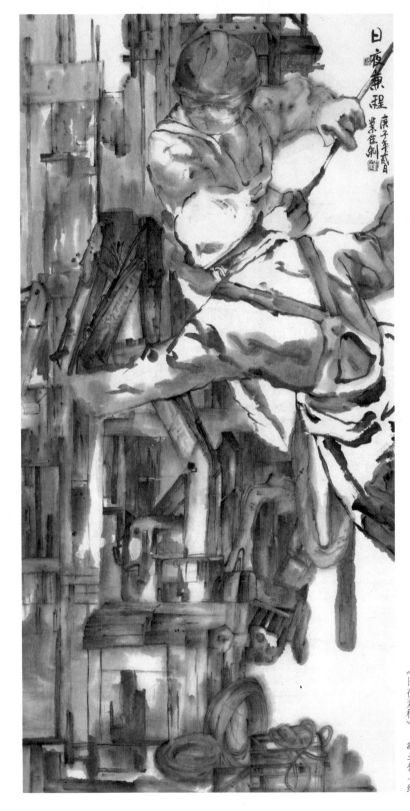

《日夜兼程》　敬业佳／绘

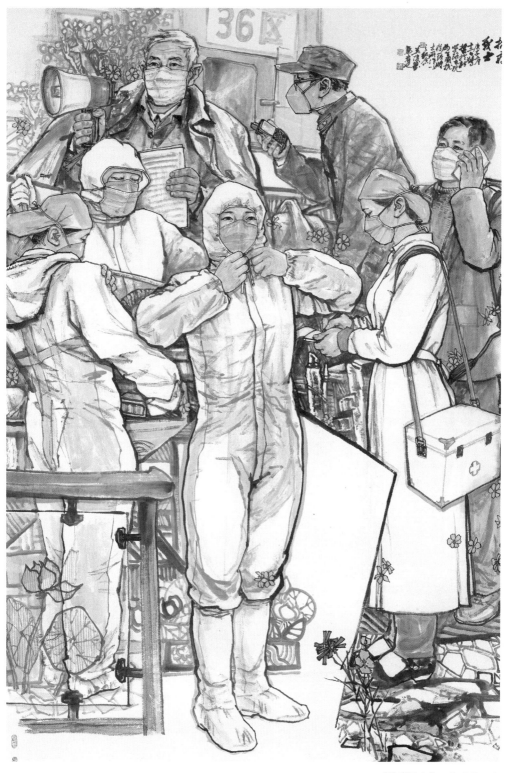

《抗疫战士》 胡应俊 / 绘

275

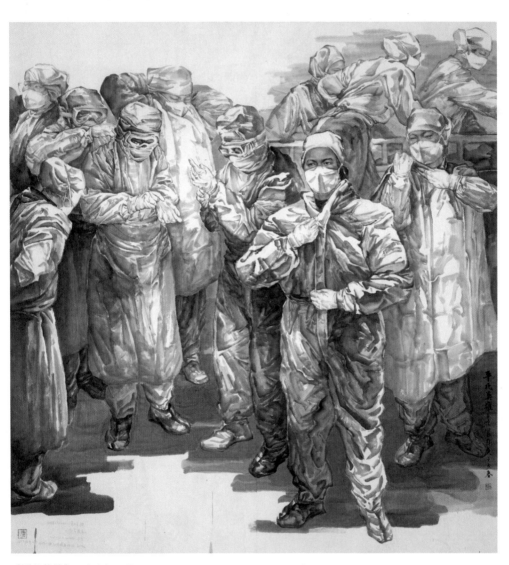

《平凡英雄》 林子恒 / 绘

276

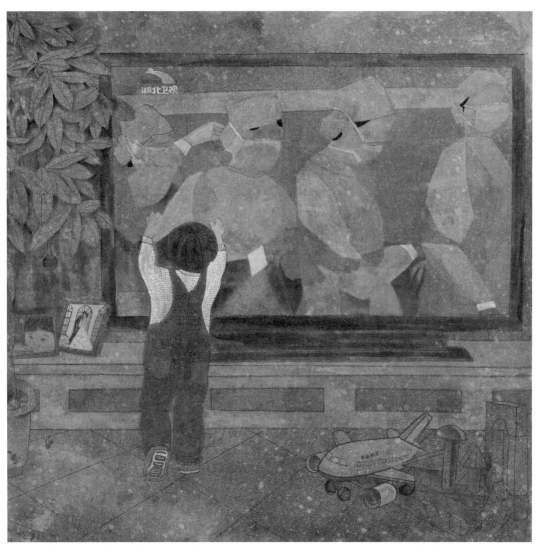

《妈妈，等您回来》　吴　英／绘

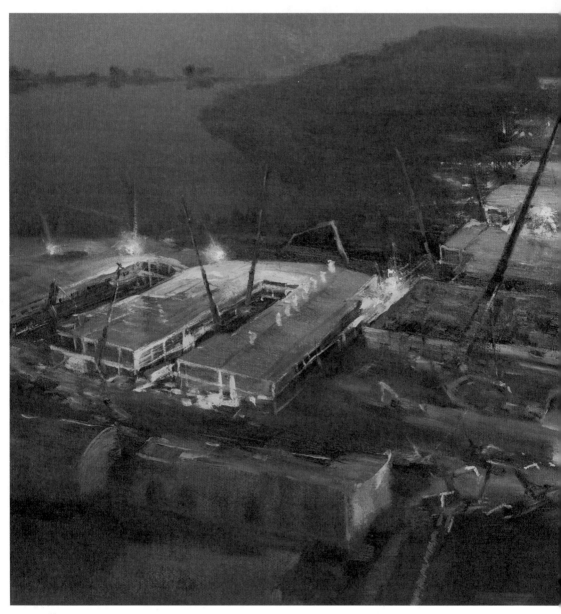

《中国速度·记火神山医院建设第8日》 杨 洪 / 绘

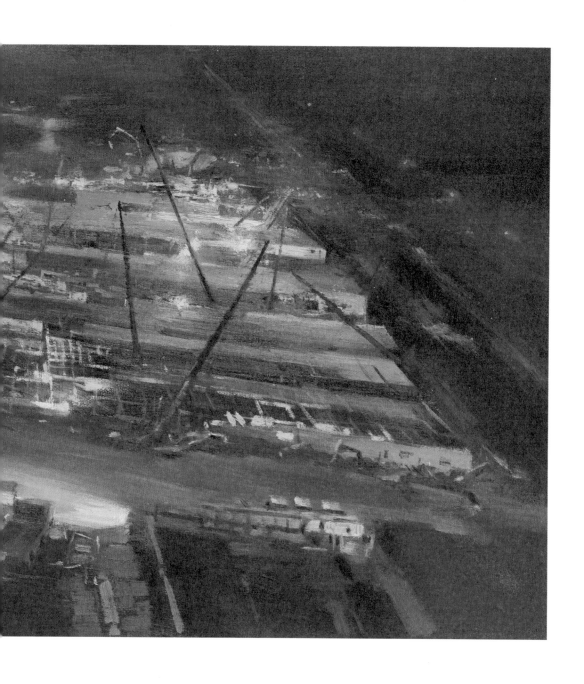

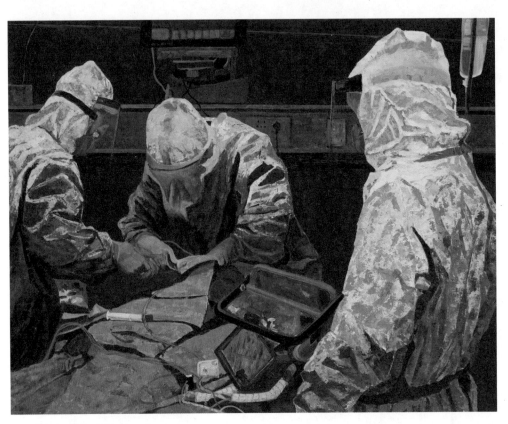

《生命一线》 张正凯／绘

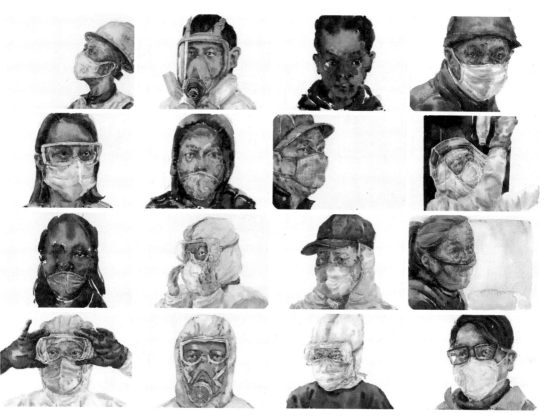

《疫情·面孔》 牛 杰/绘

成都老头 **抗疫宅家记**

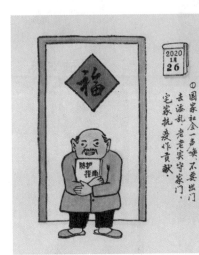

①国家社会一声唤，不要出门
去添乱，老老实实守家门，
宅家抗疫作贡献。

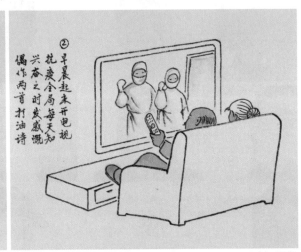

②早晨起来开电视
抗疫全局每天知
兴奋之时发感慨
偶作两首打油诗

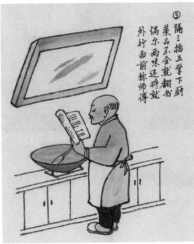

③隔三插五学下厨
菜品不全竟翻书
偶尔两味还将就
外行面前称师傅

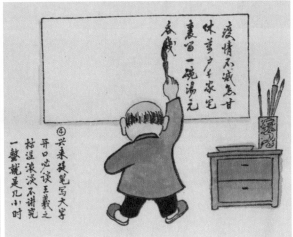

④兴来提笔写大字
开口必谈王羲之
枯湿浓淡不讲究
一鳌就是几小时

疫情不减怎甘
休凭户牖家宅
裹留一碗汤元
吞战

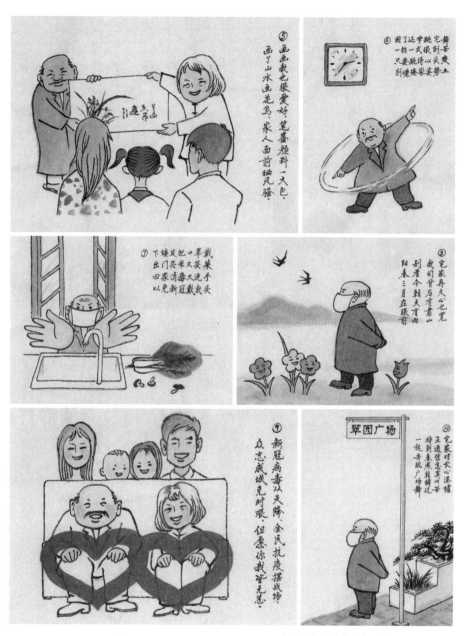

《成都老头抗疫宅家记》　欧阳戈／绘

283

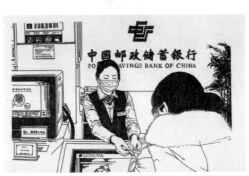
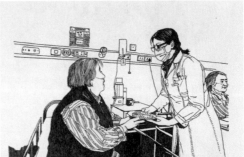
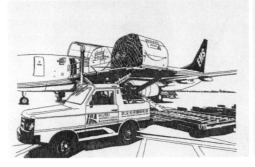
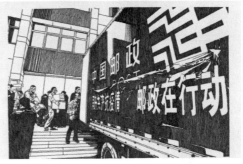

《疫情无情·人间"邮"情》 徐 遥/绘

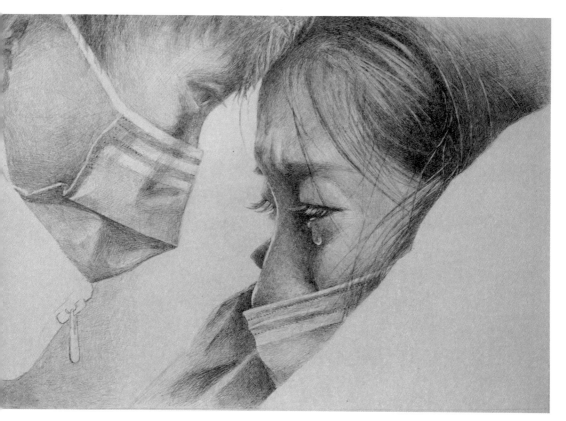

《离别》 王 舰/绘

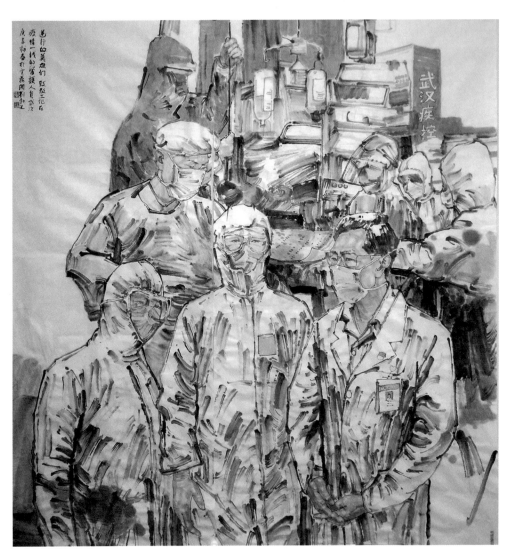

《逆行的英雄们》 刘 勃 / 绘

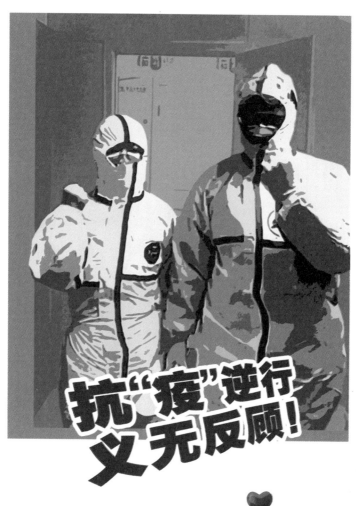

《抗疫逆行，义无反顾》 阳运彬 / 绘

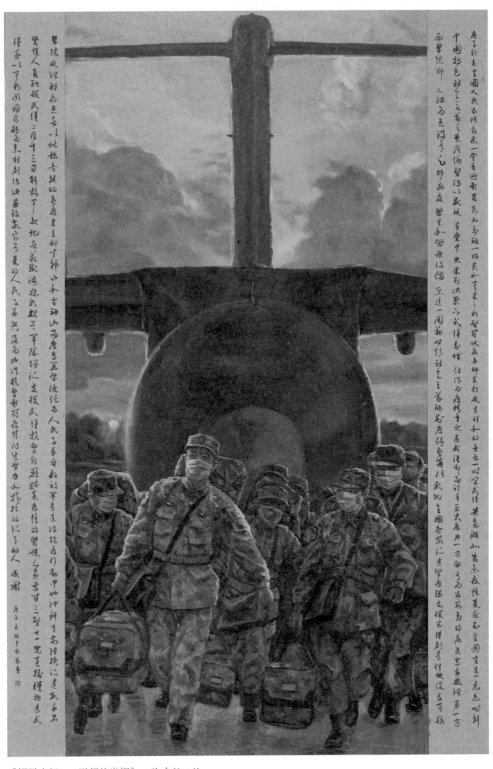

《鲲鹏出征——逆行的光辉》　陈建新 / 绘

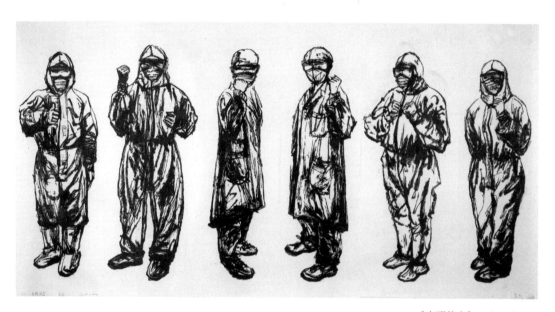

《光明使者》 金 茂/绘

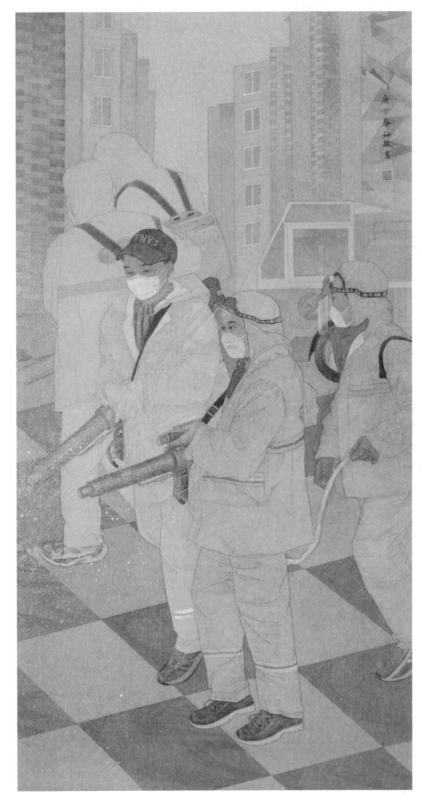

《不留死角》 罗如敏／绘

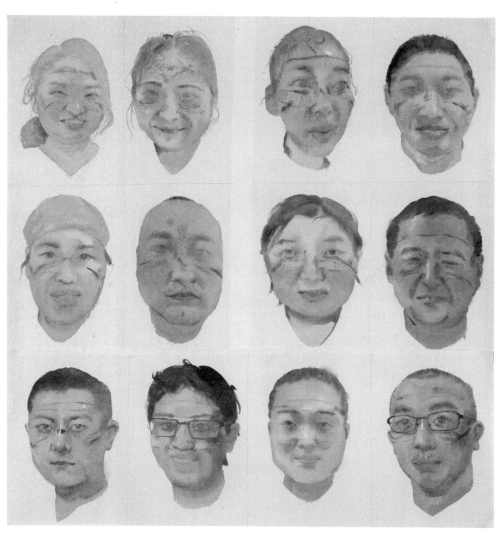

《最美的面孔》　彭　程 / 绘

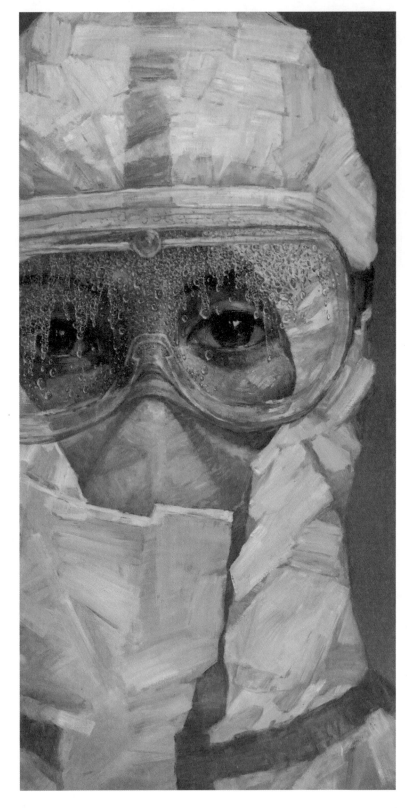

《义无反顾》 汪清宁 婷／绘

《来了亲人解放军》 袁 泉／绘

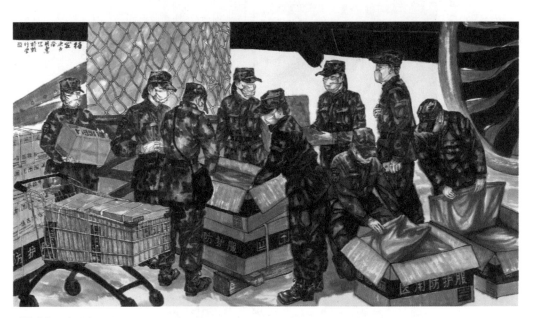

《待发》 邝明惠／绘

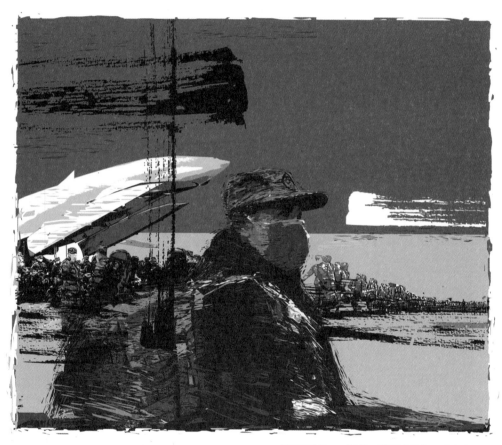

《庚子正月——逆行，进军武汉》 甘庭俭 / 绘

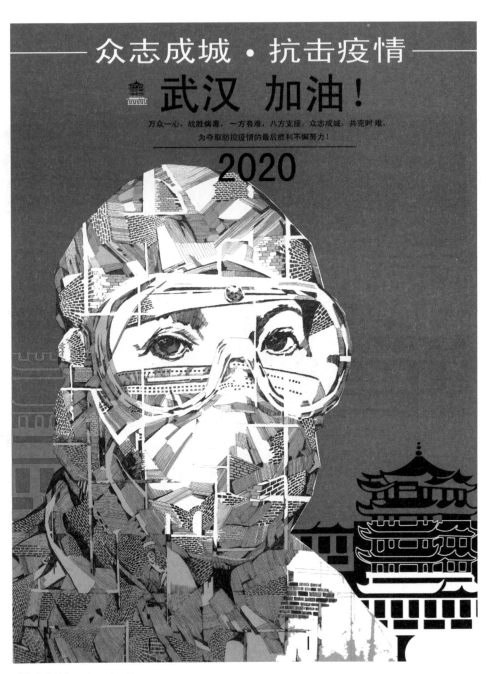

《抗击疫情》 饶 进/绘

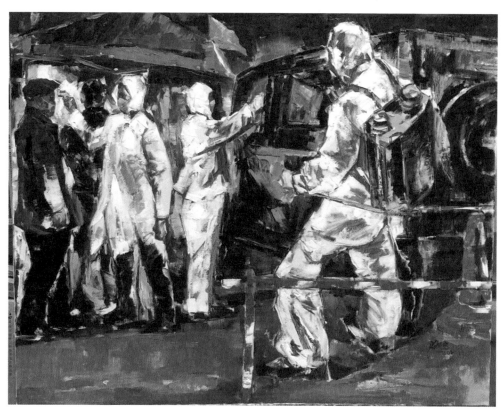

《严防，严控》 张国忠/绘

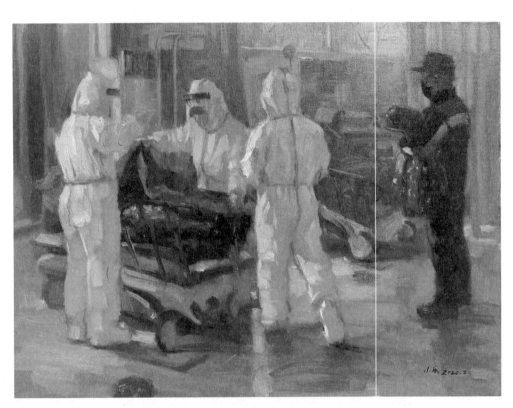

《天使·阵地》 兰承兵/绘

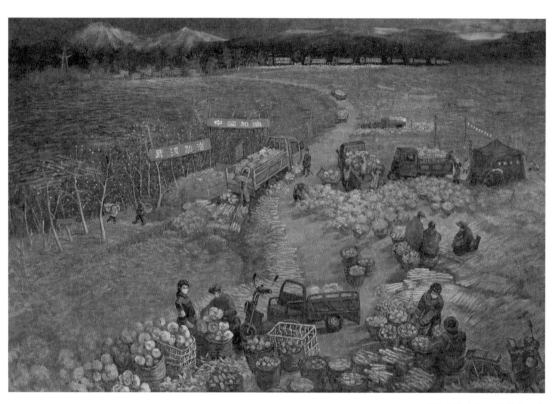

《同心协力》 曾高潮 / 绘

三 书 法

众志成城祛疫鬼　银钩铁画写深情

　　面对新冠病毒的肆虐，以习近平同志为核心的党中央始终把人民群众生命安全和身体健康放在首位，率领全国人民共同阻击新冠疫情。在这场没有硝烟的阻击战中，党和国家心系百姓、情注民生，全国上下，战魔祛疫，众志成城，这大大激发了艺术家们为人民抒怀、为时代立传的豪情。

　　蜀学先驱扬雄说："言为心声，书为心画。"书法是中华传统优秀文化的重要载体，诗文与书法篆刻的高度融合是中华民族文采风流的象征。四川省老中青三代书法家在全民抗疫期间，关注时事，心织笔耕，创作出一大批各具特色的作品。谨此撷芳花一束，奉献给我们伟大的人民和时代。

　　纵观这批作品，有如下特点：

　　其一，立志高远，气势宏大。作品折射出四川省书法艺术家的高尚情操和家国情怀，他们讴歌战斗在一线的医务工作者，抒发万众一心、共克时艰、抗疫必胜的信心和豪情。如何应辉自撰联《六百·万千联》是作者有感于辗转四天三夜，搭车、骑行 300 公里，急返武汉参加抗疫的女医生甘如意的动人事迹而撰，并以笔力沉雄、意趣朴厚、略参大篆笔意的摩崖石刻隶书作书写，笔挟元气，气格沉雄，有宏博清超之致。该作发表于新华社客户端，浏览量高达 130 多万人次。

其二，自铸新辞，艺文兼备，文采风流。"情动形言，取会风骚之意。"这些作品大多是作者们的自撰诗文和自撰联语，格高、辞美、调雅、情深。艺术家们驾轻就熟、信手拈来，充分展现了四川书坛老中青艺术家德艺双馨的高尚品格、艺文兼备的功力才情和承前启后的优良传统。如戴跃《庚子感怀》，是他居家避疫、辗转难寐时真情流淌的日记，其小行草法乳"二王"，出入米芾、王铎，笔健韵流，深情激荡，清气奔涌，纸短情长，小中见大。该作由中央数字电视书画频道展播，并发表于新华社客户端，浏览量高达 110 多万人次。何开鑫《江城·华夏联》"江城有疫火雷镇，华夏无虞云海宽"，对仗工稳，气格开张，笔墨刚柔并济。林峤《聚力·成城联》自撰十五言联——"聚力八方，医者慈心，千里整装驰武汉；成城众志，国人同忾，九州燃烛送瘟神。"书法、联文格清调雅，端厚峻健。该作发表于新华社客户端，浏览量也超百万人次。

其三，篆隶楷行草，五体具备，风格各异，不囿于一家一隅，植根传统经典而能自成家数、自出新意。如谢季筠行草"庚子抗疫、佑我中华"，以破笔散锋呈现"飞白"书意，表达了艺术家老当益壮的笔力、深情。舒炯自作词《忆秦娥·抗疫情》，"雷公火神战意烈，关山险阻何所怯"的豪情，"斩魔祛疫，白衣如雪"的英姿，与浑厚简劲、率真蕴藉的书风相得益彰。王家葵《国有·天无联》，集宋人范成大、陈襄诗句，以"国有威灵双节重，天无疫疠五谷熟"为联，同时草法古雅清健，书卷气袭人，借新瓶装旧酒，古雅而不乏新意。

这些作品均遴选自"四川省书法界抗击疫情主题书法创作网络展"。它们同众多的展出作品一样，一经发表，即获得广大人民群众欢迎和省内外同道好评，并陆续被新华社客户端、中央数字电视书画频道、四川在线、封面新闻、今日头条、凤凰视频网等多家媒体网站转载和众多网友转

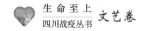
发。我们相信，四川书坛以全民抗疫为契机，贴近人民，精诚团结，勇猛精进。在勤耕生活沃土的创作中，饱蘸浓墨，饱含深情，与时代同呼吸，与祖国共命运，书写出更多、更好富有时代气息的翰墨华章。

把人民群众生命安全和身体健康放在第一位，把疫情防控工作作为当前最重要的工作来抓

敬录习近平总书记讲话

庚子初春于净堂洪厚甜

行书《习近平总书记讲话》节录　洪厚甜／书

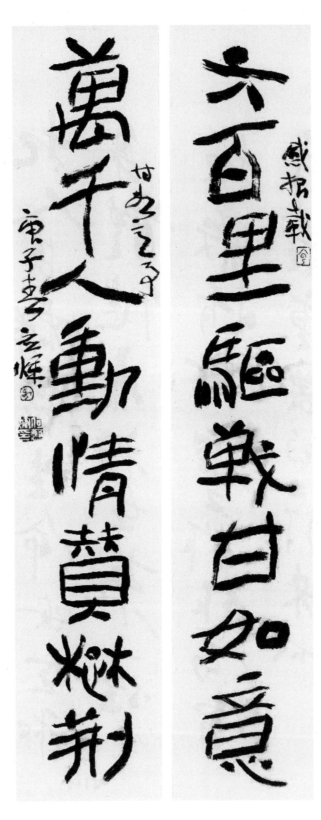

六百里驅戰甘如意

萬千人動情贊燃荆

行书《六百·万千联》 何应辉／书

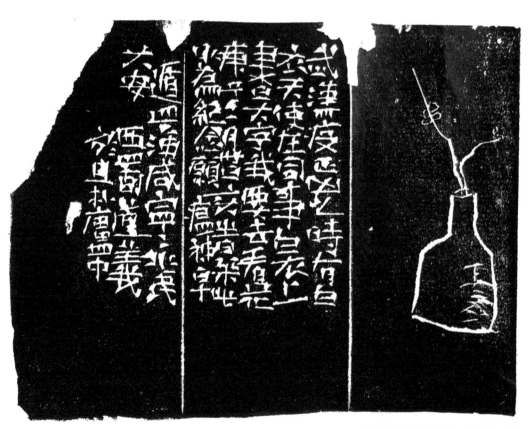

篆刻《我要去看花》　王道义／书

行草《忆秦娥·抗疫情》

新冠虐，家家恭城封道咽喉
水咽愁云驿站，霧迟柳色，雷云
火神雷火意气，闽隆随处所恃
何所恃，斩魔祛疫百丈如雪

忆秦娥 抗疫情 庚子初春 舒炯撰书

行草《忆秦娥·抗疫情》 舒 炯／书

行书《庚子感怀》　戴　跃／书

全民動員生死考驗人人行動阻絶病源

白衣勇士沖在一綫拯救生命無悔無怨

國人同心守護家園戰勝病魔指日可待

抗疫吾抗擊于新型冠狀肺炎病毒戰役之感懷庚子正月初九於武都青羊區東珠市街正好花園池水八軒書房鍾顯金書

楷书《抗疫感怀》 钟显金／书

万象一心防热疫
情系中国平安康

庚子孟月
初之刘健

篆书《平安中国》 刘 健／书

309

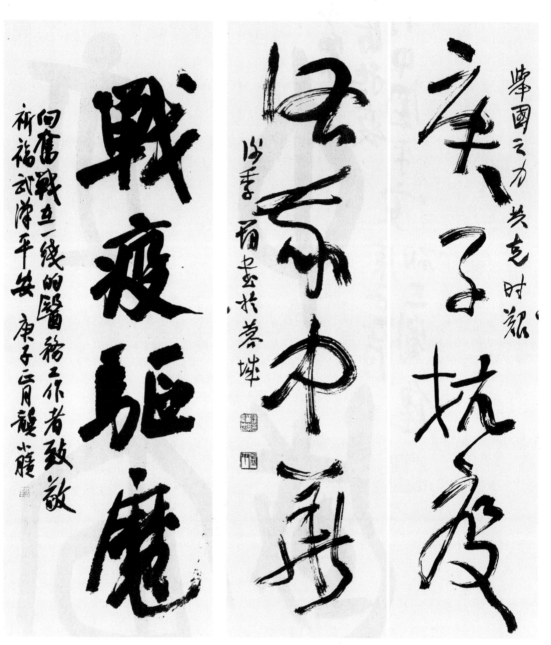

向奮戰立一線的醫務工作者致敬
祈福武漢平安 庚子二月襄小螣

戰疫驅魔

舉國之力共克時艱

美子抗疫

行书《战役驱魔》 龚小膑 / 书　　　　行草《庚子·佑我联》 谢季筠 / 书

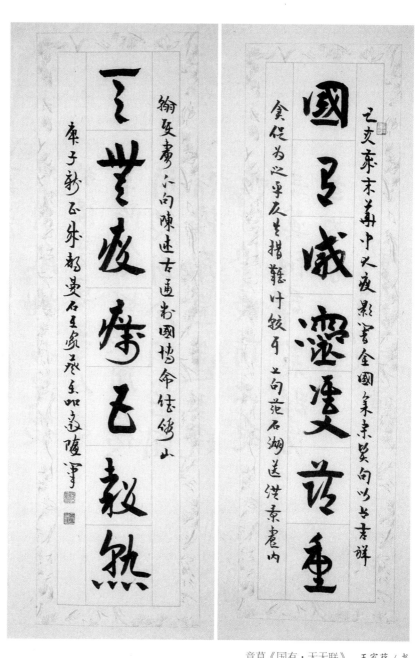

章草《国有·天无联》 王家葵 / 书

防疫工作要重視 口罩
戴游少出门 廢棄
口罩别乱抛 防空投
救很重要尊人壽
車收集 好收前收後
銷毁到 全程密山用
防擴散直連焚燒
拒污染疫情未死
君莫怕群花群治
為大家

庚子正月初九 大何書之 宗强

行书《防疫口诀》 郭 强/书

江城有疫火雷镇

华夏无虞云海宽

武汉挺住 中国加油

二〇二〇年元月于开鑫撰并书

行书《江城·华夏联》 何开鑫／书

聚力八方醫者慈心千里整裝馳武漢

華夏齊心共克魔難

成城眾志國人同慨九州桃燭送瘟神

庚子壬春山陰林嶠撰書於錦里

行书《聚力·成城联》 林 嶠／书

"音"为有你，"疫"不容辞

2020 年新春，新冠肺炎疫情发生后，党中央、国务院举国之力组织防疫抗疫，海内外爱心人士大爱涌动，全国其他地区人民和疫区人民血脉共搏、心手相牵、千里驰援、生死不离，无疆之爱昭示大真大善大美，倾力援助展现坚定坚强坚韧。

"音"为有你，"疫"不容辞，四川音协积极战疫，书写了蜀水汉江的深厚情谊，彰显了优雅包容的四川力量。

一锤定"音"，"蜀"你最快

在四川省委宣传部和省文联的领导下，省音协坚决贯彻落实习近平总书记关于疫情防控工作的系列重要讲话精神和党中央、中国文联和中国音协的各项决策部署，严格落实疫情防控工作职责，部署协会疫情防控工作，积极发挥音协组织在行业中的主导作用。

1 月 29 日中国音协发出《致广大音乐工作者的一封信》后，省音协积极落实。1 月 30 日，与四川省文联、四川广播电视台、成都市文联、成都市音乐家协会、新华文轩四川数字传媒、咪咕音乐等单位联合发起了"我们在一起·音乐传递爱"原创公益音乐作品征集活动,号召全省音乐工作者积极创作,投身抗疫。同时,省音协全力以赴、夜以继日开展组织工作,积极为征集活动提供指导、引导、联络、沟通、帮助等服务,陆续在省音协微信公众号展播。同时在省文联机关刊物《现代艺术》微信公众号开设"文艺百家战疫集结号"公益歌曲展播栏目,在封面新闻开设"四川文艺在行动·用声音传递爱·公益歌曲展播"栏目。

自2月3日省音协公众号推出第1期"战疫助力"四川原创公益歌曲展播以来,截至4月3日,共收到应征作品800余件,其中很多作品词曲创作、歌唱演绎、音乐制作水准均属上乘,其中展播58期,183首原创歌曲通过展播,为凝聚真情、传递力量、鼓舞斗志,传递全川人民的牵挂与祝福发挥了不可替代的作用。

"音"地制宜,百花齐放

全省广大音乐工作者和音乐爱好者心系武汉、情牵疫区,自觉担当使命,发挥自身优势,勇与时间赛跑,不计付出、不计报酬、不分昼夜,克服重重困难,"音"地制宜,纷纷创作主题公益音乐作品,自发将音乐作品录制成音频、视频。因为被疫情所阻隔,录音棚不能正常工作,许多歌手无法到录音棚录制,但他们仍积极克服困难,各自在家里用手机完成录音,完成了一大批反映四川及全国人民关心和支持疫区的音乐作品,其热情之高、速度之快、数量之多、质量之佳令人感动。

据不完全统计,全省共有1200余人参与抗疫公益歌曲创作,完成音乐作品1600余件,其中《@亲爱的》《跟我上》《平安报告》《我心坚强》《温暖的光》《中华无恙》《我相信》《逆行者》等歌曲在全国各地传唱,产生了广泛影响。通过省音协审核组遴选审稿后推荐或者作者直接投稿,300余首优秀歌曲在"学习强国"平台、人民日报客户端、人民网、新华社客户端、新华网、光明网、中国艺术报社客户端、中国文艺网、中国音协微信公众号、省文联文艺期刊公众号、《四川日报》、四川电视台、四川广播电台、封面新闻、《华西都市报》、四川发布、成都电视台、成都广播电台、成都发布等各种平台展播，其中 11 首歌曲入选中宣部"学习强国"平台展播系列，近百首在"学习强国"四川平台展播，6 首歌曲被推荐至"全国优秀'战疫'公益歌曲展播"中播出，其中 9 首入选中国音协"全国优秀战疫公益歌曲展播系列"，部分歌曲通过湖北电视台、武汉电视台、楚天音乐广播电台、湖北经典音乐广播电台、湖北爱乐广播电台、长江云等媒体，将四川的思念、牵挂、支持与祝福送到了武汉，带到了全国。省文联机关刊物《现代艺术》微信公众号推送"文艺百家战疫集结号"展播公益歌曲 100 余首，封面新闻开设"四川文艺在行动·用声音传递爱·公益歌曲展播"，展播歌曲 100 余首。一批优秀作品在基层抗击疫情第一线、在大量自媒体广泛传播，有的科普、少儿作品通过省和市县广播电视、乡镇"村村响"等循环播放，或进入网络教学课堂，直接发挥防疫抗疫实用的独特作用。

这些主题鲜明、形象鲜活、感情真挚、形式多样的"四川造"原创公益歌曲，以充沛的激情、生动的笔触、优美的旋律，抒写讴歌了战疫中涌现的感人故事和先进事迹，营造出风雨同心、共克时艰的良好舆论氛围，充分发挥音乐艺术春风化雨、润物无声的潜移默化的作用，凝聚万众一心、生死不离、众志成城的抗击疫情的伟大精神和强大力量，为疫区人民增强了信心、温暖了人心、凝聚了民心。

《人民日报》、人民网、新华社、新华网、《光明日报》、光明网、《文艺报》、《中国艺术报》、《四川日报》、岷江音乐台等媒体多次报道四川省音乐工作者抗疫事迹和抗疫歌曲，展现了四川音乐工作者的人文情怀和使命担当。

省卫健委、省文联等联合出版了《我们在一起　音乐传递爱——四川省优秀战疫歌曲集》，本书入选作品均来自于该歌曲集。鉴于篇幅有限，兹将部分作品名及相关简介附录如后。

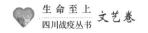

我们在一起　音乐传递爱

——四川省优秀战疫歌曲集

1.《火神山上》

作词：侯玉杰　　黎耀成

作曲：刘思远

演唱：马　薇

作品简介：

歌曲由湖北火神山医院修建者侯玉杰和黎耀成作词，湖北音乐人刘思远作曲，成都音协主席、歌唱家马薇演唱，讴歌最美逆行建筑者，他们是希望之光的点亮者。

2.《日出》

作词：孙涌智　　邓　舒

作曲：沈　忱　　孙涌智

演唱：谭维维

作品简介：

歌曲由四川音乐学院、四川省卫生健康宣传教育中心联袂出品，四川音乐学院校友、青年歌手谭维维倾情献唱。创作团队旨在用艺术创作展现全民抗疫的时代精神，凝聚力量、鼓舞意志，歌颂大爱、礼赞勇士，用"艺术人"的特殊方式,为抗击疫情贡献文艺力量,展示艺术工作者的责任担当。

3.《我们都爱你啊》

作词:孙　蕾
作曲:蔡奕滨
演唱:罗月伶　　王　沙　　丁冰清　　代学佳

作品简介:

　　歌曲由四川省人民医院神经内科 ICU 护师孙蕾作词,4 名临床护理人员演唱,四川音乐学院电子音乐系青年教师蔡奕滨作曲,生动、平实、贴切地反映了奋战在一线的医护人员与队友们相互鼓励、共克时艰、爱国爱家爱患者、期待疫情早日结束的美好愿望。

4.《爱的圣火》

作词:雷从俊
作曲:王和声
演唱:邹筱丹

作品简介:

　　歌曲由北京奥运会颁奖曲和香港、澳门回归仪式歌曲的曲作者王和声作曲。歌曲传递祝福、播撒希望,高扬"一方有难、八方支援"的情怀担当,把爱的圣火在人们心中点燃,使人们在歌唱中既看到伤痛,更坚信生命生生不息,坚信人间大爱必胜。

5.《一起面对》

作词:唐跃生
作曲:刘　翔
演唱:赵　祺

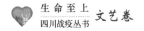
作品简介：

歌曲由著名诗人、词作家、编剧唐跃生作词，湖北省音协主席刘翔作曲，四川省青年歌手赵祺演唱。歌曲先后通过5次作曲改稿完成。在疫情防控的严峻形势下，创作者怀着对生命的敬畏之心、对逆行者的敬佩之意和对祖国人民的深深祈愿而创作该歌曲。

6.《我相信》

作词：唐学深
作曲：王一舟
演唱：成都、武汉两地艺术家

作品简介：

歌曲由成都市文联、成都市音协策划并组织成都市音协会员创作，成都、武汉两地近30名艺术家通过"云合唱"的方式隔空录制完成。同时突破传统演唱风格，巧妙融入四川清音唱法，表达厚重的情感、必胜的信心和对湖北人民以及一线工作者的牵挂。歌曲MV已在"学习强国"全国平台、《人民日报》、新华社等主流媒体发布，并在成都市所有地铁、公交等户外视频循环播放，还被成都市教育局列为成都中小学开学第一课的学习内容。

7.《重新起航》

作词：张露丹　　卿　俊
作曲：张露丹
演唱：孙　彦

作品简介：

歌曲创作于全国抗击疫情取得阶段性胜利后，表现了广大人民群众在党和国家的坚强领导下，全民积极复工复产的生动场景。歌曲旋律温馨动人，表达了万众一心、共渡难关、展望未来，继续为中国梦努力奋斗的热切情感。

8.《嫁衣》

作词：吴国清
作曲：刘党庆
演唱：刘邦翊

作品简介：

歌曲以一名护士因为疫情推迟婚期的真实故事创作，颂扬了白衣天使无畏生死，舍小家为大家的奉献精神。创作者通过歌词和旋律，给正经受疫情的同胞们带去精神力量和慰藉，为白衣天使加油鼓劲。

9.《等那樱花盛开》

作词：陈道斌
作曲：胡　帅
演唱：徐晶晶

作品简介：

歌曲由著名川籍词作家陈道斌创作。"疫情就是命令，时间就是生命"，无数医务工作者毅然放弃春节与家人团聚，逆行而上，驰援武汉，与疫区人民同呼吸、共命运。歌曲通过极富画面感的歌词、走心的旋律，表达了对医务工作者的敬意。

10.《中华无恙》

作词：王国平
作曲：刘党庆
演唱：缪　丹

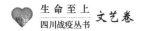

作品简介：

歌曲由成都市总工会·成都时代职工文学创作院院长、成都市作家协会副主席、著名职工文学作家王国平作词，四川省音协副主席刘党庆作曲，四川音乐学院教师缪丹演唱，用歌声凝聚力量、传递真情，为武汉加油，为祖国祝福，展现了成都职工与全国人民心手相牵的社会担当和家国情怀。

11.《我唱起这首想你的歌》

作词：天　骄
作曲：天　骄
演唱：王忠阳

作品简介：

歌曲献给那些为了此次战疫默默奉献的人，用"你的出征和凯旋都只是一次轻轻地转身"等歌词彰显不畏艰难危险的大无畏精神。

12.《援援不断》

作词：刘恩汛
作曲：汪　希　朱　喆
演唱：汪　希　杨畅等

作品简介：

歌曲旨在向全国奋战在一线的社区工作人员、社区志愿者、社工们致敬。疫情期间，百名音乐人通过在家中录制小视频的方式参与演唱。以"隔空"的"百人大合唱"方式唱响成都社区战疫"援援不断"的志愿精神，唱响万众一心、众志成城的中国力量。

13.《天府春如故》

作词：吴灵峰
作曲：刘党庆
演唱：马　薇　　刘党庆

作品简介：

歌曲生动反映了乌云散去后的天府之国四川，全面启动"春回天府·安逸四川"文化旅游季，喜迎八方来客。作品采用独具四川特色的音乐素材，融入时尚元素和现代节奏，突出天府四川独具魅力的安逸与休闲。本土方言说唱与清音风格的花腔有机融合，亮点和特色突显。

14.《我想拥抱你》

作词：张　云
作曲：何　耀
演唱：缪　丹

作品简介：

歌曲由中国音乐家协会会员、广安市音乐舞蹈家协会名誉主席、词作家张云，中国音乐家协会会员、广安市音乐舞蹈家协会副主席何耀，四川音乐学院教师、青年歌手缪丹联袂打造。歌曲音域宽广，层层递进，旋律朴素优美，演唱真挚细腻，声声传情，如一米阳光，直抵心灵深处。

15.《跟我上》

作词：陈道斌　　王　俊
作曲：平　远
演唱：姜必群

作品简介：

歌曲表现了在这场抗击疫情的人民战争中，广大党员干部担当作为、冲锋在前，积极发挥战斗堡垒作用和先锋模范作用。歌曲有力抒发了无数共产党员以身作则、舍生忘死，用生命捍卫生命的精神，让党旗在疫情防控第一线高高飘扬，成为抗击疫情的一道亮丽风景。

16.《温暖的光》

作词：余政仪　　胡　鹏

作曲：曾　诚

演唱：赵　祺

作品简介：

歌曲由四川音乐学院流行音乐学院党总支书记、院长余政仪和流行演唱系胡鹏共同作词，现代音乐制作系曾诚老师作曲，流行演唱系赵祺老师演唱。歌曲通过温暖而又饱含力量的歌词、动听的旋律，致敬专家们及奋战在疫情一线的英雄们。

17.《@亲爱的》

作词：赵　祺

作曲：曾　诚

演唱：赵　祺

作品简介：

歌曲是四川省在"学习强国"全国平台推出的第一首战疫作品，由四川音乐学院流行音乐学院曾诚、赵祺两位老师创作，以一位医护工作者的家庭视角出发，从对亲人的担心与思念切入，真切表达了深厚的家国情怀，真挚歌颂了无数战斗在抗击疫情一线的医护工作人员舍小家为大家的崇高品质和奉献精神。

18.《平安回家》

作词：李　建
作曲：张绍春
演唱：张文博

作品简介：

歌曲描写"不忘初心，牢记使命"的践行者们在除夕之夜临危受命、洒泪别亲，毅然奔赴抗击疫情的第一线，通过歌曲祈祷他们都能平安回家，并将歌曲献给那些最可爱的人！

19.《我们一定会胜利》

作词：田济源　　杨　涛　　郑　楠　　一个徐
作曲：薛永嘉
演唱：黄晓明等

作品简介：

歌曲由四川广播电视台、优酷、海秀娱乐联合发起，黄晓明等《危机先生》全剧组演员与四川电视台主持人共同录制，希望借由歌声为全国人民带来信心，为中国加油。抗击新冠肺炎疫情我们一定会胜利。

20.《我们心在一起》

作词：孙涌智
作曲：郭　亮
演唱：群　星

作品简介：

歌曲由王俊凯等演艺明星、体育明星、公益人士演唱，数千位支援武汉医护工作者的家属代表，包括来自汶川的女护士在内的战斗在一线的医护人员与城管出镜，还有来自波士顿、伦敦、多伦多、罗马等地的华人代表，在海外工作的中方企业员工代表共同参与，大家用音乐的方式体现着最真挚的大爱之心！

21.《星》

作词：王俞之
作曲：崔　楠
演唱：王俞之

作品简介：

歌曲以"星"命名，是因为它有温度，能带给人温暖；它有光亮，能带给人希望。在这场抗疫斗争中，有很多在平凡的岗位上做着不平凡的工作。物业保安、物流司机、环卫工人，还有我们每一位坚持居家隔离的人民群众，都在为抗击疫情尽自己的一份力。创作者希望通过歌曲传递温暖，汇聚抗疫的星火燎原之力。

22.《大爱无边》

作词：张瑞星
作曲：张　浩
演唱：陈　曦

作品简介：

歌曲创作者感动于一线逆行工作人员，于大年初三的凌晨披衣伏案含泪写下歌词的初稿。歌曲由音乐人张浩作曲、编曲、制作，谨以此表达对祖国、对武汉的深深祝福。

23.《逆行者》

作词：于　若
作曲：冯小波
演唱：冯小波

作品简介：

歌曲展现了一线抗疫人员勇敢逆行、英勇无畏的精神，通过调式的不断变化，达到感情色彩的变化，为歌曲注入了更多有力量的音乐色彩元素。同时结合古典音乐和流行音乐的创作手法，使旋律更加动听和打动人。

24.《白衣天使的心声》

作词：王　巍
作曲：王　巍
演唱：雷　洋　　李振涛

作品简介：

歌曲由著名考古学家王巍作词并作曲，著名歌唱家雷洋、李振涛演唱，通过描写一线医护工作者面对疫情时的内心独白，体现了在这场全民战疫的特殊时期，不同行业人群的责任担当和对奋战在一线的医务工作者的崇高敬意。

25.《最美的笑颜》

作词：王小飞　　袁悦悦
作曲：王小飞　　袁悦悦
演唱：王小飞　　袁悦悦

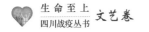
作品简介：

　　歌曲由成都市两位盲人歌手在居家抗疫期间创作。他们通过媒体了解到众多医护人员不顾个人安危，坚守在最危险的一线，有感而发亲自创作并演唱了这首原创公益歌曲。在面对疫情的危难时刻，两位盲人艺术家以歌助力，为抗击疫情尽一份力。

26.《感恩有您》

　　作词：周思源
　　作曲：敖　翔
　　演唱：杜晨晨　　涂浩林

作品简介：

　　歌曲创作者克服在抗疫期间各地出行管控带来的诸多不便，将所有的素材通过网络汇集到成都创作而成。他们积极加入这场共同战疫，用歌声表达话语，也希望通过音乐作品来凝聚人心、鼓舞斗志、携手并进，感恩奋战在一线的每一位医务工作者！

27.《平安报告》

　　作词：裴佳兴
　　作曲：王一舟
　　演唱：王一舟

作品简介：

　　歌曲表达了疫情期间奋战在一线的医护工作者通过歌声给家人报告平安的心情，同时也体现了在危难时刻白衣天使奔赴战疫一线向祖国和人民报告的深刻内涵。

28.《我心坚强》

作词：余启翔　　潘月剑
作曲：彭　涛　　朱嘉琪
演唱：刘　舫　田　磊　　张　帆

作品简介：

歌曲表达了"在人的生命长河中，无论遇到什么艰难险阻，都要坚强面对，知难而进，并最终战胜困难"的意志，歌曲主题鲜明，旋律优美动听，易于传唱。

29.《爱心蔬菜》

作词：张　帆
作曲：刘旭华
演唱：李芯含净

作品简介：

歌曲是本歌曲集里唯一的一首儿童歌曲。作品以"感恩网红大树哥"事迹为创作背景，以全国人民驰援武汉、千里输送爱心蔬菜为题材，表达一方有难、八方支援，团结一心、共克时艰的不屈精神。

30.《爱的力量》

作词：周思源
作曲：曾　诚
演唱：王晓晓

作品简介：

歌曲由四川音乐学院党委书记、画家周思源作词，四川音乐学院流行音乐学院现代音乐制作系曾诚老师作曲，流行演唱系王晓晓老师演唱。歌曲表达了无论多大的困难，只要有爱，定会不畏恐惧、逆行而上，用爱驱散寒冬的阴霾，迎接春天的太阳！温暖而饱含力量的歌词、悠扬动听的旋律，歌颂了全国人民齐心协力、同舟共济，抗击新冠肺炎疫情的决心。

民间文艺用最接地气的方式宣传抗疫

　　新冠肺炎疫情发生以来，全国人民在党中央坚强领导下众志成城、奋力抗疫、共克时艰。广大党员、干部冲锋在前，全国医务工作者勇挑重担，广大公安干警、基层干部、社区工作者、志愿者坚守一线，广大群众踊跃参与，涌现出一大批感人事迹。战胜疫情，既需要科学防控，更需要团结一心。自疫情发生以来，四川民间文艺工作者在做好自身防控的同时，心系疫区、情系人民，积极自觉开展抗疫主题作品创作。广大会员发挥自身特长，创作了大量故事、歌谣、剪纸、年画、面塑、绳编等振奋人心的民间文艺作品，用民间艺术语言表达战胜疫情的决心，不仅书写了抗击疫情的英雄壮举，反映了抗击疫情的感人事迹，弘扬了广大疫情防控工作者的大无畏精神和奉献精神，更引导了广大人民群众对疫情的正确认识，对疫情的科学防控，起到科普宣传、鼓舞士气、振奋人心的作用。

民间剪纸——抗疫宣传的轻骑兵

　　在四川省民间文艺家协会收到的近 200 件与抗疫相关的作品里，剪纸是数量最多、来得最早最快的作品。绵阳剪纸艺人黄英创作的《龙虎拒疫　护

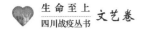
生保安》，构思巧妙，龙和虎都是民间的降魔之王；鸡吃疫虫；龙虎鸡众兽神除五毒，中间寿桃与花瓶寓意健康幸福平安。整个剪纸画面有机组合，寓意祖国平安康宁。陈世云创作的《不破楼兰终不还》、叶牧天创作的《中华好儿郎，战胜世间瘟魔狂》、游琴舒创作的《万众一心　共抗疫情》等，从不同的角度对奋战在一线的医护人员进行了热情的讴歌，表达了全国人民共抗疫情的必胜信心。

民间绘画——描绘曙光里的天使

除了剪纸、故事这两种民间文艺形式，民间艺人还纷纷发挥个人特长，采用年画、雕刻、面塑、绳编、民间绘画等艺术形式，宣传科学防疫，赞美战疫英雄。为宣传防疫相关知识，抗击新冠肺炎疫情，其中，绵竹年画博物馆工作人员胡光葵在1月26日连夜创作出一组防疫宣传年画，为一线的工作者加油，为防范疫情服务。作品《互相关爱》通过运用绵竹年画特有的传统内容、构图、色彩、线条等，巧妙融入了预防和抗击新型冠状病毒肺炎疫情相关知识，用电脑软件绘制组合而成。在网络上广为流传，为疫情防控宣传助力。中国民间文艺"山花奖"获得者着着（藏族）采用藏族唐卡的天然矿物质颜料和传统工艺手法与国画形式来表现《曙光里的天使》，象征光明与希望的酥油灯所发出的光亮照亮人心，照亮未来。作品除了向所有奋战在一线的白衣天使致敬外，还表达了抗疫必胜、中国必胜的坚强决心。

互相关爱

胡光葵

作品通过运用绵竹年画特有的传统内容、构图、色彩、线条等，巧妙融入了预防和抗击新型冠状病毒肺炎疫情相关知识，用电脑软件绘制组合而成。在网络上广为流传，为疫情防控宣传助力。

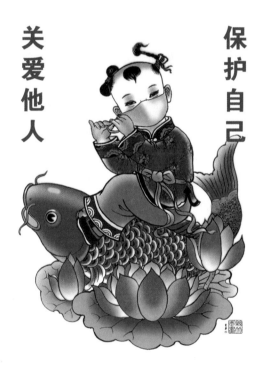

关爱他人　保护自己

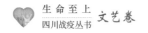

龙虎拒疫　护生保安

黄　英

　　疫情防控期间，宅家创作此剪纸作品为武汉加油。龙和虎是民间降魔之王；鸡吃疫虫；龙虎鸡众兽神除五毒。中间寿桃与花瓶寓意健康幸福平安。整个图寓意祖国平安康宁。

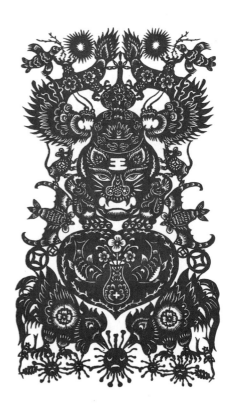

曙光里的天使

着　着

　　作品反映了全国人民所期望的疫情早日结束的场景——满头白发的老阿妈为人民祈祷雨过天晴疫情早日结束，孩子们抱着书包渴望上学。

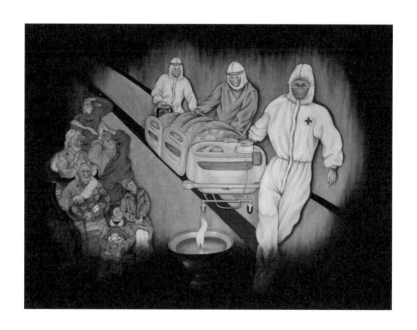

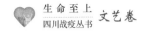

万众一心　共抗疫情

游琴舒

　　画面中前面是大大的爱心，后面屹立着一群备战状态下的医务工作者，他们全副武装护佑我们平安。左上角的云开见日寓意希望就在前方。无数颗小爱心从中国这颗大爱心里面飘出，那是无数中华儿女的心。相信我们万众一心，战胜疫情就在不久后！

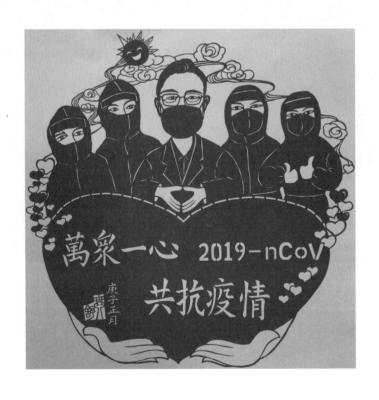

中华好儿郎，战胜世间瘟魔狂

叶牧天

　　民间剪纸艺术有许多祈福驱邪的图样，激励人们的斗志。葫芦吸灭五毒就是其中典型的题材。在新冠病魔来袭之际，民间艺人呐喊助威，全国、全军四万多医护人员就是当今威力强大的葫芦神！

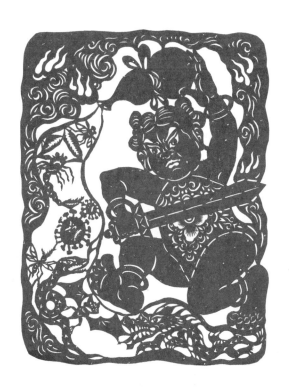

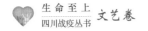

不破楼兰终不还

陈世云

一场新冠病毒肺炎疫情突袭武汉，一方有难，八方支援，全国人民积极响应党的号召，用各种方式支援武汉抗击疫情。四川华西医院第一时间派出专家和医护人员奔赴武汉，该作品表现了医护人员驰援武汉出发的感人画面，标题借用了唐代边塞诗人王昌龄的诗"青海长云暗雪山，孤城遥望玉门关。黄沙百战穿金甲，不破楼兰终不还"的最后一句，歌颂了医护人员不战胜病毒绝不罢休的英雄气概。

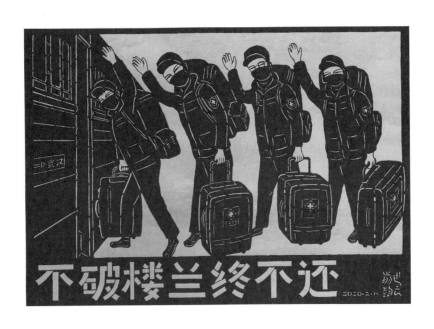

六
曲　艺

曲艺"大爱"　说唱心声

举国上下众志成城携手抗疫,四川曲艺"大爱"铿锵说唱心声。

2020 年之春,一场新冠肺炎疫情惊扰了本该属于这个季节的喜庆团圆和春意盎然。

在疫情面前,举国上下万众一心、前仆后继、守望相助、共克时艰,凭借着非凡的智慧、勇气和力量打赢了这一场关系着国家命运和每一个生命的生死决战。

在长达几个月抗击疫情的战斗中,闪现了太多的难忘时刻,涌现了太多的感人事迹,上演了太多的悲欢故事,迸发了太多的血泪情义。而这些,正是广大的四川曲艺人在他们的体验、感悟、创作、表演中的所见、所知、所思、所想、所记录、所展现、所抒发、所讴歌的万千画面和万般真情。

自疫情发生之初到全面抗疫之时,再到决胜凯旋之日,众多的四川曲艺工作者都自发、自觉、自省地进行着思考、创作和排演。不论是年事已高的曲艺前辈,还是功成名就的业界翘楚,抑或是年富力强的艺坛中坚,更有初露头角的曲苑新秀,他们战胜了初始的茫然和不安,克服了条件的

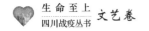

制约和不便，怀着热情激发灵感，饱含热情倾心创排，第一时间投入这一场火热的"战斗"。他们充分发挥曲艺艺术"小""快""灵"的特征，借助各种各样的曲种和形式，通过各式各样的途径和平台，以曲艺的方式、曲艺的视角、曲艺的语汇、曲艺的特点宣传防疫知识，记录情感点滴，再现动人事迹，歌颂英雄人物，传扬抗疫成果，抒发大爱情怀。

据不完全统计，在2020年2月3日四川省曲艺家协会（四川省杂技家协会）向全省曲艺工作者及爱好者发出创作战疫作品倡议书的之前和之后，全省各地的曲艺工作者、从业者、爱好者创作并陆续推出了百余个与抗疫有关的作品和节目，曲种覆盖了四川清音、四川竹琴、四川扬琴清唱曲、四川谐剧、四川金钱板、方言诗朗诵、相声、快板、三句半、顺口溜等多个形式。这些节目或紧扣时间节点，反映全国、全省情势发展；或紧抓人物事件，传颂先进榜样、模范；或紧密联系现实，传播防疫、抗疫知识要点；或紧握宣传方向，推动工作、生活正确方式习惯……总之，不同的节目、不同的切入、不同的定位、不同的寄托，深入抗疫全过程，再现防控全景图，倡导健康文明全新生活。

至2020年3月底止，四川省曲协收到来自省曲协主席团成员、省市专业曲艺院团、市州曲协、个人会员、两新组织和人员正式投稿的原创类曲艺作品40余篇，包括音频、视频、文字等多种形式。通过认真细致地整理和遴选，应该说，这些作品也是本次抗疫曲艺类作品和节目中较有代表性和较高艺术性的优秀作品，而且，其中不少作品也通过如人民网、学习强国、中国文艺网、中国曲协曲艺融媒、新浪网、腾讯网、封面新闻、四川文艺网、《现代艺术》文艺期刊网，以及相关专业院团宣传平台等多个媒体和渠道进行发布和推广，取得了较好的社会效益。

四川曲艺人从来就是具有高度艺术专业性和社会责任感的新时代文艺工作者的重要组成和典型代表。在特殊的时刻展示特殊的才智，承担特殊的责任，完成特殊的使命，这也是新一代四川曲艺人的共有特质和共同心声。

所以，不论最终入选本书的曲艺作品出自哪位曲艺人之手，或是由哪位名家新秀呈现精彩，这些曲艺作品和节目所代表的都是所有四川曲艺人的奉献和付出，凝结的都是所有四川曲艺人的智慧和才华，承载的都是所有四川曲艺人的真情实感和别样逆行。

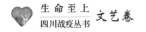

口罩风波（相声）

姜顺然　田海龙

作品讽刺了疫情初期个别人不重视疫情，甚至幸灾乐祸利用造谣取乐、谋取便利，最后自作自受的故事。作品通过对小人物不良行为的演绎，反衬出社区居民之间互帮互助的正向能量。

甲：哎，你买着口罩了吗？

乙：哦，口罩啊，我家里倒是备了几个。

甲：太好了，能不能匀给我几个？

乙：行倒是行，可我也没带着啊。

甲：哎哟，那可怎么办呐？

乙：怎么了？你没买到？

甲：可不是嘛，这没有口罩我都不敢出门。

乙：是，不光是不敢出门，人多扎堆的地方，没有口罩根本不让进。

甲：关键是现在各个药店门诊的口罩都卖完了。

乙：那你就别出门了呗。

甲：不出门不行啊！

乙：怎么了？

甲：过年家里买的东西本来就不多，这会儿都吃完了，得出去买菜啊！

乙：那你找邻居借呗。

甲：借？找谁？

乙：邻居啊！

甲：免费给我的都没要，我还借？

乙：免费给的？

甲：头天我回来时，就看见小区门口围了好些人。

乙：怎么回事啊？

甲：我过去一看，我们小区物业正在发一次性防护口罩。

乙：这是好事啊。

甲：还贴着宣传语。

乙：怎么说的？

甲："进进出出戴口罩，没事别老往外跑，在家锻炼多睡觉，病毒早晚得上吊"。

乙：别说写得还挺好。

甲：我不听他那一套。

乙：怎么了？

甲：你是不知道我们小区这个物业，鸡贼得很。

乙：鸡贼？

甲：上回说让我们一次缴纳半年的物业费，送一桶油。

乙：好事啊！

甲：我带着桶去交了钱，结果他不给我把桶灌满。

乙：灌满？

甲：害得我又把汽油桶滚着还给人家加油站了。

乙：嚯，汽油桶？你这是打算让人家物业赔死啊！

甲：他说送一桶油，又没说多大桶。

乙：我看是你鸡贼。

甲：你说他多坏，让我丢多大人。

乙：这怪不了人家。

甲：这次免费送口罩，指不定又有什么猫腻呢，我才不上他的套。

乙：那这口罩？

甲：不要！

乙：嘿，你够别扭的。

甲：我别扭？有人比我别扭！

乙：谁啊？

甲：对门老刘啊！

乙：刘医生啊，多好的人啊！

甲：好什么呀，这人鸡贼着呢。

乙：他又怎么鸡贼了？

甲：有一回我们家电饭锅坏了，我去他们家借锅，他倒是挺痛快给我了，我这做好了刚吃完了，他跑过来问我锅用完了没有。

乙：那兴许人家要用呢。

甲：我说用完了，但是还没刷呢，他说不用，他回去自己刷，拿起锅来就走了，还让我别客气。

乙：这不挺好的吗？

甲：好什么呀，里面还有半锅煳米饭呢！

乙：嘻！煳米饭又不能吃。

甲：你懂什么啊，我抠下来当锅巴吃着玩也行啊！

乙：没听说过。

甲：你说这人多鸡贼。

乙：我看就是你这心眼太小了。

甲：没事，我有办法。

乙：什么办法？

甲：我在家自己做两个口罩。

乙：你还会做口罩？

甲：这有什么难的，口罩还不就是一块布嘛。

乙：不对，普通的布可防不住细菌病毒，正规的口罩都是用好几种特殊材料制成的。

甲：我知道，我多做几层，用不一样的材料不就行了嘛。

乙：那能一样吗？

甲：差不多。

乙：那你怎么做的呀？

甲：我先来一层棉布。

乙：棉布？

甲：棉布吸水、柔软，挨着脸舒服啊！

乙：他这倒有点道理。

甲：再来一层蚊帐。

乙：蚊帐？

甲：当细纱布用啊，过滤掉一些灰尘细菌吧。

乙：这能行吗？

甲：别着急，还有啊。

乙：还有什么呀？

甲：再来一层纱窗。

乙：嚯！

甲：一样也是过滤作用的。

乙：哦。

甲：然后啊，丝绸、涤纶、羊毛、牛皮纸、保鲜膜、塑料袋、麻袋片。

乙：好家伙。

甲：等我把所有的材料都叠在一起你再看。

乙：口罩？

甲：拖把！

乙：墩布啊！

甲：这还没完事呢，你等我把它都裁成口罩大小的四方块，这就像口罩了。

乙：还是像墩布。

甲：但是我这口罩它没法戴呀。

乙：那得有绳子挂在耳朵上啊。

甲：上哪去找绳子呢？有了，我把鞋带拆下来，一边一根，正好！

乙：他倒能凑合。

甲：我把这口罩一戴上，心里就踏实了。

乙：这能防病毒嘛。

甲：切，别说是病毒了，连空气都进不来。

乙：那不就憋死了。

甲：没事，我有办法。

乙：又有什么办法呀？

甲：我不是喜欢潜水嘛。

乙：我知道。

甲：我把我那潜水氧气瓶背上，把管子塞到口罩里，齐活！

乙：这费多大劲啊！

甲：把我潜水的护目镜戴上，这回肯定安全了。

乙：那还能出门吗？

甲：怎么不能出门啊，出了门我还得大摇大摆地走，吧唧吧唧吧唧。

乙：怎么还吧唧吧唧的？

甲：废话！我鞋上没鞋带！

乙：你就一双鞋啊！

甲：你说倒不倒霉，一出门我就碰上刘医生了，他走到我跟前，一直盯着我这口罩。

乙：干吗呀？

甲："顺然啊，你嘴上这个千层饼是哪买的？"

乙：这个比喻挺恰当。

甲："我说你没买着口罩也不用这样啊，你这比我们防疫前线的大夫捂得还严实呢，来来来，我送你两个 N95 口罩。"

乙：你看这人多好。

甲：好什么？你忘了上回半锅米饭了，这回他送我这么好的口罩，肯定憋着占我什么便宜呢。

乙：那这口罩……

甲：不要！

乙：人家送你你不要，活该你没有口罩。

甲：谁说我没有，我自己这口罩好着呢。

乙：谁难受谁知道。

甲：我走在路上，看着来来往往的人都向我投来了羡慕的眼光。

乙：那是羡慕吗？

甲：我走到菜市场门口，看门的大爷都不敢拦我！

乙：他是不敢拦你。

甲：他把我当成消毒员了。

乙：人把你当成精神病了。

甲：一进菜市场，我就急了。

乙：急什么呀！

甲：人太多了，而且一个个都买了不少菜啊。

乙：过年了嘛。

甲：行，你们用异样眼光看我，我也不让你们好过。

乙：你打算怎么着。

甲：米摊旁边有对小两口——"行了，少买点米吧，我也懒得做，回
　　头叫外卖吧。"

乙：叫外卖？

甲：我拿起手机假装打电话。

乙：说什么啊？

甲："什么？新冠肺炎患者是外卖员，送外卖故意吐口水传染病毒？
哎呀，太吓人了"——这时你再看小两口。

乙：怎么了？

甲：脸都绿了，两人一人扛两袋大米就结账去了。

乙：你损不损啊！

甲：我买完了米，又奔水果摊。

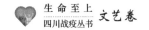
乙：买点水果。

甲：我一看香蕉不多了，还有人挑。

乙：那就买别的呗。

甲：那不行，我又拿起手机，假装打电话。

乙：又来了！

甲："哦，哦，哦，吃香蕉传染新型冠状病毒，谁说的？哦，院士说的？这病本来是某种野生动物传给猴子，猴子吃了一口香蕉又通过香蕉传染给人，好了，我明白了。"

乙：这都什么逻辑啊！

甲：我这话音未落，你再看水果摊上，香蕉都扔回来了！

乙：太坏了！

甲：我再去买菜，怎么那么多人啊。

乙：该排队你得排队啊！

甲：排队到了我还能有好菜吗？

乙：谁让你去晚了呢！

甲：我有办法。

乙：什么办法？

甲：我在他们后面咳嗽。

乙：咳嗽？

甲：我这一咳嗽他们都回头看我，我就咳得更凶，我前后左右的人都离我远远的，就我一个人在那挑菜。

乙：我说你可真够损的。

甲：我先买上菜再说……我这正挑菜呢，坏了！

乙：怎么了？

甲：我这氧气瓶没气了。

乙：啊？

甲：这气越来越小，越来越小，我就觉得越来越憋，越来越闷，还没等我反应过来呢，我就觉得眼前怎么有星星呢。

乙：那是缺氧了。

甲：我当时一门心思净挑菜了，我没反应过来是怎么回事啊，我还琢磨呢，怎么胸也闷头也晕呢。这时候我旁边的人可吓坏了，之前看我咳嗽，这会儿一手捂着胸口，一手揉着脑袋，他们以为我头疼、呼吸困难呢，赶紧就打了120了。

乙：那你赶紧把口罩摘下来呀。

甲：是啊，等我明白是怎么回事了，刚把口罩摘下来，一个小伙子从人群里冲出来就给我又戴回去了。

乙：啊？

甲：不能摘口罩，防止交叉感染。

乙：这是真把你当新型肺炎了。

甲：也是巧了，旁边就是医院，来了两个穿着防护服的工作人员，架着我就进了发热门诊了。

乙：看你这回怎么办！

甲：进了门诊我就看见老刘了，他一看是我，赶紧过来问我是怎么回事，我跟他一五一十这么一说，他不仅没笑话我，还挺担心我的，又给我做了一遍简单的排查，这才放心。

乙：人家这叫尽职尽责。

甲：又把我的口罩换成了 N95 口罩，还教我正确的佩戴方法。

乙：多好的人呐！

甲：弄得我还挺不好意思的。

乙：你还知道不好意思啊！

甲："刘哥，我这也不是故意的，我就是觉得你们用的这个口罩都太薄了，我自己做个厚一点的更安全。"

乙：人家怎么说的？

甲："我完全理解你的想法，有自我保护意识是好的，但是也要懂科学，这个 N95 口罩别看它薄，它是我们现阶段最有效的防护工具。你要相信我们医生的专业知识，要相信咱们国家的医疗水

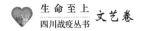
平，要相信科学。"

乙：人家说得对！

甲："刘哥，太感谢您了，我以后一定科学防疫，再也不给您添麻
烦了。"

乙：这就对了。

甲："另外您得把我那口罩还给我。"

乙：你还用啊？

甲：肯定不用了。

乙：那你要它干什么呀？

甲：我得把鞋带拴上呀！

乙：别挨骂了！

站好自己这班岗（四川金钱板）

李 多

　　本作品以四川曲艺代表性曲种为呈现载体，立足四川，既放眼防疫全景，又关注普通人个体行动；既讴歌抗疫英雄，又宣传疫情防护知识，倡导科学防疫，弘扬抗疫精神、凝聚抗疫力量，彰显社会各界共同抗疫的担当和大爱。扫描上方二维码，可观看此节目。

庚子新年将来到，
千家万户都在忙。
欢声笑语充满大街小巷，
回家过年咯——
老老少少男男女女家家户户都喜气洋洋。

谁承想，
一片阴霾无声无息起苍黄。
哪可料，
一股恶疾潜行漫卷不寻常。

一场生命与病毒的战斗就这样打响，
一次生死与抉择的考验就这般登场。
面对疾病，

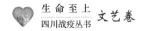
血肉之躯每个人都是一样，
面对疫情，
众志成城每个人都要担当。

党中央，指方向，
人民群众的安危必须死守严防，
习主席亲自指挥亲自部署，
李总理亲临一线关切满腔，
举国上下各级联动势不可挡，
快速反应紧张有序施策有方。

还记得那位老专家的形象，
熬更守夜长途奔袭只为第一时间摸清病毒的真实情况；
还记得那位小护士的模样，
跳下返乡的列车毅然回身冲向这没有硝烟的生死战场。

都说你就是爱开玩笑的小王，
却第一个报名参加援助医疗队穿上行装；
一看他就是技术一流的老蒋，
这满车的医疗用品就是你连日连夜送到前方。

听这一声叮嘱便湿了眼眶——
"娃娃，去吧，我和你妈都挺好，顾好你自己的健康！"
想那一声呼喊浪漫悲壮——
"老婆，安全回来哦，今年的家务我全都一个人扛！"

还有他疲惫的哑嗓，
那是又一天加班值守的繁劳表彰；

还有她发白的手掌，
那是又一夜超常负荷的闪耀勋章。

灾难面前，
我们同心协力打一场硬仗；
疫情中间，
我们共克时艰要携手护航。

运筹帷幄的他夜以继日调兵遣将；
坚守前线的他全心全力救死扶伤；
研制疫苗的他争分夺秒精确计量；
风雨兼程的他朝夕不改输送奔忙。

平凡的我们响应号召争当榜样，
普通的生活也是助力守望相帮。
主动隔离少乱闯，
注意观察莫慌张，
清晰申报说情况，
配合访问表端详。

站好自己这班岗，
就是少聚集、不恐慌；
站好自己这班岗，
就是重防护、多开窗；
站好自己这班岗，
就是驱谣言、信念强；
站好自己这班岗，
就是化愁云、见阳光。

站好自己这班岗，
疫情面前勿彷徨，
你听那加油之声多高亢，
你看那患难之情更闪光，
你听那希望之歌多雄壮，
你看那生命之美更辉煌。

站好自己这班岗，
更不忘，
初心使命，多难兴邦！

义无反顾（四川清音）

秦　渊　刘培蓉

　　该作品从抗疫逆行者的视角，表达他们面对疫情义无反顾冲锋向前、将个人生死置之度外的大爱情怀。热情歌颂逆行者崇高精神，弘扬抗疫精神、凝聚抗疫力量，彰显社会各界共同抗疫的担当和大爱。

白：2020年春节，一场突如其来的新冠肺炎疫情来袭，武汉告急、湖北告急、中国告急……疫情就是命令，防控就是责任，一场抗疫的阻击战打响了……

曲一：手一挥告别孩子父母，
　　　　喊一声爱人你做家务，
　　　　千万个亲人需要救助，
　　　　我踏上征程义无反顾。

曲二：谁不想舒舒服服？
　　　　谁不恋热热乎乎？
　　　　谁不愿平平安安？
　　　　谁不爱朝朝暮暮？

曲三：但有瘟疫肆虐处，

我心就是药一壶，
哪怕我热血洒黄土，
也要为苍生来消毒。
阴霾敢把天遮住，
我拿生命当红烛，
哪怕我骨头烧成灰，
也要为苍生点日出。

曲四：不在乎几多山重水复，
一定会重归安康幸福。
哪管他前面荆棘密布，
我一路冲锋义无反顾。

劝告（方言诗朗诵）

张旭东（叮当）　袁国虎

　　该作品为抗疫期间率先创作，一经推出便在电视台及各大门户网站进行了传播，受到观众们的一致好评。该作品以四川方言为基础，用幽默风趣的方式告诉观众，在防疫期间都要注意哪些内容，从细节做起，从自我做起，全民凝聚成一股力量，众志成城；同时用乐观的态度影响观众，减轻观众内心压力和焦虑感。内容立足四川，彰显社会各界共同抗疫的担当和大爱。扫描上方二维码，可观看此节目。

瘟神到，不是绕，
听我叮当来劝告。
屋头通风勤洗手，
注意保暖防感冒。
无事尽量莫出门，
出门记到戴口罩。
时间不要紧到耗，
不访亲，不聚会，
千万莫去凑热闹。
窝在家，莫烦躁，
自我调节很重要。
床上躺一躺，

沙发靠一靠。

娃娃逗一逗，

爱人抱一抱。

好书读一读，

香茶泡一泡。

谣言千万莫乱信，

消息要看国字号。

不给国家来添乱，

敬请相互来转告。

哎呀，莫怪我说教，

这个很重要，

打赢疫情阻击战，

千万不要腾倒闹。

情感真挚有温度　鼓舞士气有力量

庚子新春，新型冠状病毒肺炎疫情牵动着所有人的心。在中国杂技家协会和四川省杂技协会的正面引导和号召下，四川杂技界团结一心，积极行动起来，投入抗击新冠肺炎疫情的主题创作中，充分利用手机拍摄、视频软件合成编辑等新型创作方式，拓展宣传展示渠道，切实担负起了文艺工作者的使命和责任。这些作品紧扣抗疫主题，弘扬抗疫精神，基调积极向上，起到了鼓舞人心、凝聚力量的作用。

总体来说，四川省战疫杂技作品主题表达上是致敬战疫英雄，致敬执着坚守、默默付出的人们。自贡市杂技团演艺有限责任公司创作的抗疫作品《把最坚硬的鳞给你》，歌颂"逆行者—建设者"，以杂技技巧展示气势如虹的"中国力量"，以情景剧的形式表达众志成城的抗疫精神。因杂技艺术的特殊性，在抗疫关键时期无法聚集排练。停工不停功，杂技编导一直坚持思考和创作，尝试以文字的形式表现画面感。

纵观四川省原创抗疫杂技作品，情感真挚有温度，鼓舞士气有力量，日后再经提升打磨，力争打造出立得住、传得开、留得下的佳作。

把最坚硬的鳞给你（杂技）

李 轶 李 航 潘 凌

2020 年的春节全国突发的新冠肺炎疫情，牵动着神州大地上的每一颗心。在这场战疫中，武汉火神山医院、雷神山医院仅用十天建成，已成为中国速度的代表，更是中国实力的象征。两座医院的快速建成，凝聚着成千上万建设者的心血和付出，是他们齐心协力完成了这场不可能完成的任务。我们总说中国有"基建狂魔"之称，其实哪有什么"魔"，他们只是一个个朴实而善良的"逆行者－建设者"。

第一部分表现的是疫情暴发，武汉的医院医疗物资极度匮乏，医护人员严重不足，迫切希望得到全国人民的援助。第二部分表现来自全国四面八方的医护工作者、建筑工人及各行各业的志愿者，都前赴后继地赶往武汉，夜以继日地抓紧时间建设火神山医院。最后，表演者们张开双臂，搭起人墙，组成一个个"众"字，表现火神山医院在全国人民的殷切期待下、在全球人们的瞩目下迅速拔地而起，从而解决了患者住院就医治疗的难题，实现了抗击疫情阶段性的胜利。

该作品讲述了在这场没有硝烟的战场上，抗击疫情与我们每一个人息息相关，我们都是无名的抗疫战士，但总有很多很多的逆行者冲到了抗疫第一线。他们中有来自各个地方的医护人员、部队官兵、建设者，他们每个人就像一颗水滴，在党中央的号召下汇聚在一起，形成汹涌的江河与大海。这就是国家力量，这就是人民的力量，众志成城抗击疫情，打赢这场没有硝烟的战争！

扫描上方二维码，可观看此节目。

文艺评论

文艺评论暖人心、鼓士气

　　2020 年新春伊始，新冠肺炎疫情撕裂着早春的中国。党中央、国务院作出全面动员和部署，各级政府启动重大突发公共卫生事件高级别响应，医护人员众志成城，夜以继日奋战一线，社会各界齐心协力热心援助，打响了一场全面抗疫的人民战争。在这非常时刻、非常情势之下，为鼓舞士气，坚定信心，四川省文艺评论家协会率先向全省文艺评论工作者发出倡议，鼓励四川文艺评论家拿起手中的笔，书写心中的情，表达内心的感受，以文艺评论的特有方式激发和激励广大文艺创作者抗击疫情的斗志与活力，帮助人们更好地理解抗疫文艺作品的思想内涵，坚定战胜疫情的决心和信心，更好地展现中国精神、凸显中国力量。

　　四川省文艺评论家协会先后公布了"阅读经典 安抚心灵"的阅读书目，四川省文艺评论家协会主席李明泉研究员亲自撰写推荐词，并以赋评赋，其文真真，其情切切。李明泉主席还在《光明日报》发表文章《战疫文艺书写的美学思考》，提出战疫文艺的"四本说"，战疫文艺书写需要做到"国本、人本、事本、文本"四个方面。"四本之说"不仅使得文艺创作具有美学光芒，还使得文艺创作沉淀了时代记忆。

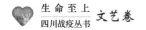
在抗疫文艺中，四川省文艺评论家协会充分调动了文艺评论家的激情，发挥了文艺评论"聚民心""暖人心""鼓士气"的功能。文艺评论家投身于火热的文艺创作中，敢于担当，勇挑重担，为四川省抗疫文艺做出了历史性的贡献。

后疫情时代文艺创作呼唤浪漫现实主义

曹峻冰

毋庸置疑，全球化与"互联网＋"时代的世界，既是一个村落也是人类命运共同体；人类只有一个地球，各国共处一个世界。鉴于新冠肺炎病毒变异较快，疫苗研制所需时间较长，而民众的生活还得继续，故基于做好防护措施的前提，有限制的复工、复产亦是我们生存所需。在某种意义上，防疫、抗疫已成人类工作的一部分，出门佩戴口罩、保持公共场合社交距离亦成我们的生活常态。在后疫情时代，与防疫、抗疫有关的文艺抑或书写疫情后人类生活的文艺（诗歌、散文、小说、非虚构文学、时评、专业评论、微电影、短视频、电影、电视剧等），立足有益于大众身心健康、国族发展进步及人类团结协作的实际，在中国特色社会主义新时代，文艺创作呼唤浪漫现实主义。

浪漫现实主义自有中华文化基因

现实主义、浪漫主义作为世界文艺发展史上的两大创作流派，代表着两种基本的创作方法和艺术风格。现实主义可追溯至亚里士多德《诗学》对古希腊唯物主义哲学家赫拉克利特"艺术摹仿自然"说的继承和发展，而19世纪法国兴起的现实主义文艺运动则将亚氏以来的"摹仿说"发展为客观看待现实的世界观和方法论：注重细节真实、客观描写和典型形象塑造，关注人性善恶并对社会现实问题予以揭示。恩格斯在1888年4月致玛·哈克奈斯的信中曾说：现实主义"除细节的真实外，还要真实地再

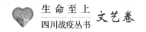

现典型环境中典型人物"。浪漫主义形成于 18 世纪、19 世纪之交席卷欧洲的浪漫主义文艺运动，它以与启蒙运动截然不同的非理性观念反映客观现实，注重人物内心世界的描写，多用热情洋溢的语言、瑰丽奇妙的想象和超现实的手法刻画性格，抒发对理想未来的热烈追求，强调"摹仿"与"自然"有别及内在与外在、自然与思想、内容与形式的不可分离。

诚然，中国的现实主义、浪漫主义文艺传统乃是在近代西方文艺思潮涌入后得以系统确立、发展的，但中华古典哲学、文学的土壤则早已孕育其文化基因。老子的《道德经》、庄子的《逍遥游》及屈原所著《离骚》等以主观心灵诗学对一种无比自由的人格精神状态的描述，使其臻于古典浪漫主义文学的源头；而历经礼崩乐坏、诸侯争霸、战争连绵后的孔子所修《六经》（《诗》《书》《礼》《乐》《易》《春秋》）、所编《论语》及后继者孟子所著《孟子》等，则以积极入世和关怀现实的态度对国族民生给予忧思与同情，而这也促成孔孟等儒家哲学经典对中华民族性格及文化心理结构的强力渗透和影响。儒道间的抵牾融合与盈虚消长，以既矛盾复杂又新奇微妙的文化张力铸就极具东方特色的中国风格，而此对后世浪漫现实主义文艺传统的形成、发展又具根本的影响。事实上，现实主义与浪漫主义的融合互衬在中国唐代诗歌中已具雏形，并见出浪漫现实主义新颖创作之法的崇高感和艺术美。

中国浪漫现实主义文艺传统历久弥新

鲁迅 1908 年发表的论文《摩罗诗力说》可谓最早对西方浪漫主义在中国现代文学中的引入：对富于反抗精神的西方浪漫主义诗人的垂范，对中国"精神界之战士"的呼唤，彰显了浪漫主义的战斗勇气、反抗精神和"人国"重任。茅盾 1920 年发表的《文学上的古典主义浪漫主义和写实主义》，则可看作中国五四时期新文化运动较为系统的介绍浪漫主义和现实主义的文论。之后二三十年代鲁迅的《呐喊》《彷徨》与茅盾的《子夜》《春蚕》等则以寓言戏仿或史诗书写表达了对现实主义的敬意；而郁达夫的《沉沦》《春风沉醉的晚上》与蒋光慈的《少年漂泊者》《野祭》则以"有情的写实"或"写实"与"浪漫"的交融进行了于现实主义的基底上植入浪漫主义抒写的尝试。20世纪40年代，国统区文学显明地具有现实主义的特征；而同时期的解放区文学则更多地呈现出浪漫主义倾向，延安鲁迅艺术学院集体创作的歌剧《白毛女》、李季的长篇叙事诗《王贵与李香香》、周立波的长篇小说《暴风骤雨》等，或偏重革命的现实主义，或偏重革命的浪漫主义，或尝试将革命的现实主义与革命的浪漫主义相结合。之于电影，郑正秋、张石川等国产电影的开拓者于20世纪20年代所拍摄的一些影片也已流露出某种现实主义的倾向。而20世纪30年代夏衍、司徒慧敏等领导的左翼电影运动则确立了电影创作的现实主义方向：关注严酷社会现实，揭示时代变革中的人道精神。这催生了以《小玩意》《神女》《渔光曲》《桃李劫》《十字街头》《马路天使》等为代表的1930年代中国电影第一个现实主义兴盛期的到来。其中，《小玩意》《渔光曲》《十字街头》《马路天使》等作品又以匠心独运的抒情风格、洞察深远的哲理之思、感人至深的悲情氛围与悲喜交织的美学形态进行了浪漫现实主义创作方法在电影上的最初尝试。

　　无疑，中国浪漫现实主义文艺传统的真正确立虽得到西方文艺思潮的滋养，但在精神内涵与美学思维上则与中国古典文学的思想内核和审美逻辑更契合。毛泽东1958年根据新诗"形式是民歌，内容应是现实主义和浪漫主义对立的统一"的精神所提"无产阶级文学艺术应采用革命现实主义与革命浪漫主义相结合的创作方法"，于1960年召开的中国文艺工作者第三次代表大会上取代"社会主义现实主义"，成为全国文艺创作的指导方法。这要求文艺创作应把客观现实与革命理想、求实精神与革命气概、革命实践与历史趋向有机结合，把现实主义和浪漫主义辩证统一。自此，一大批具有国族意识、样式探索、风格创新的优秀浪漫现实主义文艺作品纷纷涌现，历久弥新。

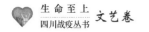

呼唤浪漫现实主义文艺的当代书写

中国浪漫现实主义创作成功的当代实践（如电影《战狼2》《红海行动》《我和我的祖国》等）已再次证明：浪漫现实主义传统创作方法在促进文艺样式类型探索，增强文艺语言的创造力和表现力，创新文艺美学风格，平衡文艺的思想性与艺术性，进而实现文艺的现实启迪性和娱乐观赏性的有机融合，乃至其在社会效益和经济效益的双赢等向度上都具有现实紧迫性和重要的方法论意义。而题材开拓、思想呈现（尤其是歌颂真善美、歌唱祖国、礼赞英雄等）、现实观照、语言修辞、美学风格等诸方面恰是当下中国文艺作品的软肋，故亟须浪漫现实主义传统的当代呈现来浸润滋养继而发扬光大。习近平总书记在《在文艺工作座谈会上的讲话》中就指出："文艺创作方法有一百条、一千条，但最根本、最关键、最牢靠的办法是扎根人民、扎根生活……应该用现实主义精神和浪漫主义情怀观照现实生活，用光明驱散黑暗，用美善战胜丑恶，让人们看到美好、看到希望、看到梦想就在前方。"

无疑，我国当下文艺创作涌现了一批优秀作品。但毋庸讳言，其中也有不少平庸之作。一些与疫情有关的文艺创作可谓是带着有色眼镜的、不负责任的，甚而是偏执的、劣质的。深究其因，缺少关注现实的美学精神和思考生活的浪漫想象，进而使文艺成为极端正确的"观念的传声筒""一次性舞台作品"，或缺少国族意识、家国情怀，进而使自我创作成为"只见树木不见森林"（只见困难不见奋斗、只见个体不见集体、只见歪风不见正气、只见批评不见褒扬、只见境外歪理邪说不见国内事实报道等）的"狭隘咏叹调"，甚至成为境外反华势力无端抹黑中国的"为敌递刀"之作，实是其病根。显然，这是不唯物、不辩证，也是不公平、不人道的。鉴于此，我们呼唤中国当代文艺基于浪漫现实主义传统的创造性转化和创新性发展。而这就需要广大文艺工作者将审美眼光投向现实世界和大众生活，用现实主义精神去关注内外世界，深入思考当前防疫、抗疫与后疫情时代复工、复产、复学中亟待解决的问题，继而思考历经疫情灾难后应总结的经验教训及国计民生中需要加以升级、完善的问题，以及文艺创作如何更好地服务于国家进步、民族复兴的问题等，并从中发掘正能量的题材和汲取有益的思想，进而刻画出现实典型性和艺术感染力兼具的丰满鲜活的人物形象（逆行的医护工作者、忘我的人民子弟兵、无私奉献的共产党员、关心民众疾苦的国家公仆、勇于与灾难抗争的平凡英雄、深明大义的普通百姓等）；同时在语言修辞、结构形式的艺术表达力和创新性上不断突破，以"源于生活，高于生活"，不屈于艰险，不畏于强敌，不屑于污蔑，具有中国特色、中国品格、中国气派的艺术抒写来彰显中华优良传统、英雄美德、真善美品格、崇高人性和历史文化魅力，从而创作出更多传播当代中国价值观念、体现中华文化精神、反映中国人审美追求，展现华夏子孙博大、人道、关爱之胸怀，高扬守望相助、和衷共济、共克时艰之精神意识，思想性、艺术性有机统一的优秀文艺作品来。

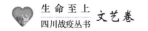
音韵铿锵　情意和雅

——评蔡长宜先生《送瘟神赋》

韩　刚

一

2020 年 2 月 12 日中午 12:29，新冠肺炎肆虐正紧，人心惶惶无依。评协为扶持、弘扬正气，以赋抗疫，请蜀中当代词赋名家蔡长宜先生针对疫情以古风创作，先生慨然允之。14 日凌晨 00:51，先生寄来千字大赋《送瘟神赋》。后得知，系先生"用了两天一夜，不眠不休，敲字酌句，用骈文形式，加音律对仗以成"。先生年过古稀，愿心之切，用功之勤，予为之赞叹无已。

收到《送瘟神赋》，连讽三遍，感其以正心、平眼视疫情，字词允惬，音韵铿锵，情意中正和雅，境界阔大，风气醇厚绵长，大手笔也！古瓶新醴，深厌予心，文章合为事而作，宜为传世者也。

时贤以古风作赋，难；以古风作大赋，更难；以古风作大赋且格律森严、理事无碍，尤难！先生《送瘟神赋》殆兼之矣！非临事应景、率尔操觚，实经验丰富、惨淡经营之大制作也，如 2011 年作《成都赋》、2012 年作《书法赋》、2013 年作《流水不腐赋》、2016 年作《巴蜀赋》等，均为超千言的大赋佳构，皆可证！

二

古贤诗词赋，对声律音韵与对仗十分讲究，若在这些形式语言上能与所状事物契合无间，则会收到相得益彰、尽善尽美之效。该赋对声律音韵之选择、组织与运用极具匠心，以起首八字"星分奎野，位占天元"中"天元"押 an 韵，开口呼，字正腔圆，之后，川、连、天、炎、言、冠、缘、前……an，鱼贯而下，一韵到底。如龙吟长空，虎啸平原，堂堂之阵，正正之旗，气势如虹，新冠邪恶宵小，如何不应声落荒而逃？

实则，对声律音韵之娴熟应用即让文艺家气息（生命力）在作品中圆转无碍、游刃有余地运行，没有贯注于作品中的这种气，就不可能有好作品，乐、舞、诗、赋、书、画、印等概莫能外。故从音韵上看，该赋允为以正气消邪之典型制作。前贤诗赋以押 an 韵表达斗战、豪迈与阳刚精神境界者，有悠久传统，远如盛唐著名边塞诗人王昌龄（698—757）《出塞》之一："秦时明月汉时关，万里长征人未还。但使龙城飞将在，不教胡马度阴山。"《从军行》："青海长云暗雪山，孤城遥望玉门关。黄沙百战穿金甲，不破楼兰终不还。"近如毛泽东《长征》："红军不怕远征难，万水千山只等闲……更喜岷山千里雪，三军过后尽开颜。"等等，均为千古名讴，之所以历代童叟莫不能讽诵者，音韵铿锵之美中所蕴含的那种活泼泼之纯真、昂扬与浩然正气应为成功关键，此亦为《送瘟神赋》声律音韵匠心所在也。翻开先生近著《长宜诗词赋精选》，针对自然、社会重大历史事件，内心震动，押 an 韵，一韵到底，格律森严，境界阔大，阳刚豪迈之佳构者甚多。如 1970 年作《诉衷情·山洪》："西溪洪水泄山巅，万马跃川间。污泥杂草相伴，朽木烂柴翻。风雷吼，雨生烟，浪掀天。震苍崖抖，撼地皮摇，宇宙斜偏。"再如 1995 年作《声声慢·甲午海战百年祭》、2008 年作《沁园春·汶川大地震》等，长宜为文质彬彬之女先生，其诗词歌赋似应属宋易安居士婉约一派，却擅长苏、辛一路豪迈者，奇哉！

若以为先生仅擅豪迈风格，亦不全面，无论是抒情、写景、状物与叙

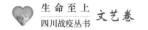

事，其选集中甚多宁静清幽、低回徘徊与婉约缠绵者乃最好说明，押 an 韵之此类佳构亦复不少。如 1978 年作《沁园春·乡村》、1996 年作《古风·娘亲》、1998 年作《莺啼序·镜前》、2003 年作《江城子·两祭亡母》等。这类大概是才情馥郁、敏感细腻的女性文艺家之专擅吧，先生自然不能例外。

《送瘟神赋》在声律音韵上即是将上述两种风格恰到好处地融合在一起之佳构，体现出中正和雅之美。该赋以"天"起韵，一韵到底，格律森严，而变化多端。既若香象渡河，步步沉底；又似羚羊挂角，无迹可寻。显然，仅凭满腔豪情、一时冲动绝难做到，而须出之以长期磨炼中谨慎细密之学养、功夫，方能将心中那股郁勃纯正之气一贯到底，而避免李逵、张飞式的直接、粗率与鲁莽，中间当然就少不了曲折深隐、绕树三匝与柳暗花明，古贤言"大声已去，余音复来，悠扬宛转，声外之音"。此亦为诗词赋行家展现家当之处，"识者遇之，则暗然心服，油然神会"。于此，先生是通过对"天"之后 80 个以 an 为韵之汉字（元、川、连、天、炎、言、冠、缘、前、汉、源、染、烟、山、奸、员、跹、篇、线、天、战、难、山、援、寒、丹、研、唤、染、餐、延、萱、暖、关、言、段、鞭、范、渊、斑、万、千、魇、寒、残、安、圈、冠、艰、珊、闲、乱、颜、天、权、川、源、先、川、坛、钱、寰、天、见、然、棺、潭、堪、盘、前、年、妍、见、仙、见、园、愿、天、贤、安）的巧妙排列组合实现的。赋中句联以四、五、七言为主，参之以三、六，80 个 an 韵字镶嵌在三、四、五、六、七言句末，意气运之，变动不居，一气讽下，阳刚、响亮而一唱三叹之声律节奏便蓬蓬勃勃而来，美哉！

三

《送瘟神赋》以写实笔调叙事、抒情与造境，亦复妙绝！

开篇"星分奎野，位占天元……阴霾邪气，忽漫楚天"，以涵裹宇宙洪荒之宏阔气势，以大观小，概述新冠肺炎疫情发生现场之天文、地理及人文。以天地星辰之眼观之，风水名城亦不过微尘，微尘中之邪气阴霾又何足道哉！开篇为赋之起，"气吞万里如虎"，喻示抗疫必胜。

而后"钟南山断言""城封武汉""雷火矗神山""白衣八方来""请缨参战""悉心呵护""悬壶圣手有灵丹""岂畏新冠肆虐，不容毒菌漫延"，动人心魄之白衣天使抗疫细节一帧帧呈现出来，镜头感极强，而"定教疫神就范"更是作者抗疫必胜之豪迈乐观精神的自然流露。此节为赋之承，高扬战疫中最具功德、最应感谢的专业医护人员，奏出高亢强音。

曲不能终扬，须转离，抑随之而来，历数人类历史上瘟神，天花、鼠疫、黄热、艾滋、伤寒……与人类相生相伴，劣迹斑斑，人类与瘟神之战何曾停息！人啊，在任何时候都不能自大自满，对自然万物心存敬畏友善，和平相处，方为正道！此节为赋之转，转出先生之夕惕若厉、平等慈悲之心。

虽然，瘟神来袭，天地秀气所生之人，聪明颖悟，自然全力以赴斗之、战之。"举国一心""共克时艰""停业关门延假，宅家坚壁赋闲""春风待约事从权""记地震汶川，铭无疆大爱；报疫区恩德，倾天府资源""山川异域，风月同天"。此节为赋之合，突出寰宇人类互助，大爱无疆，豪迈壮丽，高峰体验如期而至。

曲非能至高峰体验即戛然而止也，应有余味。末段，先生引昔彦时贤诗句"位卑未敢忘忧国，事定犹须待阖棺""物质基础，精神家园，人类社会同心愿。扭乾坤、造绿色和平，但看明天"等，寓意平正深微，"测之而益深，究之而益来""余音绕梁"，其是之谓矣！终之以祝福风调雨顺、国泰民安，气定神闲，至矣！

四

予虽疏于词赋之学，以为该赋既为蜀中文艺抗疫精品，又为珍贵之历史记忆。君不见，吾蜀长卿、子云、太白、东坡、升庵群星璀璨；君不见，《甘泉》《子虚》《上林》《羽猎》《长杨》彪炳千古，长宜先生《送瘟神赋》殆后身欤？

后　记

　　为了充分反映四川广大干部群众齐心协力抓防控、众志成城战疫情的战斗经历和精神风貌，总结提炼四川抗疫精神，凝结起社会各界疫情防控和经济社会发展齐头并进的磅礴力量，中共四川省委宣传部组织编辑出版了这套四川战疫丛书。该丛书共三卷，分别是《生命至上：四川战疫丛书·新闻纪实卷》《生命至上：四川战疫丛书·文艺卷》《生命至上：四川战疫丛书·启示卷》，力求多角度、全方位展现四川战疫成果和伟大抗疫精神。

　　《生命至上：四川战疫丛书·文艺卷》的具体编纂工作由省文联和省作协承担。省文联通过多种渠道，面向全省文艺工作者、各市（州）文联、各产（行）业文联、各省级文艺家协会、各直属事业单位征集"战疫文艺作品"，包含戏剧、音乐、美术、曲艺、民间文艺、摄影、书法、杂技、文艺评论等十多个艺术门类作品，共计 500 余件。省作协通过《星星》诗刊、《四川文学》《四川作家》、四川作家网，向全省作家、诗人以及各市州作协、各产（行）业作协等征集战疫文学作品，共收到应征作品近万部（篇），文学作品 200 多万字。

　　本次征集的"战疫作品"，大多具有较强的思想性和艺术感染力，在四川战疫工作中发挥了重要作用。由于《生命至上：四川战疫丛书·文艺卷》承载容量有限，在筛选稿件时坚持三个原则：一是以在省级以上大报大刊发表过的作品为首选；二是题材多样，尽量反映四川各条战线在打赢疫情防控阻击战中涌现出的先进典型和感人事迹；三是每位作者原则上只选编一部作品。因此，在尽量筛选出优秀作品的前提下，对作品的体裁、体量作了一定的平衡，不少优秀作品未能入选，在此向作者和读者朋友致歉。

2020 年 12 月